中醫理論系列 1

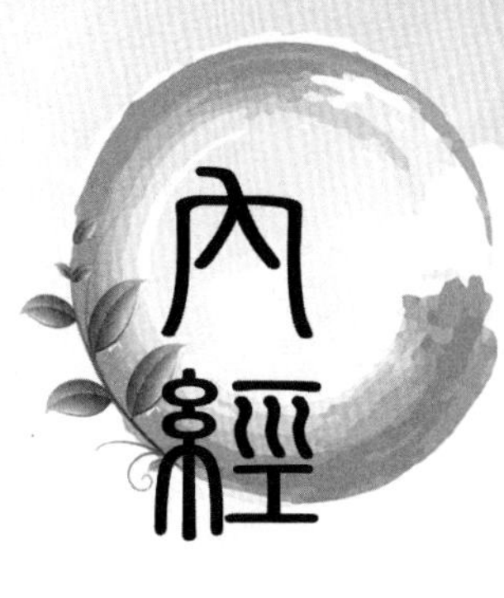

脈學撮要

柯建民 著

蘭臺出版社

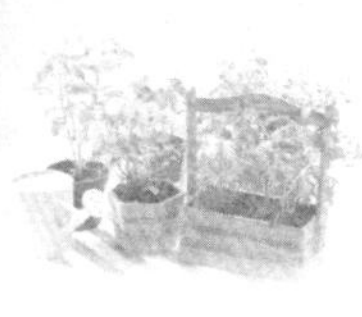

自序

醫學是文明的產物，其實是整體文化思想的反映。現代的科技文明開拓了人類的視野，創造了優越的物質生活條件，同時也帶來前所未有的生存危機。現代醫學在科技的帶領下展現其犀利無比的一面，其效力為人所共見，其便利性也契合現代社會之所需，然而有識之士都能體認到現代醫學也有其短處，甚至於有難堪的負面作用，有許多疾病從中醫的觀點來看往往是同一病因的傳變結果，然而在力求科學證據的思維邏輯下現代醫學反而顯現出盲點。這是為什麼在華人的社會裡會出現一種奇特的心理現象：一方面對於傳統醫學——中醫抱持懷疑的態度(認為不夠科學)，另一方面在病痛的煎熬下又對之寄予厚望。這種現象也反映了一個事實，那就是在我們的認知裡，相對於西醫的處置方式，中醫仍然提供了一個有效而可行的選擇。然而人們所不盡知的是，當其選擇不同的醫療系統時，其實選擇的是不同的文化理念，並不純然是治療方式的改變而已。換個角度說，中醫師所採用的是有別於西醫學的知識系統來為病人治病。在兩種知識系統中，對於因果關係的認識有其截然不同的觀點與思維邏輯。以現代科學的觀點來看中醫學無法全盤透徹的理解其中的道理，現代華人社會受過西洋文明洗禮以後反而出現認知障礙，這是批評中醫不夠科學

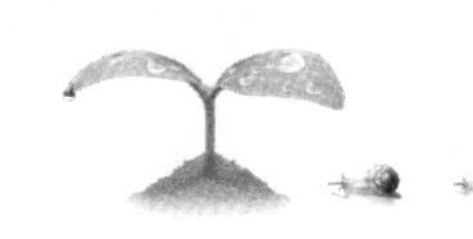

的主要緣由。儘管如此，從實證面來看，中醫的治病效果是具體存在的事實，如果中醫不是科學的知識，那麼又是什麼道理呢？多數人認為西醫治病見效快，中醫藥的效果慢，因此要求速效必找西醫，不得已之下才找中醫慢慢調理，姑且不論這種比較是否正確，或者有無意義，這類觀念的形成也不能只責怪一般人的認識不夠，中醫學內外環境的改變是其主要原因。文化觀念的改變是外在環境中最主要的影響因素。醫學是文化的體現，我們若能有如此的認識，許多現代社會所易患的疾病可能會促使我們向傳統文化回歸；當然，此話並沒有排斥現代化的意思，而是指從文化傳統中找回具有永恆價值的智慧。中醫學是傳統文化中的瑰寶。認識中醫必須從文化的角度切入才能深入理解其真正的內涵，相對而言，從對中醫的認識也可以使我們重新認識傳統文化可貴之處，從而幫助我們在現實生活中作出有利於身心健康的抉擇。話說回來，如何在時代變遷的趨勢下讓人們重拾中醫文化的信心是今天所面臨的嚴肅課題。

中醫學從《黃帝內經》奠定基礎以來，歷經兩千多年，匯聚了無數前賢的聰明智慧，雖然歷史上各種學術思想派別林立，基本上都是根據《內經》所作的發揮。在眾多醫家的心力灌注下，逐漸凸顯出中醫學的兩大特點——整體觀念與辨證論治。歷史上著名的醫家無一不是從《內經》中汲取養分而得以建立其學說，因此可以說以上兩者也就是《內經》醫學思想的特色。「整體觀念」說明了《內經》思想所具備的統一性與完整性。中醫學體

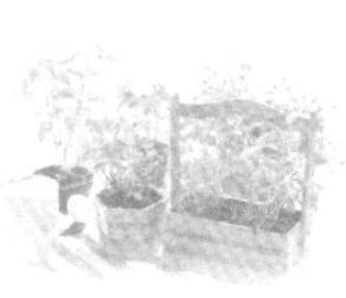

系由理、法、方、藥四個方面組成，是什麼基礎支持這四方面理論的形成？《素問・天元紀大論》說：「夫五運陰陽者，天地之道也，萬物之綱紀，變化之父母，生殺之本始，神明之府也，可不通乎？」據此可知五運陰陽(五運六氣)便是這個形成各方面理論所倚靠的基礎。

《內經》的五運六氣學說，歷代醫家對其研究不息，但觀點各自不同。有人推崇，也有人提出批評。其最為人所詬病的是按照六十年運氣模式推測主病，並預制主病之方。機械推算的結果當然不能採信，因為「天地陰陽者，不以數推，以象之謂也」(《素問・五運行大論》)，可見得這是對該學說錯誤引用的作法。換言之，雖然五運六氣學說曾經也受到醫家們的重視，但由於時代條件不同以及各人領悟上的差異，對於該學說的見解頗不一致。至於全盤否定運氣學說，則使得中醫學欠缺基礎理論的支持，《內經》中的各種學說將難以自圓其說。筆者以為五運陰陽對於中醫學而言有如「原子論」之於現代科學，是絕對不可缺少的理論工具。

本書是一本探討脈學原理的書。歷來的脈學專著以晉・王叔和的《脈經》與明・李時珍的《瀕湖脈學》最受推崇。現代中醫診斷學所論述的28種脈象中之27種即是該兩書的重要貢獻。《脈經》對今人而言古奧難懂，文義幽微深邃，病機難明。《瀕湖脈學》文義雖然清晰，但欠缺機理分析，令學者只知其然，而不知其所以然。最重要的問題是不能與

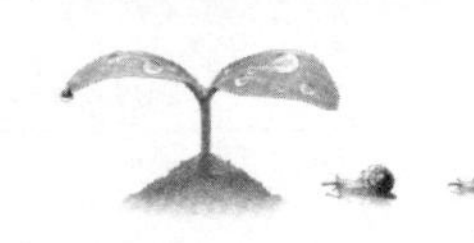

《內經》的病機理論連繫起來而呈現出完整一貫的面貌；其次是失之於繁瑣，學習與臨床運用上都有相當的困難。如上所述，中醫學的理、法、方、藥四個方面都應該有一個共同的理論作為基礎，脈法屬於法的部分，故其原理亦應植根於基礎理論之上。《內經》明白指出五運陰陽為天地之道、萬物之綱紀，不可不通，所以本書首先以五運六氣闡明中醫的基礎理論而列為上篇，同樣以五運陰陽學說闡釋脈學原理而列於下篇。以五運陰陽的觀點出發可以將脈法與藏象學說、經絡學說、病因、病性、發病、病機以及傳變等理論連繫起來，展現出脈絡一貫的理路，如此則能「按其脈，知其病」，真正達到以簡御繁的目的。

本書對於五運六氣的解釋與運用，重點不在氣運的推算，而在於闡發其科學上的意義與落實於脈診上的運用。最後還要說明的是，本書理論的部分完全取自於《內經》經文之中，不從他錄，目的在於顯示本書所論述的乃屬於《內經》的脈學理論，而且首尾一貫，故本書取名《內經脈學撮要》。

壬辰暮春　柯建民序於桃園靖居

前言

中醫的四診方法，望、聞、問、切，起源甚早。《周禮》述「疾醫」診察疾病「以五氣、五聲、五色視其死生；兩之以九竅之變，參之以九臟之動。」以文字記錄來看，諸診法至少於西周時代即已存在。《黃帝內經》奠定了四診的理法基礎。四診之名並舉則正式見於《難經》。直到現代，中醫的診斷方法基本上仍舊不脫四診之範圍，只是於內容方面更加充實而有系統，例如望診，不限於望氣色，舉凡頭面、五官、頸項、軀體、四肢、皮膚、前後陰、排出物等都包含在內。由於溫病學的發展，更充實了辨舌、驗齒及辨斑、疹、白痦等方面的內容。聞診，不僅止於聽聲音，也包含了嗅氣味。問診，除問病處及現在症以外，現病史、既往史、個人生活史、過敏史等都列入問診的範圍。切診，於脈診以外，還擴大為按診，以觸、摸、按、叩四法診斷全身各部位。總之，診道不厭其詳，診法用於推斷疾病部位、性質和病情輕重，四診合參並用為常法，期能正確地辨病及辨證，以為論治處方的基礎，是其最終追求之目的。

《內經》反對以脈診代替問診，且強調診脈之前，必須先問病情。《素問・徵四失論》說：「診病不問其始，憂慮飲食之失節，起居之過度，或傷於毒。不先言此，卒持寸

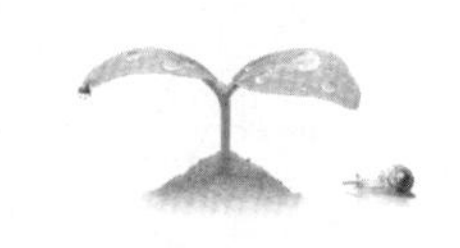

口，何病能中？」意在告誡後人，四診絕對不能偏廢是診病的基本原則。然而，切脈，這個中醫獨具特色的診法，《內經》同時也一再強調它不可或缺的重要性，如《素問•平人氣象論》說：「微妙在脈，不可不察…得一之情，以知死生。」又如《湯液醪醴論》說：「治之要極，無失色脈，用之不惑，治之大則。」而且「色脈者，上帝之所貴，先師之所傳」（《移精變氣論》）為「臨病人，觀死生，決嫌疑，欲知其要」的不二法門。

脈診為什麼重要？《脈要精微論》說：「切脈動靜，而視精明，察五色，觀五藏有餘不足，六府強弱，形之盛衰，以此參伍，決死生之分。」其中「觀五藏有餘不足，六府強弱」是所有診察的焦點所在，也是診斷正確與否的關鍵。如何是五臟的有餘不足？《靈樞•本神》說：「五藏，主藏精者也，不可傷，傷則失守而陰虛，陰虛則無氣，無氣則死矣。」可見所謂「五臟有餘不足」，指的是五臟精氣過與不及的動態。「理色脈而通神明」（註一），《內經》所謂的「神明」，亦指五臟精氣的變化，「神明」何其難測？只用察目、望色的方法如何能得知全貌？所以望色而不切脈則有如跛腳一般，難達目的。《難經》說：「寸口者，脈之大會，五藏六府之所終始也。」通過寸口的脈動能真正地「觀見」五臟六腑過與不及的動態，所以切脈才是「觀」的主要手段。從「氣」的觀點來看一切事物的發生、發展與歸趨，這是中醫理論特殊獨到之處。四診方法實際上都築基於這個觀點之上，然而切脈最能貼近五臟精氣的動態，這使得脈診具有無可取代的重要性。

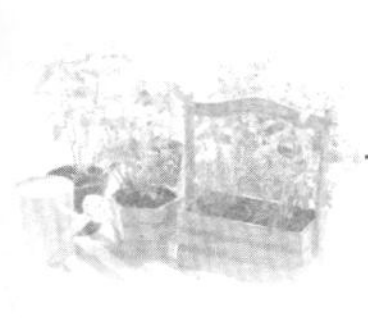

令人感到遺憾的是，環顧現況，脈診受重視的程度似乎正與日俱減。現代科技提供了許多新的偵測技術，在辨病方面有具體不錯的輔助效果，可為確診提高可信度。在科技的推波助瀾下，時下的中醫診斷，雖仍強調透過望、問、聞、按等診法進行辨證，但更依賴儀測、化檢等技術蒐集資料進行辨病。辨證與辨病並重，表面上看來相當完備而無可指摘了，實際上脈診不再立於舉足輕重的地位，甚至只是聊備一格而已，情況有日趨邊緣化之虞。既然脈診不再講究了，「觀五藏有餘不足，六府強弱」的旨趣還存在嗎？不得不令人感到懷疑。

除去時代的趨勢外，脈診被忽視尚有實質上的因素，那就是脈法確實難於掌握。其中所牽涉的問題層面頗為複雜；一者是脈象本身變化多端，辨別上本就十分困難，又摻雜主觀的因素在內，不經長時間的磨練很難奏功；其次是脈象判讀也是個大問題，而且這是個與脈學原理有關，還牽扯到理論基礎層面的課題。

有關脈診地位的話題其實還反映了一個隱藏於中醫學背後的大問題，明白地說，就是科學與否的老問題。筆者認為這是個牽涉到科學定義及文化認識深度等層面，既複雜難解又充滿爭議的問題，但站在理論探討的嚴肅立場，又不得不認真思考，以為中醫學理論尋找正確的出路。

科技文明是現代化社會的一個特徵，眼前舉世不同文化背景的社會都不遺餘力地在追

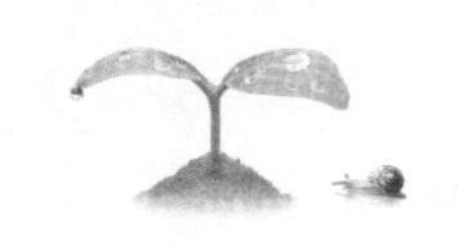

求科學與技術的發展，企圖達到現代化的目的。然而科技文明是否即等於代表具有進步意義的現代化卻是一個值得深思的問題。我們的日常生活早已現代化，中醫醫療系統走向現代化也是時代必然的趨勢，面對快速改變中的現實狀況，筆者心中時常思考，難道中醫理論也需要現代化嗎？審視此一課題，首先我們必須檢視「現代化」的意義為何？現今流行的科技文明即是現代化的全部內涵嗎？不幸的是，所謂「現代化」確是以現代的科技文明為認定標準，此一文明所代表的是興起於近現代西方社會的學術思想，這個有深厚西方文化背景的知識系統如今是普世現代化唯一的衡量標準。然而問題是，這個已成為主流的知識系統有足夠的能力解釋其他同時存在的系統知識嗎？答案顯然是否定的，我們儘管可以用現代的儀器設備證實經絡穴道的存在，但利用現代知識解讀中醫理論，卻完全格格不入；有人縱使曾經親眼見到中醫的臨床療效，卻仍然認定中醫只有經驗技術而缺乏科學的理論。中醫所面臨的現代社會質疑，追根究柢，其實是不符合現今科學文明的認定標準而已，像這樣的批評是否充滿了矛盾與偏見？試問，知識從何而得？科學的本質是什麼？科學應該如何來定義？恐怕都還是需要深入思考的問題。

若談到利用材料、工具與方法來解決生存問題這方面的能力，我們只要觀察鳥類築巢或螞蟻築窩的本事，就能領悟到天底下人類並非是唯一擁有這方面能力的生物。佛法云：「自性能生萬法」（註二），說明生存能力是萬物天賦的本能，人與其他生物之間的差別在

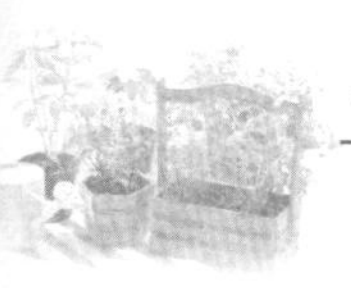

哪裡呢？有人認為是人類理性方面較為發達。或者說，理性「視窗」的寬狹深淺有所不同的緣故吧？《內經》有云「其在天為玄，在人為道，在地為化。化生五味，道生智，玄生神」（註三），大意謂天地間的一切都來自於宇宙本體——「玄」。體現在人類身上的則稱為「道」，「道」是聰明智慧的來源，「智」是人類賴以建立知識系統，創造文明的能力，即是所謂的理性吧？換言之，知識與文明源自人類共同的理性。中西醫學來自東西方文明，毫無疑問地，兩者都是從人類的理性裡發展出來的系統知識。人類的理性不因人種不同而有高下差別；西方人所理解的道理，東方人同樣可以明瞭。那麼為何會形成兩種不同的知識系統？我們不認為用進步與落伍、現代與素樸等詞語作為兩者的區別是正確的論斷。理論基礎不同，或者說建立理論的觀點與方法不同，才是關鍵所在。理論觀點不同涉及文化思想深層的問題，非三言兩語所能道盡。我們可以稱二種醫學屬於不同的知識系統，但是絕對不能厚彼薄此，偏偏認定中醫不是有系統的科學知識。實際臨床上有無數的案例證明中醫往往獨具療效，反為西醫所不能及。甚至於從中醫的理論觀點出發來作預防或治療，後續的病情發展也不必然出現西醫觀點所預期的結果。這些都說明了中西醫學因為觀點不同，結果往往有很大的出入。

無論用什麼方法來研究中醫，筆者認為從中醫理論本位出發是必須依循的基本原則，也就是要能夠正確解讀《內經》所傳遞的思想訊息才是正途。我們知道，現代物理、化學

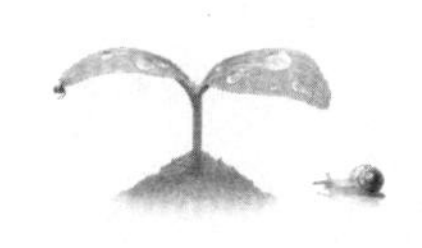

等學科的理論工具必須是原子論，二十世紀以後進步為量子論，學習這些科學知識捨此之外別無他途。但是用於理解中醫理論則行不通，為什麼？因為中醫的理論工具不是原子論，而是陰陽論；換言之，知識系統不同之故。兩種知識系統有無會通之可能？這方面的發展當然值得期待，也有待努力，但必須以保住中醫學這一知識寶庫為前題。

《素問・陰陽應象大論》說：「陰陽者，天地之道也，萬物之綱紀，變化之父母，生殺之本始，神明之府也，治病必求於本。」《內經》明白指出「陰陽」為中醫學理論之所本。一般人都將《內經》的陰陽理論認作陰陽、五行等學說，實際上這是個錯誤的認知。《內經》所謂的「陰陽」指的是以五運六氣為內涵的五運陰陽。這個觀點在《天元紀大論》另外一段相似的論述中可以得到證明，該篇說：「夫五運陰陽者，天地之道也，萬物之綱紀，變化之父母，生殺之本始，神明之府也，可不通乎？」據此可以肯定地說五運陰陽是中醫理論的源頭，筆者所謂的陰陽論乃指五運陰陽而言，這是本書自始至終特別強調的一個論點。

脈法當中必然有脈學原理作為依據，脈學原理不能離開中醫的基礎理論，從理論至方法首尾必須是一貫的；換言之，熟習中醫理論照理說應該即能掌握脈學原理，進而靈活運用於脈法上。然而事實上是有困難的，筆者認為問題出在中醫基礎理論方面，那就是中醫學正確的理論工具必須是五運陰陽學說，而不是陰陽五行學說，一旦使用的工具正確了，

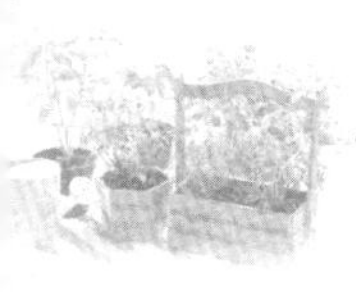

整體一貫的脈絡自然能夠清晰現前。

醫者常說：藥若對證，效若桴鼓。對證即與病機相應，脈診尤其是掌握病機之關鍵利器，多年來實務經驗確立了筆者對於脈診的信心。現實狀況裡脈診在四診當中卻逐漸喪失其應有的地位，令人感到遺憾。中醫學博大精深，筆者淺薄的知見，豈敢奢言貢獻，本書寫作的目的不過想藉此與同好交換心得罷了。成書草率，疏漏在所難免，盼讀者包涵。

（註一）《素問．移精變氣論》

（註二）自性，佛家語。可解釋為宇宙本體。《六祖壇經》惠能大師言：「何期自性能生萬法」。

（註三）《素問．天元紀大論》

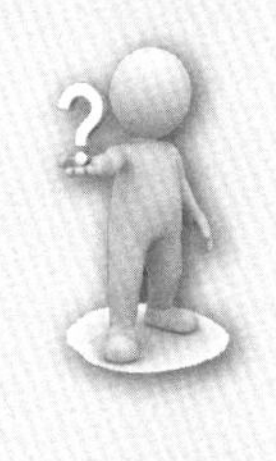

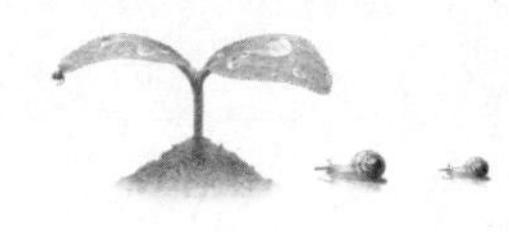

◎目錄

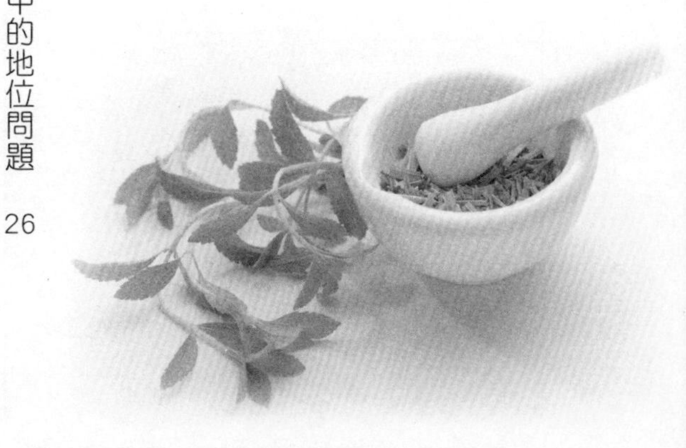

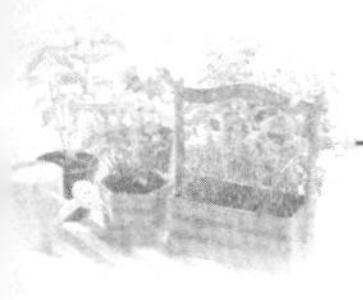

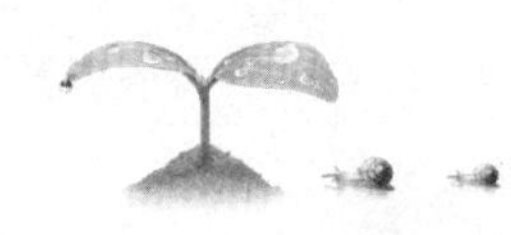

下篇　脈學原理

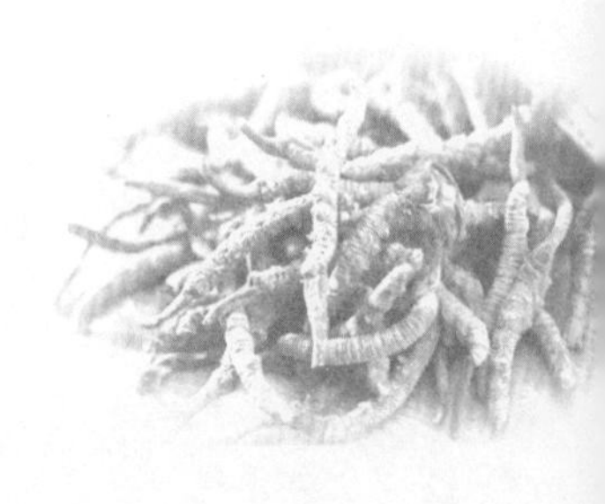

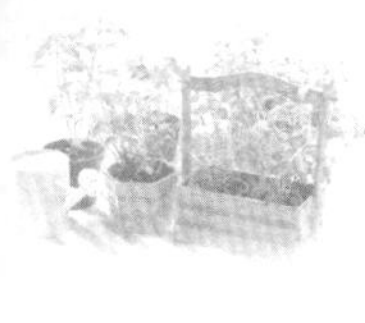

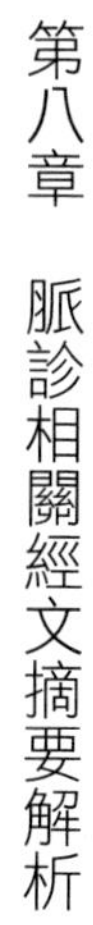

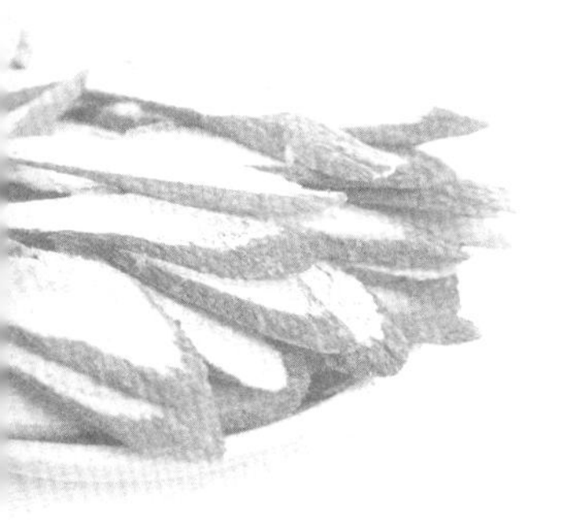

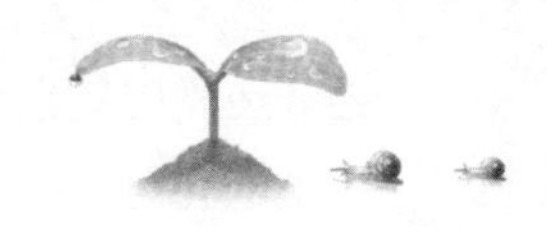

緒論

無人不知整體觀念及辨證論治是中醫學的兩個主要特點。

什麼是中醫學的整體觀念？「中醫學的整體觀念，主要體現於人體自身的整體性和人與自然、社會環境的統一性兩個方面。」（註一）人體生理上的整體性乃基於五臟一體及形神一體的觀點；這些觀點不僅構築了中醫的生理學系統，並落實在病理分析與診治方法上。人與自然環境息息相關，晝夜、四時氣候與地理環境三方面對人體所具有的影響是普遍認知的事實，中醫不但強調自然環境的影響，還將自然界的規律納入基礎理論的範疇內，成為重要的組成部分。人與社會之間的互動關係，社會環境方面，如政治環境、經濟環境、個人的社會地位、人際關係，以及家庭環境、婚姻子女等等都能對個人的心理產生影響。心理因素往往是導致內傷疾病的因子，個體生命不能獨立於整體社會環境之外，說明人與社會環境具有統一性。中醫理論是在整體觀念上所建構的，因此整體觀念貫穿中醫學體系的各個層面。以上是《中醫基礎理論》關於整體觀念所介紹的內容大概。

對於中醫學而言，整體觀除了上述的意義以外，更重要的是，它是中醫整體理論的結構性觀點。如果這個觀點不存在，則中醫完全失去立論的基礎，結果是根本無理論可言。中

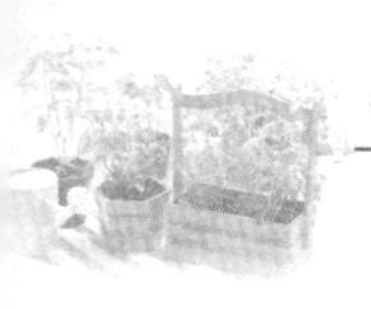

醫學的整體觀念從何而來？我們必須知道，中醫理論奠基之作《黃帝內經》的理論工具是「陰陽論」，其內涵為五運六氣學說，陰陽、運氣等是宇宙形成與生命存在的基本條件，中醫學乃以此為基礎建立起所有的理論。以五運陰陽所建立的理論，自然而然便形成了中醫學的整體觀念與思維方式。然而，若不從五運陰陽的立論角度來認識中醫學，便不能了解整體觀念真正的意義及其重要性。

《內經》的思想觀點不可能憑空產生，它與整體文化有著血肉相連的關係。中國自古有「天人合一」的哲學思想，這個思想源起於上古時代，春秋戰國諸子百家爭鳴時期，它曾經是當時各種學術流派的背景思想，其中最有影響力的，非儒、道兩家莫屬。東漢以後佛法東來，佛教思想與中國固有的「天人合一」思想旨趣殊途而同歸，於是儒、道、釋三家的思想相互吸收融合，逐漸形成了中國傳統的文化思想。歷經漫長歲月的發展，「天人合一」的思想內涵難免變得龐雜，其中有「天人感應說」、「天人合德說」、「天人一體說」等等觀點所代表的學說不一而足，即使是晚近宋明時代所發展的理學仍然與該思想有著一脈相承的關係。從中國傳統文化整體的角度來看，無論是哪一個時期，「天人合一」始終是固有文化思想的底蘊。

「天人合一」的「天」指的是大自然，最初為天地的代稱，其義可以擴大為宇宙的概念。萬物以「人」為代表，狹義的指稱是人類，廣義則包括一切含靈生物，並可擴大為宇

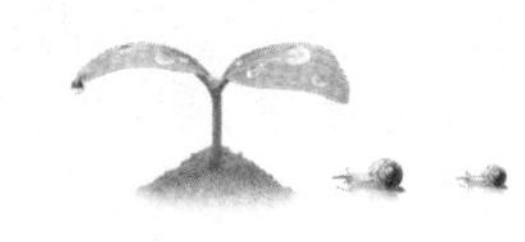

宙間的萬事萬物。看得出來，這個思想是從探討生命的起源問題為開端逐漸發展而形成，天、地、人三者是思想的主體。為了適應不同的需要，而衍生出「天人感應」、「天人合德」、「天人一體」等不同的學說論述。「天人感應說」強調人與天的交感關係，它一方面強調天的神聖，要求人服從天；另一方面誇大人的精神意志，認為天也會屈從於人，於是天變成了具有人格或神格的存在。「天人合德說」認為人與天在道德上具有同一性，它以道德為天的本質屬性，實際上是強調了人而取消了天。它誇大道德的力量和價值，是一種道德意志論，其實質是將群體意識昇華為哲學本體。「天人一體說」與前二者的旨趣不同，它更多地肯定自然的價值，強調人的自然屬性，人與自然具有同一性、同構性，人必定受自然變化的影響，所以人必須善於順應自然，效法自然的規律以保長久，而且人與天地三者維持和諧的關係是自然界生生不息的動力來源。《內經》的思想實際源自此種「天人一體」觀，而它的論述主體則是五運陰陽學說。舉例來說，關於物類的生成，《內經》的基本觀點是萬物乃因於「形氣相感」而化生(註二)。經曰：「上下之位，氣交之中，人之居也」，「氣交之分，人氣從之，萬物由之」(註三)以此說明人乃天地之氣所生，所以人與天地具有同一性、同構性。天地之間「氣相得則和，不相得則病」(註四)，「亢則害，承乃制，制則生化，外列盛衰，害則敗亂，生化大病」(註五)，人體疾病的發生不但是自身之陰陽氣不調和所致，與天地之氣的變化也息息相關。天地之氣既是萬物化育之源，小

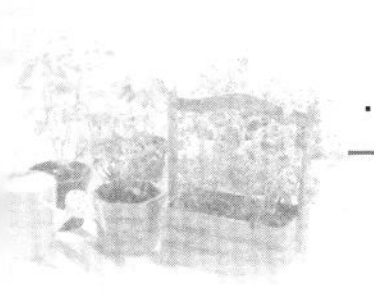

至生命個體，大至自然界生態，其變化的法則都是一致的，所以說「不知年之所加，氣之同異，不足以言生化」（註六）。善於順應自然是養身防病的不二法門，故曰「其知道者，法於陰陽，和於術數。」（註七）這些都是從五運陰陽學說演繹出來的醫學理論。

「天人一體」應該是「天人合一」最原始的主流思想，本來是以探討大自然法則以及其與生命存在關係的自然科學理論，之後則演變成為一種哲學思想。論天地人的關係，萬物之中以人為貴，故以「人」為萬物的代表，「人」居天地氣交之中。「中」者，《內經》裡的解釋是天地之氣無過與不及之義。天地陰陽剛剛恰到好處才能有萬物生化的景象，從正面說是天地之氣適中為生命提供了生存條件，另一方面也突出了以「人」為中心的思想。「氣無太過、不及」則謂之「氣和」，所以中即能和，和則不失中。「中」與「和」因此成為中國人思想與文化上兩個極為重要的概念。如《書經・大禹謨》垂訓說：「人心惟危，道心惟微，惟精惟一，允執厥中。」明・方孝儒的《夷齊》闡釋說：「聖人之道，中而已矣，堯、舜、禹三聖人為萬世法，一『允執厥中』也。」特別強調了「執中」的重要性。其後子思子作《中庸》進一步闡揚「中和」的思想：「中也者，天下之大本也。和也者，天下之達道也。致中和，天地位焉，萬物育焉。」《中庸》有孔門心法之稱，乃儒家思想理論的基本經典。《老子》也說：「萬物負陰而抱陽，中氣以為和。」（註八）「中」與「和」的道理於是成為中華文化思想的核心。中國固有的傳統文化從這兩個字

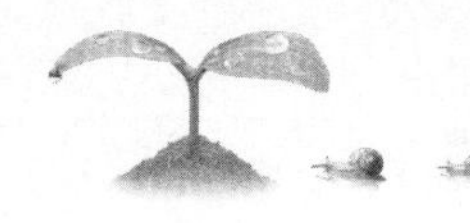

來下手認識，則易探得其精髓；透過《內經》則可以直接接觸到此一文化思想的本源。從本源意義上來說，「天人合一」的核心其實不外乎陰陽調和之道，也即是所謂的「中庸之道」；北宋理學家，程頤說：「不偏之謂中，不易之謂庸；中者，天下之正道，庸者，天下之定理。」將「中」的道理奉為正道、定理，理由無他，因為它根本是天地間的自然法則嘛！如何維持天地人三者間和諧的關係，中國古人早就備好了一套完整的思想理論，既有科學方面的探求所得，也有整套的人文思想與之配合。科學與人文素養相互支援，完成社會均衡的發展與環境維護，這是何等高明的智慧？反觀現代自然環境遭受嚴重破壞，世界瀕臨生態浩劫，人類為此感到憂心苦惱之際，古人的思想智慧是否可以作為借鑑呢？

「天人一體觀」其實得自於中國古代的科學思想，就有文字論述可資研究的材料而言，以《內經》的五運陰陽學說最具代表性，它彰顯的是古代科學的高度成就。它的內容不是一般所認識的陰陽五行學說，也不是陰陽五行學說派生的某個支脈，反而是陰陽理論的本來面目，也極可能是最原始純淨的「易學」。傳說遠古時代伏犧氏發明了八卦，該段歷史傳聞雖已模糊而不可考，但八卦卻具體流傳至今，對於八卦的意義歷來有無數的解讀，筆者認為《內經》的五運陰陽學說即來自於原始的八卦理論，其存在的真正目的是為了演繹一套科學理論，最初的應用在於創制曆法。曆法發明以後，中國社會即步入了農耕時代，社會穩定，為文明開創提供了充分而有利的條件，因此能夠邁開大步向前進。人類創造文明的工具主要憑藉的是科學知識，由八卦所演繹的陰陽理論，本來應該是一套科學理論，而非哲學思想。因此，所謂「古代的哲學思想向中醫學滲透」的論述觀點，根本是一種本末倒置的錯誤看法，事實上反而是古代的科學知識促進了中國傳統哲學思想的發展。總之，中醫學毫無疑問地是一門科學，它的理論基礎是科學，而非哲學，這一觀點必須肯定。

中醫學的第二個特點是辨證論治。辨證是論治的前提，論治依據的是辨證的結果，辨證論治是一個完整連續的過程，正確辨證是整個過程的重點。辨證實際上是理論在臨床上的具體應用。

辨證的「證」是指證候，「證候是病機的外在反映，病機是證候的內在本質」（註九），辨證的重點主要在於抓住病機。中醫基礎理論及診斷學等有關於病機的說明，其意涵包括了病因、病位、病性和病勢四個方面。謂病因是發病的必要條件、始動因子，如六淫、七情內傷、飲食失宜、勞逸過度、外傷、寄生蟲等，屬於原始病因。病位是疾病現階段證候所在的位置。病性是當前證候的本質性原因，即寒、熱、虛、實等屬性。病勢是疾病的發展變化趨勢及轉歸。

辨證的重點在於掌握病機，此一原則絕對正確無誤。然「病機」的詞意為何？似乎應該先行弄清楚了，才能真正了解它的重要性。「病機」的「機」，據《說文》解釋：「主

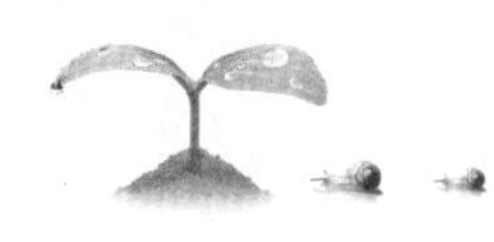

發謂之機」，其下的注解說：「機謂織具也。機之用，主於發，故凡主發者皆謂之機。」另外，《辭海》也有「發動所由也」的解釋(註十)。具體的例子如槍支的板機，其作用在於主控擊發，此即「主發者」的角色。所以「病機」所指應該是引發病症最關鍵的因素，該因素的作用具有時間上的意義，可隨病勢變化而改變。俗語說「機不可失」，其緊要性可知。

「病機」一詞見於《至真要大論》，其中有「審察病機，無失氣宜」的說法。從《內經》的角度論病機，可見到完全不同於上述意涵的內容。簡言之，《內經》所論述的病機純粹從五運陰陽的觀點出發。「審察病機，無失氣宜」這兩句話就已經道出了重點。《內經》主張所有人體的疾病以及自然界的災害都起因於氣不相和，這個「氣」指的是五運六氣，所以說「夫百病之生也，皆生於風寒暑濕燥火，以之化之變也。」必須具體指出診斷當下所以導致病變的勝氣為何，這才是病機的真正含意。在該篇當中總共列舉了十九條病機，如：「諸風掉眩，皆屬於肝」、「諸寒收引，皆屬於腎」等等，從此開啟了後世病機理論的研究。中醫治病須從確定何病何證開始入手，所有病證的敘述也都不離六氣之辨，其根源也在乎此。

陰陽是宇宙間一切現象產生的自然法則，五運六氣是天地之氣所產生的陰陽變化，而且是一切生命存在的條件。《內經》所謂的「氣」，除六氣之外沒有其他的解釋。所謂

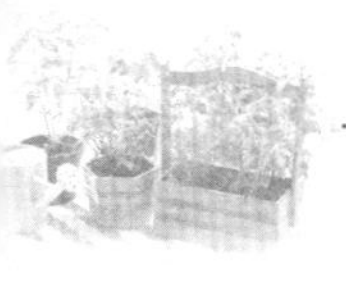

「無失氣宜」的「氣」，乃指六氣，當機之氣則謂之氣宜。六氣之至可以象見；象，從自然界的角度而言，為大自然的種種現象；從人體的角度而言，則是各種體徵。生病時所顯現的各種異常體徵，稱為症狀，按照中醫理論將其系統歸類後，則稱之為證候。所以病機與證候之間的關係，說穿了其實就是六氣與現象之間的對應關係。中醫學賴以歸類用的系統主要有「藏象學說」及「經絡學說」兩類，因此而形成臟腑辨證、經絡辨證與六經辨證等可資運用的辨證方法。殊不知這些學說的理論根據其實來自於五運陰陽學說。

舌象、脈象等都是人體重要的體徵，舌診與脈診因而成為相當重要的診病手段。舌象是「氣」的靜態呈現，脈象所呈現的則是「氣的活動狀態」，稱為「氣機」。脈診因此有其特殊的重要性。人體的氣機來自臟腑之氣的活動表現，其核心是五臟精氣的運動。臟腑之氣若有所偏頗，或太過，或不及，必定反映於氣口上，切脈所要探察的，無非就是臟氣的活動狀態。《內經》的觀點，五臟為五運所化，六腑與經脈氣為六氣所化，因此臟腑之氣機活動即五運六氣的變化，其顯現於氣口者即是弦、鉤、浮、沉等脈象。

脈診是診法的一支，脈學原理是中醫學的一環。中醫學所以能發展成為一個完整的體系，乃根植於五運陰陽學說之故。根繁而後葉茂，所以研究脈法也不能不從基礎理論方面開啟探索之門。

本書為探討脈學原理而作，基於中醫學的整體觀念，故而將內容分為上下兩篇；上篇

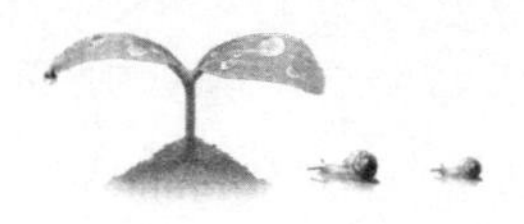

討論中醫學的基礎理論，下篇以闡述脈學原理並探析《內經》中與脈法相關之記載為主要內容。

（註一）《中醫基礎理論》孫廣仁主編——北京中國中醫藥出版社，２００２·８

（註二）《素問·天元紀大論》

（註三）《素問·六微旨大論》

（註四）《素問·五運行大論》

（註五）《素問·六微旨大論》

（註六）《素問·五常政大論》

（註七）《素問·上古天真論》

（註八）《帛書老子》／河洛出版社——中華民國六十四年十二月初版。

（註九）《中醫基礎理論》孫廣仁主編——北京中國中醫藥出版社，２００２·８

（註十）《辭海》／臺灣中華書局印行。

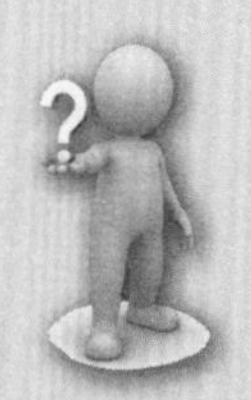

上篇

基礎理論

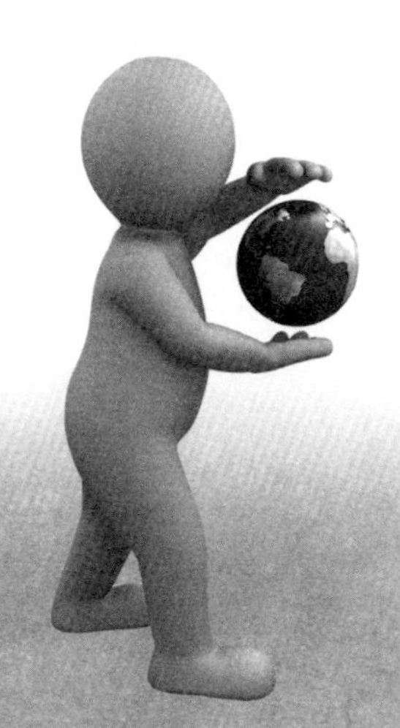

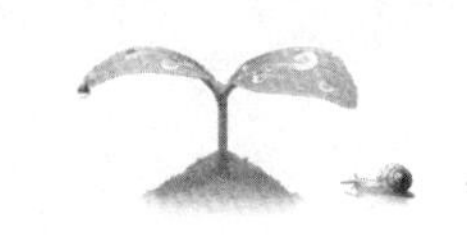

第一章　中醫學的理論基礎

第一節　五運陰陽學說在基礎理論中的地位問題

中醫的脈診是世界上獨一無二的診病方法，倍受歷代中醫學家的重視。惟四診當中卻以脈診技術最難掌握，原因大抵有三：其一是脈象難明。脈象的難於掌握，借用晉・王叔和的話說，「在心易瞭，指下難明」（註一），至今情況不變，依舊適用。其二是診脈的技術歷來視為不傳之祕，若非師授，往往難窺究竟。其三是脈學原理湮昧不彰。皮之不存，毛將焉附？理法不明，臨床運用時如何能夠沒有障礙？末後一條原因其實最關緊要。

先有理論次有方法技術，脈法的學理是由整個中醫理論所建構，脈診之所以獨特完全是中醫理論獨特的性格所賦予的，所以談脈法不能不談理論。中醫理論於《內經》素問與靈樞兩書當中大致已奠基完成。除此以外，《難經》也有相當重要的貢獻。一般認為《難經》的內容屬於《內經》理論的再發展，兩者基本上同屬一個醫學理論系統。內、難兩經以後，二千多年來，醫家輩出，著述不斷，在各種領域內續有發揮與擴充，終於形成洋洋大觀的中醫學體系。雖然如此，假設沒有《黃帝內經》一書，很難想像中醫學是否仍有今日的面貌與可觀的內容？

《中醫基礎理論》當中將古代哲學思想如精氣、陰陽、五行等學說列為中醫學的背景思想，而以藏象學說、經絡學說、精氣血津液神等概念，以及病因、發病、病機、治則等理論視為主體內容。陰陽理論是中醫學極重要的論理工具，將陰陽五行學說置於中醫基礎理論範疇之內，其地位本應如此。然而，關於這一方面，我們認為：傳統的陰陽五行學說並非《內經》的思想內容，其與《內經》的五運陰陽學說有實質上的差異，用來解讀《內經》，其本身便足以形成障礙。理論工具畢竟是知識系統中不可或缺的組成部分，其重要性如原子論或量子論之於現代科學，豈能容許張冠李戴？因此，討論中醫基礎理論，無可避免地必須先解決此一有關理論基礎的問題。「問渠哪得清如許？為有源頭活水來」（註二），幾時見得天光雲影徘徊，水中之魚兒嬉戲？澄清源頭並注入活水勢必成為首要之務。

藏象學說、經絡學說與精、氣、血、津、液、神等概念無疑是中醫學最重要的核心理論，至於這些理論是如何形成的？思想源頭為何？總是予人含糊攏統，交代不清的感覺。這種狀況下，理論的周延性經常面臨挑戰，整體觀念變成了形而上的哲學性概念，當理論落實到運用層面時，大幅度受限而窄化，失去整體性的指導意義。這種狀況的存在，無非是《內經》的理論工具——五運陰陽學說，被排除於基礎理論範疇之外的緣故。

五運陰陽學說不受重視，可能來自三方面的原因：一、世人只認識陰陽五行是一種哲學思想，而不知《內經》的五運陰陽是一種科學理論（按：筆者稱其為「陰陽論」）。二、

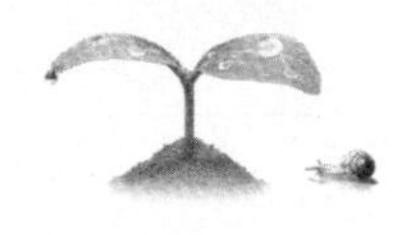

以陰陽五行取代五運陰陽的地位。歷來習以《周易》所推演的陰陽五行學說來解讀《內經》，世人向來只知有陰陽五行，而不知有五運陰陽，由來已久。三、《內經》學者對於五運陰陽學說是否屬於《素問》原著之內容存疑。一般公認《素問》大部分內容完成於先秦時期，但今本中的運氣七篇大論，宋・林億質疑是唐・王冰在整理《素問》殘卷時據古醫經《陰陽大論》補入的，七篇可能是兩漢時期的作品。因此影響了後人對於該學說的認知態度。

由於五運陰陽學說失去其原有的地位，造成中醫學在基礎理論方面的科學屬性顯得薄弱，再加上陰陽五行的濫用，使中醫一度淪為數術雜學之類，與山、卜、命、相等並列，稱為「五術」，如此不堪的境況既糟蹋了先賢的智慧，也令有心人感到無比地痛心與惋惜。

《內經》自上古時代流傳至今，世有奇書之稱，因為它不僅僅是醫學典籍，還包含有哲學、天文、曆法、地理、氣象、物候、社會、風俗等豐厚的內容。其中多項屬於科學的專業領域，整體而言，它所代表的是先秦時代的科學成就。令人感到驚訝的是，以上各種不同的學科專業，它們賴以建立理論與形成知識的理論工具，竟然都是共同而且唯一的五運陰陽學說。這種現象以現代人的眼光來看簡直是不可思議，或者頂多視之為原始素樸的科學理論或知識而已。無論是懷疑或鄙夷，總之是不肯虛心接受古人的觀點，認真學習他

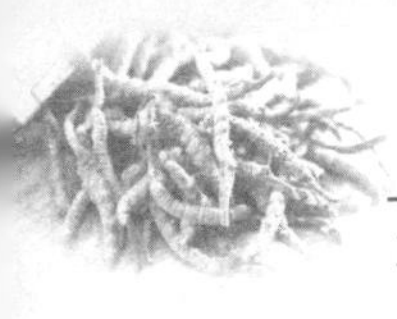

們的思維方式。我們的態度果真是如此的話，決定與《內經》的思想核心無緣。

五運陰陽，為五運六氣的簡稱，以「理論工具」一詞稱之，目的即在於突顯它的作用。它在《內經》的論述當中佔有極其重要的地位。《內經》所呈現的是中國古代科學學術思想的一個窗口，站在窗口前，我們可以窺見先秦時代科學思想的大概。由此深入我們發現中國古人所創造的文明，絕非天馬行空隨遇觸發所得，而是先有了一個深邃的基本觀點，所有的發明與創作都是此一基本觀點的發展與延伸。這便是整體觀念的由來。了解這一點，我們又發現整個華夏文明都由一個共通的思想所形成，因此，整體觀念不單純是中醫學的特點，也是整個文明的特點。

（註一）晉．王叔和《脈經．序》：「脈理精微，其體難辨，弦緊浮芤，展轉難類，在心易瞭，指下難明。」

（註二）宋．朱熹詩《觀書有感》：「半畝方塘一鑑開，天光雲影共徘徊，問渠哪得清如許，為有源頭活水來。」

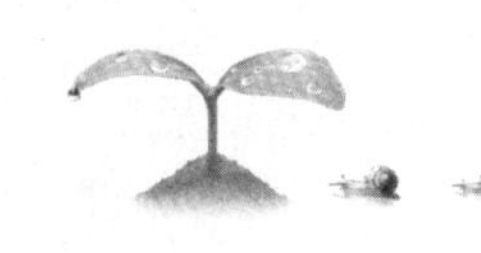

第二節 《內經》的思想來源

中醫學的理論以五運陰陽為基礎，或許有人會對於該學說的源流感到好奇。這個問題其實相當於對「《內經》的思想來源」這一主題的探討。此一問題並不容易獲得明確肯定的答案，原因有好幾方面，一、《內經》「非一時一人所作，而是數百年間眾多醫家經驗、理論觀點的總結和匯編」（註一）。這些先秦時代的醫家是誰？他們的生存年代以及學術淵源為何？如今皆已無從考證。二、我們可以視《內經》為華夏文明的一扇橱窗，它所呈現的是上古文明的一部分，它的思想觀念很可能發生於文明創始之際。可是現今我們能夠確實認知的歷史上限只到西周為止，上個世紀初雖有殷商甲骨文出土，證明周朝以前已有相當成熟的文字存在，然而較詳實可徵的殷商歷史文化早已沉埋在黃土之下，化為煙塵而不復可知。殷商時代尚且如此，何況更早的年代？所以要證明《內經》的思想源遠流長，與華夏文明並起的觀點，事實上已不可能。三、即使是有文獻可查的歷史事件，也可能因史觀不同，而產生不同的見解。例如先秦時期百家爭鳴，當時歷史的走向乃從王官之學向百家之言轉化。學者大都認為知識系統由「混沌」狀態向「細緻」狀態發展，是文明進步的象徵。可莊子的看法完全相反，為此他嘆息地說：「悲夫百家往而不反，必不合矣。後世之學者不幸不見天地之純，古人之大體，道術將為天下裂。」史學家與莊子的

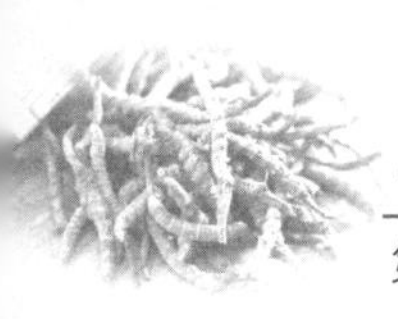

觀點，究竟孰是孰非呢？四、還有其他方面各種長期處於爭論的觀點。例如：陰陽學說與《易經》顯然有密切的關係，但有關於《易》是卜筮之書嗎？它實際的作用為何？所謂的「古三《易》」有何文化上特殊的意義？凡此都是沒有定論的議題。所以說，關於《內經》的思想來源雖然十分令人好奇，但畢竟是個難解的謎題。

本書並非為了探討《內經》的思想源流而寫，闡明五運陰陽的理論價值才是主要目的，重點在學說的本身，不在思想來源的問題上，該問題留給相關的學者專家們去考證即可。至於會提及這個問題，筆者覺得從《內經》的角度觀察中國古代的歷史文化，似乎可以看到不同於習知的風光，對於認識固有文化或許能提供一條稍稍不同於傳統的途徑罷了。

筆者認為《內經》的學術思想確實反映了當時代的某些哲學觀點，但它基本上是一本以醫學為主題而且屬於科學性質的著作。其作為科學論述的理論工具是「五運陰陽學說」。筆者稱之為陰陽論，其意義相當於原子論或量子論。陰陽論來源於《易》，《易》是華夏人民用來創造文明的基本理論。此一觀點乃從幾方面推敲而得，茲簡單說明如下。

壹、從創造文明的角度思考

人類創造文明所倚賴的是科學思想。儘管文明曙光初露時期宗教、哲學、科學等思想含混雜揉，渾沌一片是人類思想的原始狀態，但經過反覆觀察實證，真正能發揮利用效果

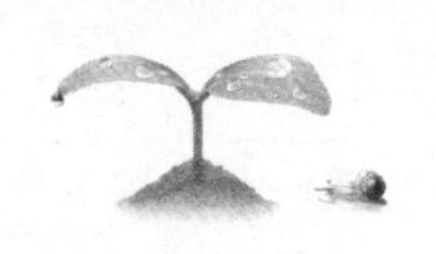

的即發展成為科學思想，其上層演化為哲學思想，宗教觀則隨理念的擴張而增加哲學思辯的取向。這是文化思想發展的一般軌迹。利用、發明究竟還是偏於科學一邊的事。

華夏文明與《易》的理論創立有著深厚的淵源。《易》的基本結構即是俗稱的「八卦」。如何來看待八卦，是解讀固有文化的關鍵，傳統上確實將八卦理解錯了，導致許多對於傳統文化的錯誤認知，這也是無法正確解讀《內經》思想的主要原因。《易》與文明創造的關係，從《周易・繫辭下》的一篇論述裡可見其大概。該篇曰：

「古者包犧氏之王天下也，仰則觀象於天，俯則觀法於地，觀鳥獸之文，與地之宜，近取諸身，遠取諸物，於是始作八卦，以通神明之德，以類萬物之情。作結繩而為罔罟，以佃以漁，蓋取諸離。包犧氏沒，神農氏作，斲木為耜，揉木為耒，耒耨之利，以教天下，蓋取諸益。日中為市，致天下之民，聚天下之貨，交易而退，各得其所，蓋取諸噬嗑。神農氏沒，黃帝、堯、舜氏作，通其變，使民不倦，神而化之，使民宜之。易窮則變，變則通，通則久。是以自天祐之，吉无不利，黃帝、堯、舜垂衣裳而天下治，蓋取諸乾坤。刳木為舟，剡木為楫，舟楫之利，以濟不通，致遠以利天下，蓋取諸渙。服牛乘馬，引重致遠，以利天下，蓋取諸隨。重門擊柝，以待暴客，蓋取諸豫。斷木為杵，掘地為臼，臼杵之利，萬民以濟，蓋取諸小過。弦木為弧，剡木為矢，弧矢之利，以威天下，蓋取諸睽。上古穴居而野處，後世聖人易之以宮室，上棟下宇，以待風雨，蓋取諸大壯。古之葬者，厚衣之以薪，葬之中野，不封不樹，喪期无數。後世聖人易之以棺槨，蓋取諸大過。上古結繩而治，後世聖人易之以書契，百官以治，萬民以察，蓋取諸夬。」

根據《周易正義》的說法，《彖》、《象》、《繫辭》等皆為解釋《周易》的傳注，而且是孔子所作。以上通篇主旨在說明八卦是文明創造奠基的工具，從漁獵、農作器具到文字的發明，無一不與八卦有關，所以《乾鑿度》說：「孔子曰：『上古之時，人民無別，群物未殊，未有衣食器用之利，伏犧乃仰觀象於天，俯觀法於地，中觀萬物之宜。於是始作八卦，以通神明之德，以類萬物之情。』」該篇文字在於表達八卦與華夏文明特殊深厚的關係，可以確定無疑。至於文章當中無法理解之處，僅在於每一項創作或發明與卦象之間的連結應當如何解釋的問題。這在主層次的論述意義上畢竟屬於較次要的問題了。然而，南宋理學大家‧朱熹主張「《易》本為卜筮而作」(註二)。在他之前，《周易正義》也說：「及秦燔書，《易》為卜筮之書，獨得不禁，故傳授者不絕。」傳統上皆認為《易》為卜筮之書，與發明創造如何扯得上關係？也確實令人感到大惑不解。

《易》果真只是卜筮之書嗎？《繫辭上》說：「《易》有聖人之道四焉；以言者尚其辭，以動者尚其變，以制器者尚其象，以卜筮者尚其占。」辭、變、象、占四者，占卜只是其中之一，可見得「《易》為卜筮之書」的說法並不完全正確；況且明明有「制器者尚

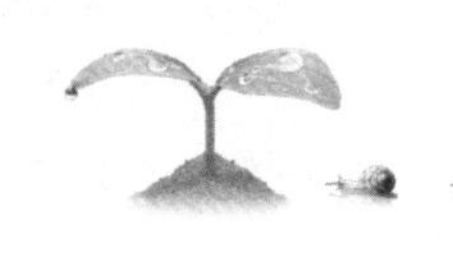

其象」一項，再次說明《易》與發明利用有關。既然如此，我們又回到了老問題上，究竟如何與發明創造有關？遺憾的是，翻遍了《周易》始終找不到一丁點蛛絲馬跡與此相關的答案。

《周易》裡找不到答案，難怪儘管《繫辭》明明指稱「《易》有聖人之道四焉」，偏偏兩千多年來都沒有人說得清楚其中的道理。直接證據找不到，我們發現《內經》倒提供了十分具體的傍徵線索。《內經》的重要線索有二項，一、根據五運陰陽制訂曆法；二、根據五運陰陽建立醫學理論。

一、根據五運陰陽制訂曆法

曆法的創制對於文明啟發具有絕對重大的意義。尤其是中國的曆法，有了它才能跨進農耕社會的時代。農耕社會的人民安土重遷，一切發明創制於斯得以加速萌芽發端，《繫辭》說「包犧氏沒，神農氏作，斲木為耜，揉木為耒，耒耨之利，以教天下，蓋取諸益。」如果沒有曆法，如何能有「耒耨之利」？從益卦來推敲，益卦(䷩)，風雷益，為雨水至驚蟄之間的卦象，代表適宜翻土播種的時候到了。益卦《彖辭》有「利涉大川，木道乃行」，以及「天施地生，其益無方。凡益之道，與時偕行」等釋義，顯示其與春氣有關，可見所謂「取諸益」極可能是取該卦當時所應之氣的意思。如此看法則與曆法有密切的關係。

曆法背後其實是一大套天文、地理、氣候、物類等總合的知識系統。這就是為什麼包犧氏須要「仰則觀象於天，俯則觀法於地，觀鳥獸之文，與地之宜，近取諸身，遠取諸物」，目的無非是透過分析、歸納、類比等思想過程推敲出大自然的法則，其成果便是產生了八卦。經文裡說得很清楚，八卦的作用即在於「以通神明之德，以類萬物之情」。於此《繫辭》更進一步解釋道：「《易》與天地準，故能彌綸天地之道。」又：「範圍天地之化而不過，曲成萬物而不遺，通乎晝夜之道而知，故神无方而易无體。」一套純自然法則的理論，當然是無方無體的事物。

《周易》八卦的卦象與卦名分別是☰(乾)、☴(巽)、☲(離)、☱(兌)、☷(坤)、☳(震)、☵(坎)、☶(艮)等。根據《說卦傳》：「天地定位，山澤通氣，雷風相薄，水火不相射，八卦相錯」等經文，故又有乾天、坤地、艮山、兌澤、震雷、巽風、坎水、離火等名稱。天、地、山、澤、雷、風、水、火八者都是物象，實在看不出來與曆法有任何牽連。雖然談《易》者有卦氣之說，例如史上有《孟氏卦氣圖》(註三)，以十二辟卦代表十二月的陰陽消長，因此又稱為消息卦者，其理論並不見於《周易》本經，更非原典之內容，只能算是後世根據《周易》所作的發揮而已。

然而，「陰陽論」確實是創制曆法所需的理論工具，只是該理論不存在於《周易》，

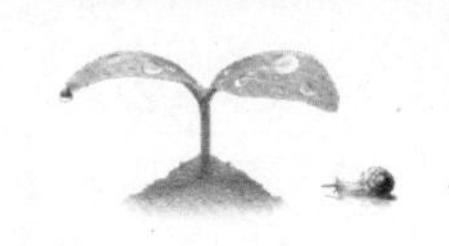

而在《內經》當中。

《素問・六節藏象論》曰：「天以六六為節，地以九九制會，天有十日，日六竟而周甲，甲六復而終歲，三百六十日法也。」此地所說的就是曆法的基本架構。其中六與九所代表的都是三陰三陽氣，是理論基礎之所在。中國制曆的基本原則是「六六之節，九九制會者，所以正天之度、氣之數也。天度者，所以制日月之行也；氣數者，所以紀化生之用也。」天度是日、月、地三者運行時所形成的角度，氣數是陰陽變化所致寒熱溫涼等氣候上的改變。天度與氣數都有定數，兩者變化的腳步並非完全一致，然而兩者又必須兼顧，目的即在於「紀化生之用」；淺顯地說，就是要照顧農時。由於此一特殊目的，陰陽氣的轉變成為極其重要的焦點所在。地球上的陰陽變化並非兩極的變化，而是三陰三陽的變化，所以說：「夫自古通天者，生之本，本於陰陽。其氣九州九竅，皆通乎天氣。故其生五，其氣三。」「其氣三」指的是三陰三陽氣，合起來便是六氣。六氣為風、暑、濕、火、燥、寒六者，它們正式的名稱是厥陰(☴)、少陰(☲)、太陰(☱)、少陽(☳)、陽明(☵)、太陽(☶)。與八卦相比，八者已具其六，只缺乾坤二卦。乾坤代表天地，《內經》說「天地者，萬物之上下」，它們分別是陰陽之兩極，六氣之所本，故不在六氣之列。如果加上乾(☰)、坤(☷)二卦，則形成完整的八卦結構，而其所呈現的意義乃涵蓋天地自然之大化，天地變化不離六氣的變化，六氣變化即是自然變化的法則。以風、暑、濕、火、燥、寒與風、火、澤、雷、水、山比較，前者是氣，後者是物象，概念上顯然有別，氣在象先，這是《內經》的六氣可以作為理論工具的原因。氣，是推動變化的原動力，是物候形成的主導者，六氣的轉變與時俱進，這是中國曆法的原理，所以說「五日謂之候，三候謂之氣，六氣謂之時，四時謂之歲，而各從其主治焉。五運相襲，而皆治之，終朞之日，周而復始，時立氣布，如環無端，候亦同法。」五、三、六、四等數字不是人為的劃分，而是應氣之數，「各從其主治」即說明這些數字的背後實際為五運六氣的運轉流布。「時立氣布」成了曆法所關注的焦點，於是才有七十二候、二十四節氣等中國曆法的特殊內容出現。

以上是《內經》的陰陽論作為理論工具在創制曆法方面的相關說明。將《內經》的六氣與《周易》的八卦放在一起比較，可以發現《內經》的思想與《易》顯然有相當密切的關係。道理何在？《易繫辭》曰：「一陰一陽之謂道」，《內經》曰：「陰陽者，天地之道也」，兩者所共通的就是「陰陽論」。《莊子‧天下》曰：「《易》以道陰陽」，言簡意賅，說明「陰陽論」即是《易》的內涵。據此而謂《易》是華夏文明的思想起源，應該不算是離譜的推論，然必須強調的是，此《易》非指《周易》而言。總之，從《易繫辭》所發起的問題，終於在《內經》裡找到了答案。

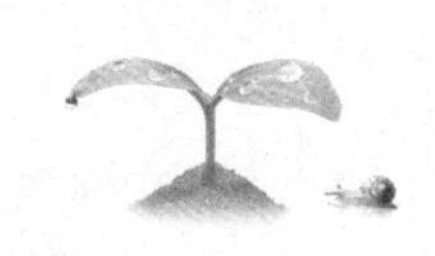

二、根據五運陰陽建立醫學理論

醫學是重要的文明創造，雖然《易繫辭》的文章裡沒提到，但在《素問・上古天真論》中說道：「上古之人，其知道者，法於陰陽，和於術數」，陰陽、術數都與《易》學有關。況且，《內經》的醫學理論不能沒有五運陰陽作為基礎，此一論點已在「五運陰陽學說在基礎理論中的地位問題」當中討論過了。《內經》中明白指稱：「陰陽者，天地之道也，萬物之綱紀，變化之父母，生殺之本始，神明之府也，治病必求於本。」治病所求之本，乃本於陰陽。陰陽，即指五運陰陽而言。《至真要大論》也如是說：「夫百病之生也，皆生於風寒暑濕燥火，以之化之變也。」前文已大略介紹過六氣與八卦之間的關連性，如果說八卦的真正意涵在於六氣，從《內經》的證據看來，實際上也並不為過。五運六氣與中醫理論的關係是本書的主題之一，將以專門的章節來討論，此處不作贅述。

貳、對於整體觀念的思索

《內經》的基本思想在《素問》首篇《上古天真論》中開宗明義即作了簡單扼要的陳述。該段文字說：

「昔在黃帝，生而神靈，弱而能言，幼而徇齊，長而敦敏，成而登天。迺問於天師曰：余聞上古之人，春秋皆度百歲，而動作不衰；今時之人，年半百而動作皆衰者，時世異耶，人將失之耶。岐伯對曰：上古之人，其知道者，法於陰陽，和於術數，食飲有節，起居有常，不妄作勞，故能形與神俱，而盡終其天年，度百歲乃去。今時之人不然也，以酒為漿，以妄為常，醉以入房，以欲竭其精，以耗散其真，不知持滿，不時御神，務快其心，逆於生樂，起居無節，故半百而衰也。夫上古聖人之教下也，皆謂之虛邪賊風，避之有時，恬惔虛无，真氣從之，精神內守，病安從來。是以志閑而少欲，心安而不懼，形勞而不倦，氣從以順，各從其欲，皆得所願。故美其食，任其服，樂其俗，高下不相慕，其民故曰朴。是以嗜欲不能勞其目，淫邪不能惑其心，愚智賢不肖不懼於物，故合於道。所以能年皆度百歲，而動作不衰者，以其德全不危也。」

本段論述藉比較古今壽命之長短，道出中醫理論的基本觀點，可以說是中醫理論之精神所在。本文的重點：精與神是生命的基礎，妄動與過用能耗散其真，這是早衰與疾病的由來，於是提出兩項養生原則：內須保真全神，外則慎防四時之虛邪賊風。

古人重養身，今人談保健，目的都是為了健康，兩者有何不同？養生兼顧身心兩端，用現代語言來說，就是生理與心理衛生並重，然而《內經》所提的養生內容具有高度的思想統一性，因此而形成的效果有很大的不同。偏偏這是一味追求思想自由、身心靈解放等理念的現代人難於理解的高度。現代人觀念上雖然也肯定心理衛生的重要性，但時常心裏所想與身體所為者事實上都犯了心理衛生的大忌而不自知。試問今日有多少人真正重視如

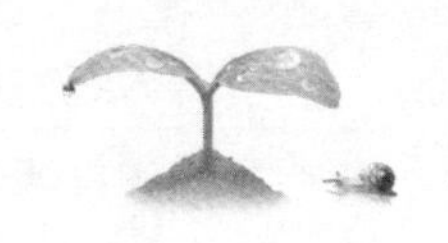

「食飲有節，起居有常，不妄作勞」這類的話語，而不視之為老生常談的？相反的，「以酒為漿，以妄為常，醉以入房，以欲竭其精，以耗散其真，不知持滿，不時御神，務快其心，逆於生樂，起居無節」恰恰是許多人的生活寫照。「以妄為常」說得好，吸毒、耽酒、縱欲等行為，一般人皆知其為妄，沉溺於其中者卻無能自拔；而像「務快其心，逆於生樂，起居無節」方面的事例更多，隨處可見，多半還是社會上所流行的錯誤觀念以及乖違的心態，總其名均可稱之為妄，也都能在不知不覺中侵蝕人體健康，但人多習以為常，不以為怪，不見其妄。有人雖然勤於鍛鍊，也很重視各類營養素的補充，自認為十分重視保健了，但仍難保持身體的正常，如此的事例並不少見，可知道問題出在哪裡？

《內經》的養身方法所涉及的範圍很是廣泛，從心理、生理到社會層面無所不包。心理層面，教人要恬惔虛无，志閑少欲，心安不懼；生理層面，要食飲有節，起居有常，不妄作勞，形勞而不倦；「美其食，任其服，樂其俗，高下不相慕」、「愚智賢不肖不懼於物」等則不但有心理層面，還有屬於社會層面的理念。這種心理狀態與其所形成的社會風俗《內經》稱之為朴（按：朴與樸通）。朴則合於道，故人能盡終其天年，其核心的道理則在於「德全不危」。由是可知，現代人所謂的保健，其內涵遠遠不及養身概念來得深廣。

《老子》曰：「見素抱樸，少私寡欲。」又曰：「道生之，德畜之，物形之，勢成之。是以萬物莫不尊道而貴德。」看起來《內經》的論述似乎完全摭取了道家的思想觀點。難道《內經》的醫學理論是從道家哲學發展而來的嗎？還是《內經》的學說理論啟發了道家的思想？抑或兩者皆非，而別有第三種狀況呢？

事實上，《內經》的理論根據並不假外求，《靈樞・本神》曰：

「黃帝問于歧伯曰：凡刺之法，先必本于神。血、脈、營、氣、精神，此五藏之所藏也。至其淫泆離藏則精失、魂魄飛揚、志意恍亂、智慮去身者，何因而然乎？天之罪與？人之過乎？何謂德氣生精、神、魂、魄、心、意、志、思、智、慮？請問其故。歧伯答曰：天之在我者德也，地之在我者氣也。德流氣薄而生者也。故生之來謂之精；兩精相搏謂之神；隨神往來者謂之魂；並精而出入者謂之魄；所以任物者謂之心；心有所憶謂之意；意之所存謂之志；因志而存變謂之思；因思而遠慕謂之慮；因慮而處物謂之智。故智者之養生也，必順四時而適寒暑，和喜怒而安居處，節陰陽而調剛柔。如是，則僻邪不至，長生久視。」

以上從針刺理論討論到精、神、魂、魄等的生成由來，顯然不是一篇哲學論文。其論述的重點是：魂、魄、心、意、志、思、智、慮等精神活動都有精氣等物質作為它們的生成基礎；而且精、神與血、脈、營、氣等同屬於五臟之所藏。此與《靈樞・決氣》：「黃帝曰：『余聞人有精、氣、津、液、血、脈，余意以為一氣耳』」所表達的觀點是一致

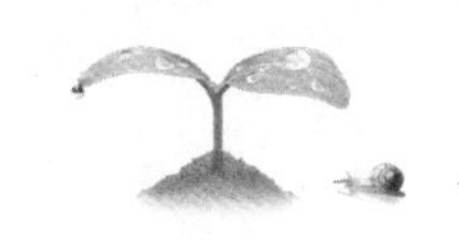

的。此段論述與《上古天真論》的結論也完全一致，謂「智者之養生也，必順四時而適寒暑，和喜怒而安居處，節陰陽而調剛柔。如是，則僻邪不至，長生久視。」更深入詳細地闡釋了精神活動的生理基礎。試想「順四時而適寒暑，和喜怒而安居處，節陰陽而調剛柔」是什麼？一言以蔽之，智慧也。智慧從何而得？智慧有與生俱來的，如《上古天真論》所稱的真人或至人；《莊子》說：「至人之於德也，不修而物不能離焉，若天之自高，地之自厚，日月之自明，夫何修焉！」(註四)至人生而知之，不學而能，不修而得，屬於天賦極高的一種人，不能說世上絕對沒有。然就絕大多數的人而言，智慧必須是修養與知識的兩相結合。修養甚至比知識更加重要，從比較淺近的觀點來說，《內經》告訴我們，人的思慮智能源於五臟精氣，果真「以欲竭其精，以耗散其真，不知持滿，不時御神」的人，遲早要落到「淫泆離藏則精失、魂魄飛揚、志意恍亂、智慮去身」的境況，彼時此人之生命有如風中之殘燭，頭腦昏亂，聰明才智盡失，縱使曾經有滿腹的學問，連自己的性命都不能顧全的知識，有也等於無。相反的，「節陰陽、調剛柔」需要高深的醫學知識，「順四時而適寒暑，和喜怒而安居處」是在相關知識支持下的修養，能夠如此行事的人，不是智者，還能有其他更適當的稱呼嗎？《上古天真論》的論述乍看之下與尊道貴德、崇尚清虛無為之道家學說頗為神似，易讓人產生中醫學與道家為近親的連想，事實並非如此，將兩篇文章對照起來看，便能清楚顯示出《內經》純粹著眼於醫學的立場與觀點。

《內經》學說自成一個完整的科學理論系統，從以上節錄的兩段文字來看，其中一者曰「法於陰陽，和於術數」，另者曰「節陰陽而調剛柔」，可見該系統以陰陽理論作為基礎，是無庸置疑的。道、德等字眼雖然也常出現於論述當中，但並非學說的核心概念。在道家的語言當中，道、德二字合並來說，乃是宇宙本體的代稱。科學所探求的是支配一切現象的法則，循著探求結果繼續往上攀援，最終總要觸及到宇宙本體這塊核心區域。宇宙本體無論是什麼，它總歸是萬物發生之源，當然也是科學理論最終之所寄，依照這個看法就不難理解道、德二字時而出現在《內經》中的意義了。《上古天真論》中有兩次提到「道」，首先說「上古之人，其知道者」，其後說「故合於道」；「道」在《內經》的論述當中究竟為何義？其實《內經》在這方面的著墨並不多，只有少數幾例。《天元紀大論》有關於「道」的說法是：「夫變化之為用也，在天為玄，在人為道，在地為化，化生五味，道生智，玄生神。」本段文字與宇宙本體有關的字眼反而是「天」，而不是「道」。在天為玄的「玄」，為幽遠的意思。幽遠則難知，故曰「玄」。然而，玄能生神。何謂「神」？「陰陽不測謂之神」，《內經》裡涉及本體的論說僅止於此。在人為道的「道」，顯然不是指宇宙本體，而是陰陽變化，其意為人體也不外乎陰陽變化的作用。可能認知變化的法則，並善加運用的，即是人類知識智能之所由來，所以說「道生智」。可

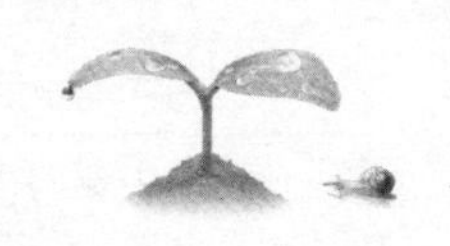

見《內經》強調的是陰陽變化，而不是涉及哲學概念的宇宙本體，它所謂的「道」也只是陰陽變化的代稱而已。

雖說《內經》的學說思想未必與道家有直接的隸屬關係，但在某些場合裡仍然使用了一些相同或相近的語彙及概念，如道德、陰陽、玄、神、朴、真人、至人、聖人、恬惔虛无、志閑少欲、呼吸精氣，獨立守神、游行天地之間、視聽八達之外等等。對此合理的解釋是：這是屬於同一文化系統下所呈現的同質現象。「同一文化系統」意指《內經》此一醫學著作與先秦諸子各家學術擺在一起，它們應有一共同的文化根源。如此的推測並非毫無根據，孔子自稱：「述而不作，信而好古」，為什麼？《莊子・天下篇》或許可為夫子此話作解釋，他說：「古之所謂道術者，果惡乎在？曰：『無乎不在。』曰：『神何由降？明何由出？』『聖有所生，王有所成，皆原於一。』」這些話已經明白點出先秦學術確有共同的源頭，莊子還讚嘆說：「古之人其備乎！」兩位夫子的話都意有所指，而且應該指的還是同一回事。

莊子對古人的讚美，同時也是對於時世的嗟嘆。因何故而興歎？他說：「天下大亂，賢聖不明，道德不一，天下多得一察焉以自好。譬如耳目鼻口，皆有所明，不能相通。猶百家眾技也，皆有所長，時有所用。雖然，不該不遍，一曲之士也。判天地之美，析萬物之理，察古人之全，寡能備於天地之美，稱神明之容。是故內聖外王之道，闇而不明，鬱而不發，天下之人各為其所欲焉以自為方。悲夫！百家往而不反，必不合矣。後世之學者，不幸不見天地之純，古人之大體，道術將為天下裂。」」大意是說古代所傳下來的學問本來是完整而全備的，今人執持一偏之見自以為是，後世的學者將無緣再見古人學問之大體，可惜原本學問的完整性必將遭割裂而不全了。這番話的時代背景正當諸子百家蠭湧興起之際，現代學者對於百家爭鳴的歷史發展都給予正面的評價。他們認為「道術將為天下裂」正反映出知識系統由「混沌」狀態向「細緻」狀態發展，也清楚顯示從王官之學向百家之言的轉化。知識的分化與細緻，毋寧是學術發展之必然，代表時代的進步。現代學者與莊子的觀點簡直南轅北轍到了極點，那麼是非究竟誰屬呢？問題的癥結可能在於兩方面，其一是莊子口中的「道術」，據稱其內涵「備於天地之美，稱神明之容」，然而今人已不可得見，對於不認識的事物進行議論，可謂批判無據。其二、學者的評論乃以絕對進化的觀點為前提，這個前提值得商榷。舉例來說，古代社會環境單純，人情素樸；現代社會環境複雜，人心多變；兩者比較，人類到底是進步？還是退步呢？恐怕不易有簡單肯定的答案。

《莊子・應帝王》有一則相當有名而寓意深刻的寓言故事，其文曰：

「南海之帝為儵，北海之帝為忽，中央之帝為渾沌。儵與忽時相與遇於渾沌之地，渾沌待之甚善。儵與忽謀報渾沌之德，曰：『人皆有七竅，以視聽食息，此獨無有，嘗試鑿

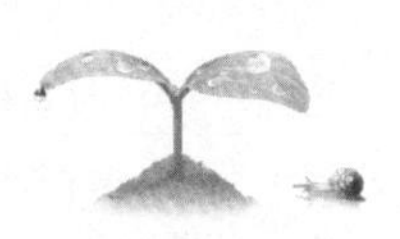

之。』日鑿一竅，七日而渾沌死。」

儵與忽，字義為疾與速，具有明快的寓意，各據南北一端。渾沌無竅，反應不如儵忽，然而卻能居中涵容二者，二者因此而有「相與」之地。渾沌死，「相與」之地沒了，儵忽的下場又將如何？故事的寓意值得深思。一般人慣用線性思考來評價事物，因此，從混沌狀態到明晰狀態，都認為是一種進步，但事實果真是如此嗎？俗語有云「聰明反被聰明誤」，《老子》曰：「俗人昭昭，我獨若昏。俗人察察，我獨悶悶。」為什麼如此說呢？因為「禍兮福之所倚，福兮禍之所伏。孰知其極？」老、莊所要表達的不外乎對於事物的全面性觀照，重本質而輕表象，主張執本勝於逐末。中醫學與道家哲學為相同文化孕育下的產物，無怪乎可以看到相同的文化特質。

參、關於《內經》中七篇大論的想法

《黃帝內經》是先秦時代唯一流傳下來的醫經。事實上在它之前已經存在許多醫學理論的專著，近人任應秋先生曾在《內經》原文中尋出二十一種古文獻名目，其中二十種為醫學著作，這些資料可以說是《內經》成書的基礎(註五)。可惜自唐以後，早於《內經》或同期的醫學著作都已亡佚。

「《素問》非一人一時之作，是一個學派在較長時期內寫成的，主要部分寫成於戰國時代末期。《素問》八十一篇，原缺七篇。《天元紀》以下七篇大論，是東漢到南北朝時人作品，為唐・王冰所補入。它假託黃帝所作。從它的思想體系看來，同當時的道家和陰陽五行家有著密切關係。」（註六）關於《內經》成書年代以及思想淵源，以上大概即代表了多數學者的看法。

對於學者們質疑七篇的真偽，連帶貶抑運氣學說在《內經》中的地位，筆者有不同的看法。

第一，《天元紀》等七篇大論，是否是東漢到南北朝時的作品？必須要有更具體的證據才能論斷。據王冰自述，在重新編撰《素問》之前，曾有過兩項重要的經歷，才使得編撰工作如願得償；一者是「精勤博訪」當世的專家名流，歷時十二年，才把《素問》的理論精要全盤掌握清楚；其次是獲得「先師張公秘本」，一經詳參後，心中所有的懸疑立即冰釋。王冰取得的本子必定是當時的善本珍藏，包含了運氣七篇在內，否則不會用「義理環周」四字來讚揚該版本。序文中說：「雖復年移代革，而授學猶存，懼非其人，而時有所隱」，似乎暗指《素問》九卷在唐代並未完全失傳，只是一般人不易有緣得見而已。此說也反映師氏所藏的第七卷必定是整體理論系統當中最關鍵的部分，否則又何必隱藏呢？所以稱為秘本，不是毫無緣故的。世間常見的八卷既缺少了關鍵性的部分，在加上「世本紕繆，篇目重疊，前後不倫，文義懸隔，施行不易，披會亦難」，當然是難讀難懂了。王冰基於慕道的熱忱，認為「將升岱嶽，非徑奚為」，促成了他四處搜尋珍本的決心，可見

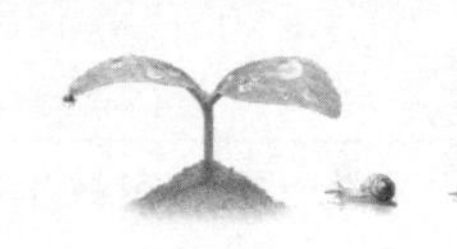

能有今本的面貌，其實得來不易。

第二，即使是王冰所補入的，也並不表示運氣七篇沒有理論價值。懷疑「七篇乃《陰陽大論》之文，王氏取以補所亡之卷」的是宋人・林億。他根據晉・皇甫謐的《甲乙經序》提及第七卷亡失的事情、《隋書經籍志》記載只存八卷、隋人所注的本子也缺第七卷等理由而提出質疑。但王冰對於自己蒐集整理的成果顯然感到相當滿意，所以在整理工作完成後，於序文中說「冀乎究尾明首，尋註會經，開發童蒙，宣揚至理而已」。在王冰的心裡，經過他整理的《素問》，整部書的理論頭尾是能夠貫通無礙的，七篇大論當然是該經典有機組成的一部分。儘管林億懷疑的有道理，然而我們也相信王冰在古經探索博訪方面所下的工夫，還不致於輕率地補入不相干的七篇大論，純粹只是為了充數而已。林億的說法其實也有可議之處，起先說懷疑該七篇是「《陰陽大論》之文」，後來語氣突然轉為肯定，乾脆認定它們就是《陰陽大論》，態度令人懷疑。他唯一的證據來自《傷寒論》原序，引用仲景「譔用《素問》、《九卷》、《八十一難》、《陰陽大論》、《胎臚藥錄》」等話，就斷然說「王氏并《陰陽大論》於《素問》中」(註七)，如此而已。他最終又說道：「要之，《陰陽大論》亦古醫經，終非《素問》第七矣」，言下之意似乎是說《陰陽大論》雖然不是《素問》第七卷，好歹也是古傳的醫經，令人有些莫名其妙。對於林億的論斷，我們保留就好。

（註一）《黃帝內經素問白話解》／王洪圖主編——北京：人民衛生出版社，2004．1

（註二）宋．朱熹《朱子語類》卷第六十六．易二。

（註三）清．惠棟《易漢學》卷一

（註四）《莊子》第七卷．田子方

（註五）《中醫中藥史》／魏子孝、聶莉芳著。初版——台北市：文津出版社，民83

（註六）《戰國史》／楊寬著——台灣商務印書館股份有限公司，1997增訂版

（註七）《四部備要》子部《素問王冰注》——臺灣中華書局發行

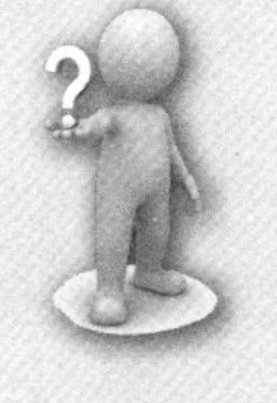

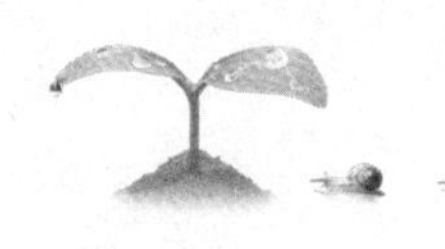

第三節 《周易》與《內經》的陰陽理論比較

陰陽，是自《內經》以降的中醫學領域裡經常使用到的基本術語。《景岳全書・傳忠錄》說：「醫道雖繁，一言以蔽之，曰：『陰陽而已』。」張景岳如此大膽的概括，理由是陰陽「為醫道之綱領」，所以診病施治必以審陰陽為先。他的論說應該就是根據《陰陽應象大論》「陰陽者，天地之道也，萬物之綱紀…治病必求於本」所作的發揮。可見得中醫學是離不開陰陽理論的。陰陽的概念與學說從何而來？有人說從《周易》中來。《周易・繫辭》說：「一陰一陽之謂道」，《莊子・天下篇》也說：「易以道陰陽」。「易經」確實以陰陽理論為主幹，看起來醫與易之間有十分密切的關係，甚至有人主張「醫易同源」說，然而其所謂的「易」指的是《周易》。這個說法的正確性如何？是必得仔細推敲斟酌的。

中醫理論基礎建立於陰陽五行學說盛行的先秦兩漢時代，於是普遍地認為中醫學必然受到這些古代哲學思想的滲入。這樣的觀點充其量只是將陰陽五行學說視為中醫學的一種思辨模式，但搆不上是理論結構的重要組成部分。筆者的看法與此不同，在前一章節中曾經討論過，華夏文明起源於八卦易學思想，《內經》的學說源於此一上古易學的傳承，《內經》的「陰陽論」不同於一般的陰陽五行學說，如果說原子論及量子論是現代科學的理論工具，中醫學的理論工具則非「陰陽論」莫屬。

為了說明這個觀點，以下則就《周易》與《內經》的陰陽理論作一比較。

一・陰陽概念：

首先來比較《周易》與《內經》裡的陰陽概念。陰陽在《周易》當中所呈現的概念根據節錄的經文說明如下：

（一）一陰一陽之謂道。（《繫辭上傳》）

（二）乾道成男，坤道成女。乾知大始，坤作成物。（《繫辭上傳》）

（三）乾，陽物也。坤，陰物也。（《繫辭下傳》）

（四）立天之道曰陰與陽，立地之道曰柔與剛，立人之道曰仁與義。（《說卦傳》）

（五）彖曰：大哉乾元，萬物資始，乃統天。雲行雨施，品物流行…乾道變化，各正性命。保和太和，乃利貞…首出庶物，萬國咸寧。（《上經・乾卦》）

（六）象曰：天行健。君子以自強不息。（《上經・乾卦》）

（七）彖曰：至哉坤元，萬物資生，乃順承天。坤厚載物，德合無疆，含弘光大，品物咸亨。（《上經・坤卦》）

以上章句為《周易》一書對於陰陽概念較具代表性的論述。我們歸納出重點如下：

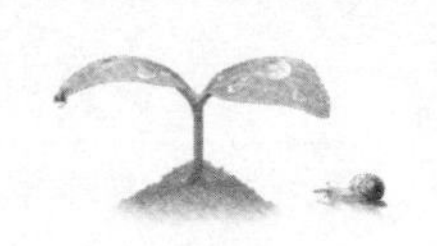

（一）陰陽為大自然的規律。（按：也可解釋為宇宙本體。道是本體或是規律？容或有不同的見解。）
（二）陰陽對立。陰陽以乾坤為代表。乾坤代表尊卑、貴賤、男女。
（三）陽為天，陰為地；陽主大始，陰主成物。
（四）陽主動，陰主靜。
（五）陽為萬物性命之所本（陽無形），陰賦予萬物以形質（陰有形）。
（六）陽剛，陰柔；在人類道德上的意義則是仁與義。
再來看《內經》的陰陽概念：
（一）陰陽者，天地之道也，萬物之綱紀，變化之父母，生殺之本始，神明之府也。治病必求於本。（《陰陽應象大論》）
（二）陰靜陽躁。陽生陰長，陽殺陰藏。陽化氣，陰成形。寒極生熱，熱極生寒。寒氣生濁，熱氣生清⋯清陽為天，濁陰為地。（《陰陽應象大論》）
（三）左右者，陰陽之道路也。水火者，陰陽之徵兆也。陰陽者，萬物之能始也。故曰：陰在內，陽之守也；陽在外，陰之使也。（《陰陽應象大論》）

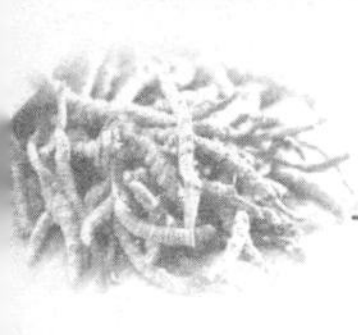

（四）陰者，藏精而起亟也。陽者，衛外而為固也。（《生氣通天論》）

（五）在天為氣，在地成形，形氣相感而化生萬物矣。（《六元正紀大論》）

兩相比較之下，《內經》與《周易》對於陰陽概念的闡釋，其間的差異一目了然。就醫學理論本身的需求而言，陰陽概念是必用的論理工具，所以《內經》的定義直接、詳盡而清楚。《周易》的宗旨在於論理人事，宣揚先聖仁義之道。陰陽卦爻只作為論述的載具，而非理論工具。換言之，《周易》假天地之道以明人事的吉凶悔吝，目的是教人立身處世應對進退之道。《周易》對於中國傳統哲學所具有的深刻影響不容否認，但絕不是在醫學方面。從《周易》所得的陰陽概念，以陰陽對立為主，陰陽理論的論述並不完全，如果勉強用於醫學理論方面，必須從經文裡抽離出來，屈曲其意以求解。

二•卦象、卦名、卦義與卦序

《周易》的卦象有八卦與六十四卦兩種，卦序又有伏羲八卦與文王八卦之分。六十四卦為八卦的重卦，基本上與《內經》理論或者醫學理論都扯不上關係；間或有精於易理者硬是用卦象來解釋中醫理論，或許能勉強言之成理，但肯定不是《內經》理論的本來面目。《內經》中沒有卦象存在，而有三陰三陽之名，除《內經》以外三陰三陽不見於任何其他古代文獻資料，身世成迷。依筆者之意，其傳承自上古易經，有可能是《歸藏易》的

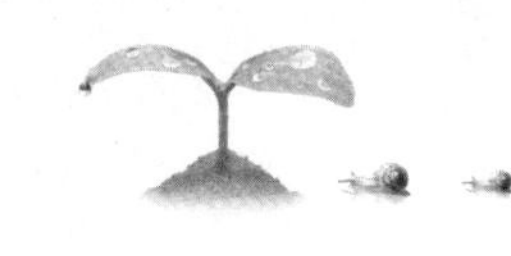

遺緒。三陰三陽可以根據《內經》的論述配以卦象、卦序，以便於與《周易》的八卦作一比較。

（一）卦象、卦名與卦義：

《周易》八卦：☰(乾)、☱(兌)、☲(離)、☳(震)、☴(巽)、☵(坎)、☶(艮)、☷(坤)。根據《說卦傳》，卦名與卦義的配對是：乾---天、兌---澤、離---火、震---雷、巽---風、坎---水、艮---山、坤---地。

《內經》八卦：☰(天)、☷(地)、☴(厥陰)、☲(少陰)、☱(太陰)、☳(少陽)、☵(陽明)、☶(太陽)。三陰三陽代表六氣，即厥陰---風、少陰---熱、太陰---濕、少陽---火、陽明---燥、太陽---寒。

（二）卦序：

根據《說卦傳》：「天地定位，山澤通氣，雷風相薄，水火不相射，八卦相錯，數往者順，知來者逆。」北宋‧邵雍認為先天八卦的卦序為：乾南、坤北、離東、坎西、震東北、兌東南、巽西南、艮西北。(圖1-3-1)同樣是《說卦傳》，文曰：「帝出乎震，齊乎巽，相見乎離，致役乎坤，說言乎兌，戰乎乾，勞乎坎，成言乎艮。」邵雍說這是文王所定的後天八卦。其卦序為：離南、坎北、震東、兌西、艮東北、巽東南、坤西南、乾西北。(圖1-3-2)

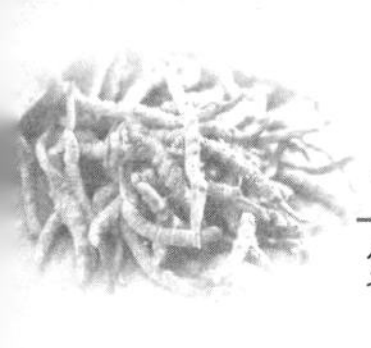

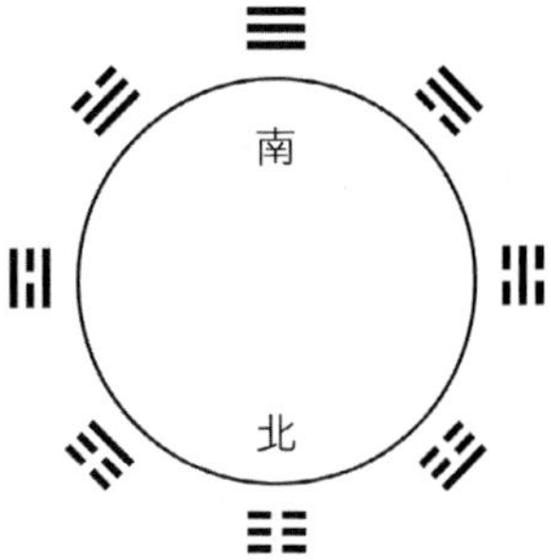

（伏羲八卦方位圖）
圖1-3-1

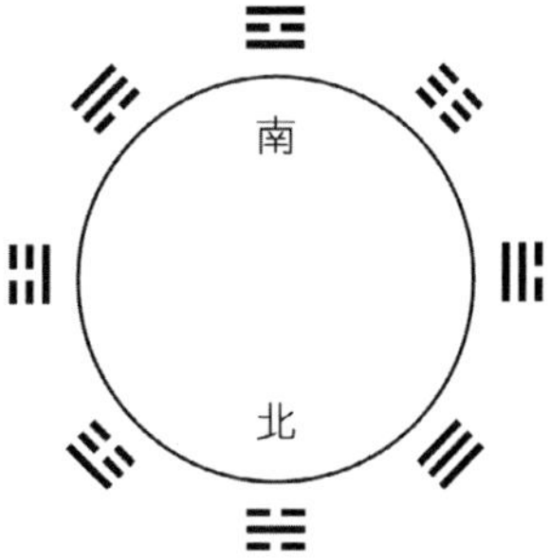

（後天八卦方位圖）
圖1-3-2

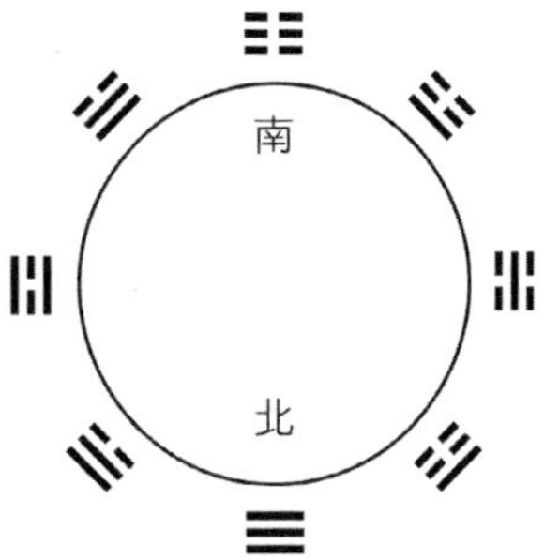

（內經六節氣位圖）
圖1-3-3

《內經》有六節氣位說。《六微旨大論》曰：「上下有位，左右有紀。故少陽之右，陽明治之；陽明之右，太陽治之；太陽之右，厥陰治之；厥陰之右，少陰治之；少陰之右，太陰治之；太陰之右，少陽治之。此所謂氣之標，蓋南面而待也。」據此可列出《內經》的「先天八卦」。其卦序為：天(北)、地(南)。面南而立，自左至右，依序為厥陰(東北)、少陰(東)、太陰(東南)、少陽(西南)、陽明(西)、太陽(西北)。(圖1-3-3)

三・理論內容

(一) 論八卦與六氣的形成：

《繫辭上傳》曰：「是故易有大極，是生兩儀，兩儀生四象，四象生八卦」，這是

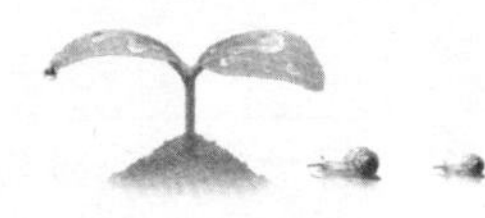

《周易》的卦象形成理論，請參考圖1-3-4。

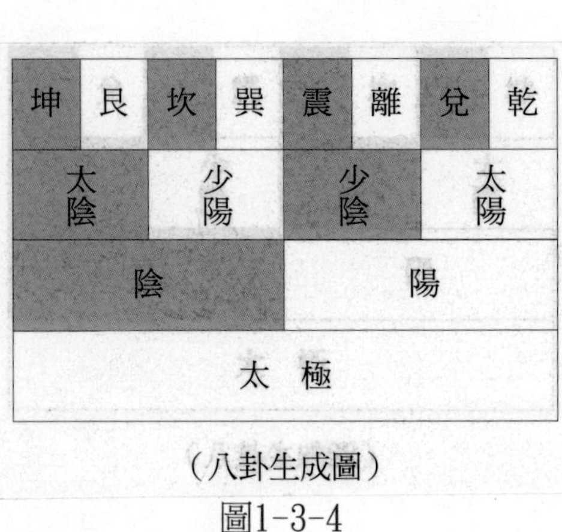

（八卦生成圖）

圖1-3-4

上圖所示《周易》的八卦生成是根據數理推衍所得，古人稱為天地自然之數，《繫辭》所謂的「範圍天地之化而不過」，意思是天地間的變化都離不開這個八卦理論的範圍了。《繫辭》所說的成卦理論自太極以下，「兩儀生四象，四象生八卦」代表的是一種機械式的、合乎邏輯原理的排列組合；一種明顯地陰陽分邊對立，又相互涉入的組合方式。雖然陽中有陰，陰中有陽，但陰陽對立的意味相當突出，很容易落入陰陽二元論的思維邏輯。「所謂陰陽者，一分為二也」(註一)，又如「陰陽，是中國古代哲學的一對範疇，是對自然界相互關聯的某些事物或現象對立雙方屬性的概括。」(註二)，諸如此類對陰陽概念的解釋即屬於二元論的觀點。

《內經》的陰陽理論主要作為一種工具在使用，目的是在生、化、變的過程當中辨別其當位的主氣，所以《內經》的理論工具不是單純地只有陰陽兩儀的概念，而是根據陰陽變化推衍出來的五運六氣。五運六氣的形成雖然也以陰陽作為根本，但與以上二元論的思維邏輯不同。

先說六氣的形成。《天元紀大論》說：「寒暑燥濕風火，天之陰陽也，三陰三陽上奉之。」三陰三陽所對應的是具體存在的六氣。三陰三陽是如何形成的？「陰陽之氣各有多少，故曰三陰三陽也」，這是《天元紀大論》所給的答案。「水火者，陰陽之徵兆也」，水火代表寒熱，所謂「天之陰陽」，意指在天之氣也有陰陽寒熱變化，三陰三陽是陰陽之間相互轉化時自然形成的。三陰三陽形成的順序為何？《生氣通天論》說：「生之本，本於陰陽⋯其生五，其氣三」，意思是陰陽是宇宙萬物生成之本，生命也不例外，形成生命的條件是五運六氣，根本是三陰三陽氣，基本結構是三。其形成過程從陽與陰開始，分別以☰及☷表示，它們分處兩端，雖分而不離，兩者相互作用下，最先產生厥陰風氣(☴)，風氣最善於變化。因於陰陽變化的規律，有厥陰則有少陽相火(☳)，「火游行其間」，厥陰化為少陰熱氣(☲)流行於中，接著少陰生太陰(☱)；少陰熱氣與陽明燥氣(☵)相對，太陰濕氣與太陽寒氣(☶)相對，三陰三陽是以陰陽為根自然發展的結果。「寒濕相遘，燥熱相臨，風火相值」(《六微旨大論》)六氣所呈現的上下關係正好說明三陰三陽發生的原理。以生化氣的作用來說，三陰三陽氣始生於厥陰風木，成終於陽明燥金，所以說「金木者，生成之終始也」。

五運氣又是如何產生的？前面所說的「其生五，其氣三」指的當然是五運六氣，《生氣通天論》意指生命現象以五運氣的運作為本，而其本質則是三陰三陽氣。「夫變化之為

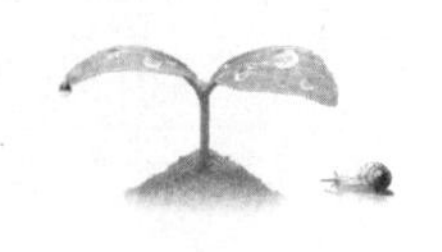

用也，在天為玄……在地為化。故在天為氣，在地成形，形氣相感而化生萬物矣。」（《天元紀大論》）陰陽變化的作用，在天為玄，玄生神，神在天為六氣，在地則化為五運氣，所以說「木火土金水火，地之陰陽也，生長化收藏下應之」。總結前述內容，五運六氣形成的順序是：陰陽變化（神明之府）↓ 天之六氣↓ 地之五運氣。五運氣相應的作用——生長化收藏，則是生命不可或缺的活動，所以生命現象著重於五運氣的表現。

（二）論陰陽之數

《周易》的成卦理論以數字來表示，其順序是：一生二，二生四，四生八，經過重卦則有六十四之數。這些與易有關的數字，頗堪玩味，因為它們代表的是《周易》形成卦象的思路。「一」代表太極，即老子所說的「寂兮寥兮，獨立不改，周行而不殆，可以為天下母。吾不知其名」，稱之為「道」的東西，也就是未有陰陽，渾渾沌沌時的狀態。本文不擬討論哲學問題。有趣的是數字本身，一二四八，總共分為三個層級，每級都是以二的倍數增加，為什麼是二的倍數？當然是因為陰陽分立的緣故。

再看有哪些數字與《內經》的陰陽理論有關？前面曾經提到「其氣三」的說法，我們可以進一步探討它的意義。依筆者之見，可作兩種解釋。其一，「其氣三」指天地人三者，天地代表陽、陰二氣；人是二氣作用下的結果，代表三；三既是變化的結果，也是變化的開端。《六節藏象論》：「故其生五，其氣三，三而成天，三而成地，三而成人，三而三之，合則為九」，可以支持以上的說法。一二三，「三」這個數字可以發展出無限多的數量，例如三乘三為九，九九得八十一，計算再大的數目一個九九乘法表就足夠運用了。所以，以數的計算來說，三是衍生一切數的基礎，這是根據陰陽理論得到的推算數字的方式。以變化來說，三是變化的基本單位，它代表的是三維結構，可因此產生空間與時間的概念。其二，「其氣三」指厥陰、少陰、太陰先形成的三氣，根據陰陽對稱原理，三陰必定發展為三陽，合之為三陰三陽。三陰變為三陽，基本數仍舊是三，所以說「其氣三」，其實指的還是六氣。

不難看出與陰陽有關的數字，《周易》與《內經》所著重的各有不同。《周易》由一二四八等數字衍生出八卦與六十四卦等名目；《內經》則是由一二三之數產生五運、六氣、九州、九竅等內容。以一二四八為成卦理論的《周易》沒有關於五、六與九的論述內容，只有以六代表陰爻，九代表陽爻，六畫而成卦，其中以五之位為尊。道理是什麼？並沒有明白的交代。反觀《內經》的一二三五六九等數字，各有來源及其所代表的意義。最關鍵的差異是《內經》有六氣理論，而《周易》只有八卦而無六氣。這是用《周易》來解釋《內經》行不通的原因。同時也說明《內經》與《周易》雖然都有陰陽理論的內容，但兩者的系統並不相同。

（三）論六氣的科學意義

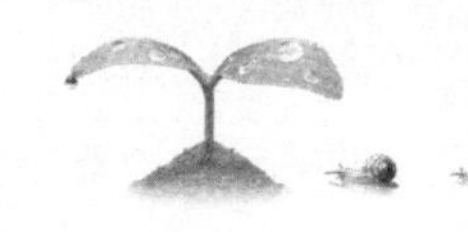

寒、暑、燥、濕、風、火六氣都是現象界裡能夠經驗的事物，《內經》據以建構醫學理論，看似質樸粗疏，實際上它們具足科學理論上的意義。首先要確認古人口中所謂的「氣」指的就是能量，因為「陰陽者，萬物之能始也」（《陰陽應象大論》）。因此，六氣都帶著能量，為六種形式的能量，不僅僅是六種自然現象而已。關於六氣的形成，其中有個重點必須認識，六氣是由三陰三陽所定位出來的；三陰三陽所在的位置即六氣生成的位置，三陰三陽的根本不離陰陽變化。《內經》說水火為陰陽的徵兆，水火是具體可見的事物，用以表示能量兩種極端的存在形式；其實是用它們代表較抽象的「寒熱」概念。「寒熱」以現代科學觀點來理解，為溫度的變化。溫度變化可以引起物質變化，例如組成分子的電性活動度、內部分子的結構、元素或分子間電荷交換、能量的增減、釋放與吸收等都可因溫度改變而引起變化。《內經》說「陰陽不測謂之神」、陰陽為「神明之府」，可見《內經》所說的陰陽概念不僅僅是指一切事物具有對立面如此簡單的概念而已，而是深入到極細極微的境界裡去。因此，以兩種相反又相成的作用力來解釋陰陽應該更符合陰陽的本意。陰陽代表作用力的兩端，兩股力量相將相持，形成動態平衡，同時又成為旋轉的動力來源。試看質子、電子、星球、星系一切都在不停地旋轉運動，無非不是陰陽作用的呈現。旋轉造成圓形運動，三陰三陽是在地球圓形運動下所形成的。六氣的理論簡單地說就是圓形運動理論。

從上述討論可知《內經》的陰陽概念不是一分為二、相互對待的概念可以完全涵蓋的。《內經》依據陰陽變化的基礎更進一步發展出五運六氣的理論，這是《周易》所沒有的。《內經》講述的陰陽變化以天地氣交、形氣相感為重點，天地、陰陽等名詞代表氣與形等具體存在的事物。《周易》所著重的卦象、卦氣、易理、易數等多為哲理方面的論述，它的陰陽概念是抽象的，乃汎指一切相互對待的事物。總之，《內經》的陰陽理論完整而自成體系，不是《周易》這本書裡的內容所能找得到的，所以根本不必要以《周易》作為《內經》的解讀工具。

（註一）《類經・陰陽類》作者：張景岳
（註二）《中醫基礎理論》孫廣仁主編——北京中國中醫藥出版社，2002・8

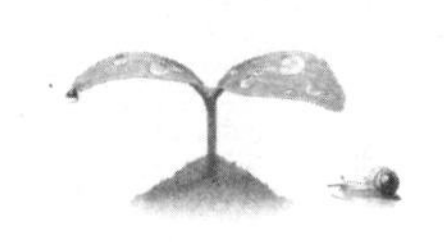

第二章　中醫學的理論工具——陰陽論

第一節　陰陽——萬物之能始

比較過《內經》與《周易》兩者與陰陽相關的內容後，可以確定《內經》的陰陽論自成一套完整的系統。任何有關「陰陽」一辭的說明，都不能與《內經》的論述相比。《陰陽應象大論》說：「陰陽者，天地之道也，萬物之綱紀，變化之父母，生殺之本始，神明之府也，治病必求於本。」用六個句子來介紹陰陽，可謂簡單扼要，含意深刻至極。幾乎相同的文字在《天元紀大論》中又重覆出現一次，只有主詞稍作變動，改成了「五運陰陽」而已。雖然文字幾乎相同，但兩者所要表現的意義未盡相同。從層次上來說，《陰陽應象大論》一篇的內容為偏於陰陽概論方面的論述。

《內經》作為一本醫學著作，「治病必求於本」這句話直捷地點出了中醫理論的立論基礎所在。這就是本書主張陰陽論為中醫學理論工具的主要依據。據此可知，如果拋開陰陽論來談中醫學，勢必不得其門而入。而欲深入了解什麼是中醫學的陰陽概念，事實上也不須另闢蹊徑，《內經》當中就能找到清楚明瞭的內容說明。

上述六句話中的前五句，基本上是陰陽論的一個總綱。這是導向正確認識陰陽論的一條通都大衢，凡是涉及陰陽概念的討論都必須以此為基礎。前兩條主要說明了陰陽為大自然的規律、萬物存在的秩序，可說是總綱中的大則。「變化之父母，生殺之本始，神明之府也」總的來說都是就變化而言，然而在含意上層層深入。從這個角度來理解陰陽，我們發現《內經》所謂的「陰陽」絕對不是一分為二那樣單純的概念能夠完全涵括的。要知道《內經》的陰陽思想深度如何，從以上一連串的三個句子就能看出一個大概。現象界存在著變動與變化，而且變化具有相對性，這對任何人來說都可以感知得到，並不足為奇，但經文裡使用了父母、本始等辭語，則是明白指出所有現象的背後終極的原動不外乎陰陽，這是以抽象思維才能作出的結論，絕對不是等閒的兩句話語。最後一句「神明之府也」，更是將陰陽概念推向了極致。古人雖然不知有電子、原子、中子、質子、夸克、強子等細微的物質及其作用，但提出「陰陽者，神明之府也」這樣的概念在科學成就的意義上可謂毫無遜色。如此說法並無半點誇張，既稱其為科學成就，理由當然必須充分，試想以陰陽概念所發展的理論可以實際運用於創造發明上，若不稱其為科學，又當如何措詞呢？

何謂「神明之府」？「神」，《說文》的釋義是「引出萬物者也」；「明」，是顯明的意思。「府」，是藏物之所。《荀子・天論》中提到，「萬物各得其和以生，各得其養以成，不見其事而見其功，夫是之謂神。」《淮南子・泰訓篇》也說道：「其生物也，莫見其所養而物長，其殺物也，莫見其所喪而物亡，此之謂神明。」從文字的字義以及兩者

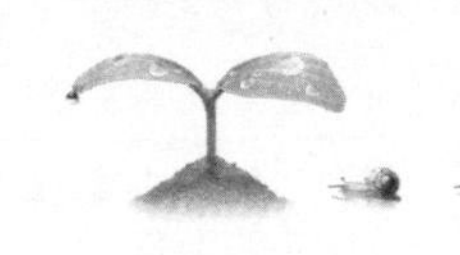

的論述來看，先秦兩漢時代的中國人對於自然現象的認知早已脫離了神祕主義，而傾向於理性思維，這些都證明神明與鬼神無關。《素問・五臟別論》中也如是說：「拘於鬼神者，不可以言至德。」可見《內經》裡的學說思想走的是理性主義路線，沒有半點神祕主義的色彩，所以如「陰陽不測謂之神」這樣的說法，毫無疑問，屬於科學性的論述。

古人的陰陽概念可以細微到何等程度？《靈蘭秘典論》有一段敘述可以增加我們的瞭解，其文曰：

「至道在微，變化無窮，孰知其原？窘乎哉，消者瞿瞿，孰知其要？閔閔之當，孰者為良？恍惚之數，起於毫釐，毫釐之數，起於度量，千之萬之，可以益大，推之大之，其形乃制。」

該文大意是說：最終極的陰陽變化發生於極細極微之處，不斷地變化，無有窮盡，誰能知其變化之原呢？探討真相來源到了某種程度必至於困窘的境地，即使有人勤勤懇懇地探索，有誰真正地知曉其中的精要呢？這樣深遠難知的道理，又能提出什麼樣的好辦法來理解呢？變化實際起於幽隱難測之處，即使似有似無的變化也會有毫釐之數的增長改變，毫釐之數累積多了，即能計算度量，繼續累積擴大，就會有形象顯現出來，最終則形成一定形體的事物。這一段文字說明《內經》的陰陽概念可以細微到物質現象尚未萌發之前，所謂「陰陽者，變化之父母」，經文在這裡作了最佳的闡釋。北宋理學家・程顥有詩曰：

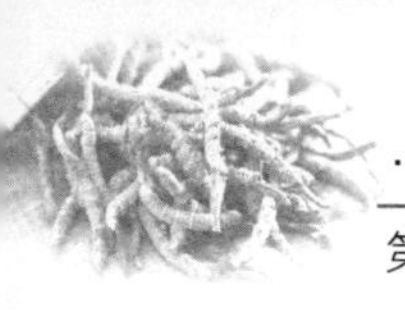

「道通天地有形外，思入風雲變態中」，恰可用來描述這樣的思想境界。不過，程顥所讚嘆的是哲學家的思想；上文所見的可是《內經》的科學思想深度。

萬物的生死興衰彷彿背後有「神明」為之主宰，實際上「神明」出於無窮的陰陽變化。生滅變異的現象無時不有，無處不發生，說明陰陽變化的本質是不停的運動。試看質子、電子、細胞核、細胞、血液、五臟六腑、地球、日月星辰、大小星系、整個宇宙都在不停的運動，無一例外；所以說「成敗倚伏生乎動，動而不已，則變作矣。」（註一）從《內經》裡我們確定認知了陰陽的本質是什麼。陰陽論也影響了中國傳統的哲學思想，如《老子》說：「道生一，一生二，二生三，三生萬物。萬物負陰而抱陽，沖氣以為和。」以及「天地之間，其猶橐籥與？虛而不淈，動而愈出。」（註二）《周易》也說：「生生之謂易。」信手拈來都是。

作為醫學的理論工具，《內經》裡的陰陽二字並非只是具有對待性質的抽象名詞而已，它們有具體而嚴謹的定義，陽與陰各自代表不同的性質、狀態或相對關係。根據《陰陽應象大論》、《天元紀大論》及《生氣通天論》等篇，茲將有關於陰陽定義的資料整理如下，以便學習認識：

一・代表天地上下內外

「積陽為天，積陰為地」，所以天為陽，地為陰。「天地者，萬物之上下」，所以

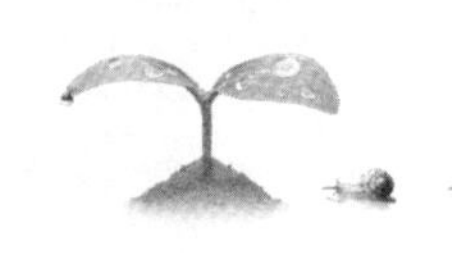

上為陽，下為陰。人氣的陰陽，外為陽，內為陰。以人身來說，背為陽，腹為陰。以臟腑來說，臟為陰，腑為陽。（註三）

二・代表時間先後

「左右者，陰陽之道路也」，南面而立，以人站立的位置為定點，太陽自東向西移動，所以左為陰，右為陽。左陰右陽代表時間先後。以一日晝分陰陽，平旦至日中，為陽中之陽；日中至黃昏，為陽中之陰；合夜至雞鳴，為陰中之陰；雞鳴至平旦，為陰中之陽。（註四）

三・代表動靜狀態

「陰靜陽躁」，躁，動也，急疾也。就現象界裡相對狀態而言，陽主動、陰主靜。

四・代表寒熱性質

「水火者，陰陽之徵兆也」，水為陰，火為陽。在天為寒，在地為水，在天為熱，在地為火，所以陽熱而陰寒。

五・代表清與濁、形與氣、氣與味、精與氣、氣與血

「寒氣生濁，熱氣生清⋯清陽為天，濁陰為地」，所以氣之清輕者為陽，重濁者為

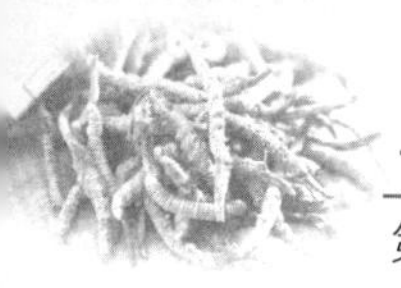

陰。「陽化氣，陰成形」，所以氣為陽，形為陰。氣與味、精與氣、氣與血的陰陽屬性皆由此概念衍生而來。

六・代表體用關係

「陰者，藏精而起亟也。陽者，衛外而為固也」、「陰在內，陽之守也；陽在外，陰之使也」，陰主藏，故在內而為守，陽主用，衛外而為固，而為陰之外使。此處的陰陽主要在表達體與用的關係，但同時也界定了內為陰、外為陽的對立關係。

以上是根據《內經》的內容所整理出來的陰陽定義。如果單就陰陽來說，陰陽是宇宙一切現象發生的原始動力與變化規律，所以《陰陽應象大論》說：「陰陽者，萬物之能始也」，萬物的範圍涵蓋了一切有生命與無生命的大小事物。有陰陽變化的地方不一定有生命存在。生命現象需要在特殊的條件下才能發生，三陰三陽才是孕育生命的條件。

（註一）《素問・六微旨大論》
（註二）《甲本帛書老子》
（註三）《靈樞・壽夭剛柔篇》：「在內者，五藏為陰，六府為陽。」
（註四）《素問・金匱真言論篇》

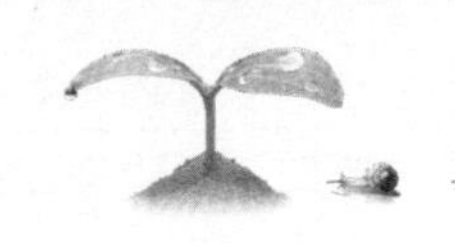

第二節　五運六氣——生命存在的條件

「夫五運陰陽者，天地之道也，萬物之綱紀，變化之父母，生殺之本始，神明之府也。可不通乎？」（《天元紀大論》）以上這段文字與《陰陽應象大論》所見到的內容幾乎完全相同，僅有主詞變成了五運陰陽四字。《陰陽應象大論》所介紹的是陰陽的基本概念。本篇文字雖然大同小異，但討論的主題已轉變為五運陰陽。五運陰陽，即五運六氣，為生命存在的條件。每一生命個體都有如一個微型的宇宙，也有天地、萬物、變化、生殺、神明等形式、現象、與運動存在，這是本段重覆使用相同文字的用意所在。然而生命個體與宇宙，兩者還是不能等量齊觀。宇宙的存在是無限的，其大無外，其小無內，變化無窮無盡，其變化之所本，陰陽而已，所以說「陰陽者，萬物之能始也」。生命必須與形體共存共榮，因而其存在是有限的，需要一定的條件下才能維持生命的存在，生命所本的特殊條件必須是五運陰陽。所謂「治病必求於本」，這個本若只說到陰陽，則是從萬物的根本上來說的；從生命或醫學的角度來說，五運陰陽才是必求之本。

「本乎天者，天之氣也，本乎地者，地之氣也，天地合氣，六節分，而萬物化生矣。」（註一）說明天地之間必先有六氣的存在，萬物才能隨之化生。因六氣而化生的「萬物」不再是個泛稱，而是指有生命的群體。本節以五運六氣與生命的關係為主題，將分為

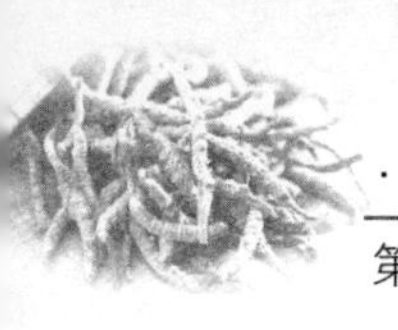

以下幾個子題來探討。

壹、五運六氣的形成與內容

根據《天元紀大論》當中鬼臾區引述古書《太始天元冊》的話，「太虛寥廓，肇基化元，萬物資始，五運終天，布氣真靈，摠統坤元，九星懸朗，七曜周旋，曰陰曰陽，曰柔曰剛，幽顯既位，寒暑弛張，生生化化，品物咸章。」可知五運陰陽乃是古人從天文地理的知識當中總結出來的學說理論。其中「曰陰曰陽，曰柔曰剛，幽顯既位，寒暑弛張，生生化化，品物咸章」與《周易》的文字語法頗為接近，如《姤•彖辭》有「天地相遇，品物咸章」的章句，猜想該段文字極可能是古《易》學的殘餘。關於「五運終天」的內容，在《五運行大論》中有記載，同樣是出於《太始天元冊》，該文曰：「丹天之氣經于牛女戊分，黅天之氣經于心尾己分，蒼天之氣經于危室柳鬼，素天之氣經于亢氐昴畢，玄天之氣經于張翼婁胃。所謂戊己分者，奎壁角軫，則天地之門戶也。」丹天、黅天、素天、玄天、蒼天等五天之氣即是所謂的「五運氣」。五氣經天晝分二十八宿的意義在於標定氣的終始位置，其用途乃作為曆法的依據。

五運來自於六氣，六氣是五運的根，兩者又都以陰陽為根本。《內經》當中五運六氣與干支系統結合，天干、地支不僅僅是紀年月的符號，它們更具有實質上的意義，五運六氣為其內涵。依筆者之見，干支乃根據《易》學而建立。《易》學，整體而言，包含了

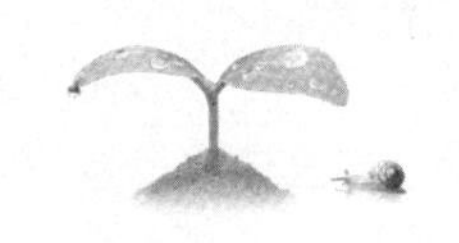

理、數、氣、象四方面。一般都認為易數非數學，不過筆者認為中國人對於數的概念以及數的運算為從易數獲得啟發，進而發展出各種不同形式的數理系統，古代稱為算學，應屬合理的推斷。易數本身不是數學，卻是數理之母，道理很簡單，如果說《易》是早期創造發明所依賴的基本理論，數學為發明之母，這麼重要的一個角色如何能夠缺席？以建立曆法為例，如果沒有數學作為基礎，如何有可能完成造曆的工作？干支相合得出六十之數，實際為以易數推算的結果，它的思維基礎即是五運六氣。什麼是易數？簡單說，即與易理有關之數也。《周易•說卦》曰：「參天兩地而倚數」，以三為天之數，二為地之數。此外，《繫辭》有所謂「大衍之數五十」，分別奇偶為天地之數(註二)，也就是以奇數為陽、偶數為陰，以數作為推演易理的工具。如此區別是否有道理呢？萬物以陰陽為根，以陰陽為始，數作為一種存在的事物，當然也具有陰陽的意義，所以陽奇陰偶，不是人為的定義，而是自然界所透出的理，因而是易數所能演繹的道理。陽奇陰偶含藏了鮮為人知的奧義，舉例來說，圍繞原子核最外層的電子數目，凡是奇數的，性質較不穩定，尤其只有一個電子時，該原子勢必要與其他原子互相共享或交換電子來達到平衡穩定；偶數的則相對穩定，八隅體(最外層為八個電子數)是其中最穩定的一種狀態。穩定與活潑所反映的是陰陽的性質。《老子》的「一生二，二生三，三生萬物」所要表達的也是這個道理。一為陽，二為陰，三復為陽，但三不同於一，因其既具備二之體，又含藏了一之用，所以三能

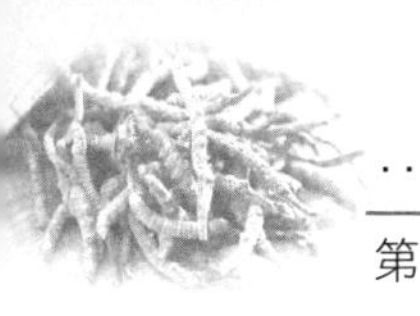

生萬物。陽躁陰靜，陽化氣，陰成形，陽數三尚不能穩定的存在，生生之氣終需以具體的形式存在，所以必須以兩個三來完成其存在的使命，於是就有了「六」這個形式完美的數字。「六」之數，陰陽兼備，代表具體存在的萬物之母，生生不息，周而復始，筆者相信這便是《周易》之所以稱陰爻為六的由來。由是得知，六氣以及三陰三陽之數(氣與數)皆得之於天地陰陽自然之變化。《六節藏象論》說：「六六之節…所以正天之度。」六節即是根據六氣所作的畫分。

何謂五運六氣?根據《天元紀大論》的介紹，「陰陽之氣各有多少，故曰三陰三陽也。形有盛衰，謂五行之治，各有太過不及也。」(按：《內經》有時稱五運為五行，但內涵與一般的五行學說不同。)六氣與五運，一者為在天之氣，一者為在地成形之氣，六氣屬於氣的變化，五運屬於形氣的變化；陰陽氣之多少，是三陰三陽名稱的由來；形有盛衰，是因於五運之主導。《天元紀大論》又說：「寒暑燥濕風火，天之陰陽也，三陰三陽上奉之。木火土金水火，地之陰陽也，生長化收藏下應之。」六氣、五運各為天地陰陽之變化。這一段文字將五運六氣的名、實及作用都作出了交代。三陰三陽為六氣之名，寒暑燥濕風火為六氣之實；木火土金水火為五運之名，生長化收藏既是氣的作用，也是各種生命形式都有的現象。注意到了嗎?五運為木火土金水火六者之名，可見五運與六氣於本質上完全相同。

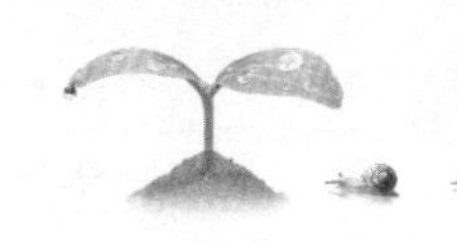

貳、五運六氣與天干、地支

考古發現，在商朝後期帝王帝乙時的一塊甲骨上，刻有完整的六十甲子，這是干支存在於殷商時代的具體物證。據《史記‧律書》司馬遷的說法，「旋璣玉衡以齊七政，即天地二十八宿，十母，十二子，鍾律調自上古。建律運曆造日度，可據而度也」（按：十母即十天干；十二子即十二地支。），所謂「上古」，史書多指向黃帝時代。因為司馬遷說「黃帝考定星曆，建立五行，起消息，正閏餘」，於是《史記索隱》注說「黃帝使羲和占日，常儀占月，臾區占星氣，伶倫造律呂，大橈作甲子，隸首作算數，容成綜此六術而著《調曆》也。」（註三）由此可見律呂、干支、算數等發明都是為了訂定曆法所做的先期準備，存在的歷史也都相當久遠。

黃帝「建立五行，起消息」，五行即五運，消息即陰陽的代稱，可以確定傳統曆法與五運陰陽有著密不可分的關係。有關的學說內容如何？實際已無從稽考。雖然我們無法論斷《內經》學說的思想來源，無論如何，《內經》呈現了一套完整的五運陰陽理論，對照史書的相關記載，似乎也不能排除它與上古時代的學說有某種繼承關係的可能。

《五運行大論》說：「土主甲己，金主乙庚，水主丙辛，木主丁壬，火主戊癸。」以天干代表五運氣。「子午之上，少陰主之。丑未之上，太陰主之。寅申之上，少陽主之。卯酉之上，陽明主之。辰戌之上，太陽主之。巳亥之上，厥陰主之。」以地支代表六氣。

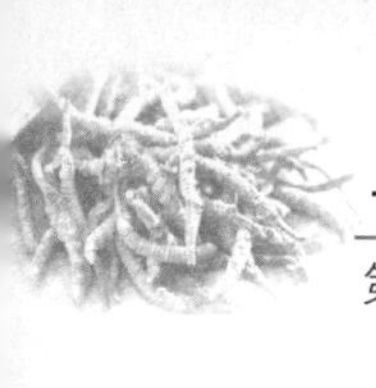

據此我們得知原來「干支」是有意義的，其所代表的是氣運。

再次強調，《內經》的五運非一般的五行概念，絕不可將兩者混淆，五運有不同於五行的特性，將於下一章中說明。此外，以地支代表天氣，天干代表地氣，這點也很特殊，可能也正好與一般的觀念相左。

參、五運六氣與生化

干支系統為制定曆法所必需，其實質內涵為五運六氣，兩者結合有何特殊的意義？一言以蔽之，即《六節藏象論》所說的，「所以正天之度、氣之數也。天度者，所以制日月之行也；氣數者，所以紀化生之用也。」「紀化生之用」是傳統曆法所追求的實質目的。為什麼？原因是五運六氣關乎萬物的生化也。

所謂「萬物的生化」即是論及生命現象此一主題，關於生命形成的理論，《內經》當中最重要的論述是《天元紀大論》中的一段，該文曰：

> 「夫變化之為用也，在天為玄，在人為道，在地為化，化生五味，道生智，玄生神。神在天為風，在地為木，在天為熱，在地為火，在天為濕，在地為土，在天為燥，在地為金，在天為寒，在地為水，故在天為氣，在地成形，形氣相感而化生萬物矣。」

本段文字提出了一個最重要的論點，那就是「在天為氣，在地成形，形氣相感而化生

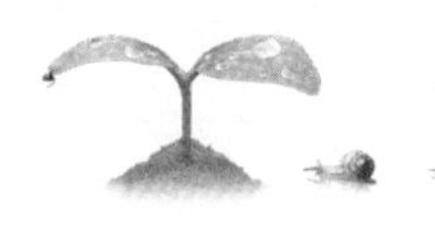

萬物矣」。明確指出生命發生的條件是「形氣相感」，氣指的是六氣，形指的是五運氣。五運與六氣的交互作用，《內經》稱為「天地氣交」。「氣交」是萬物化生的必要條件，地球上有形形色色的生命現象，則是「氣有多少，形有盛衰，上下相召，而損益彰矣」所成就的結果。

地球表面存在的生物圈，從《內經》的理論角度來看，是五運與六氣上下相召的結果，《六微旨大論》說：「上下之位，氣交之中，人之居也。」人即代表了所有的生物群體。在上者為天之六氣，下者為地之五運氣，所以說：「言天者求之本，言地者求之位，言人者求之氣交。」上下氣交之處稱為天樞，「天樞之上，天氣主之，天樞之下，地氣主之，氣交之分，人氣從之，萬物由之」，人與萬物都是氣交之下的產物，同時也都受天地氣交的影響。

肆、生命現象——升降出入

天地之氣「高下相召，升降相因」，是維持整體生物圈存在的既定模式。生物圈內各種形式的生命個體也以相同的模式維持生命現象的穩定，所以說「氣交之分，人氣從之，萬物由之」。換言之，生命個體內部也存在著六氣與五運「高下相召，升降相因」的氣交模式。凡是生命都具有生化功能，所謂生化，用《內經》的話來解釋，首先個體內必定有「寒濕相遘，燥熱相臨，風火相值」六氣對立存在的事實，「氣有勝復，勝復之作，有德有化，有用有變」，六氣具有德、化、用、變等特性，六氣往復運動，無太過不及時，則能發揮其德、化、用等特性，而維持正常的生化狀況；勝而無復的狀況下，勝氣顯出變的特性時則成了邪氣，所以說「物之生從於化，物之極由乎變，變化之相薄，成敗之所由也」，形體的盛衰存亡全繫於六氣的往復運動。對於生命個體而言，什麼是正常的生命現象？不外乎維持氣的「出入升降」，所以《六微旨大論》說：「出入廢則神機化滅，升降息則氣立孤危。故非出入，則無以生長壯老已，非升降，則無以生長化收藏。是以升降出入，無器不有。故器者生化之宇，器散則分之，生化息矣。」《內經》明白地將生命個體視為生化之宇，意指其本質與自然大化完全相同。「器散則分之」，器散形亡，六氣分離，即不再具有「出入升降」的生化現象存在。

一般都以為五行學說促進了五行藏象體系的建立，因此有人說取象比類、推演絡繹等為中醫學建立理論必用的方法，例如四季所表現的生長收藏現象，類比於人體生理則有五行所代表的生長化收藏等作用。建立中醫理論所依賴的方法果真只是單純的取象比類，直覺上不是那麼科學的方法嗎？

《五常政大論》說：「氣始而生化，氣散而有形，氣布而蕃育，氣終而象變。」從較單純的角度看，生化、有形、蕃育、象變只是一氣的變化。實際上按照《內經》的理論，至少是勝復兩氣的相互作用；完整地說，是五運六氣不斷進行氣交下所造成的變化。如此

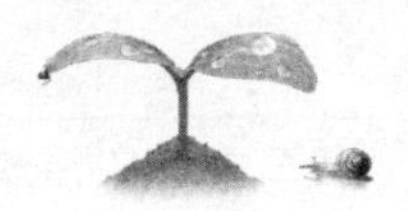

看來，中醫學以氣為觀點，以五運陰陽為內涵的理論，並不如一般所想像的單純。

（註一）《素問・至真要大論》

（註二）《周易・繫辭上》：「天一地二，天三地四，天五地六，天七地八，天九地十。」

（註三）《新校史記三家注》／漢・司馬遷撰——六版——臺北市：世界書局，1983

上篇 下篇

第三章　五運陰陽的實質與特性

《六微旨大論》說：「升降出入，無器不有。故器者生化之宇，器散則分之，生化息矣。故無不出入，無不升降。化有小大，期有近遠，四者之有而貴常守，反常則災害至矣。」氣的「升降出入」即是所謂的生命現象，或生化現象；「物之生從於化，物之極由乎變」，化簡來說，生命是一個不斷化變的過程，無論從整體或細微處來看都是如此，所以說「化有小大，期有近遠」。試問化與變，誰為之主？五運陰陽是也。精確地說，是因於六氣與五運的特性而有的過程。認識五運陰陽必從其特性上著眼，這是區別五運陰陽與陰陽五行之重點所在。

從《天元紀大論》得知，五運陰陽因天地上下的位置不同而有六氣與五運之分。雖然天地之氣各有職司，實質上唯是六氣而已，所以討論五運陰陽的特性以六氣為始。

第一節　三陰三陽釋義與六氣的特性

六氣有三陰三陽之名，厥陰、少陰、太陰謂之三陰；少陽、陽明、太陽謂之三陽。人體經脈以三陰三陽命名，《傷寒論》以六經為綱辨傷寒病之脈證併治，三陰三陽之名究為何義？歷來討論不斷，然而莫衷一是，圍繞該問題的疑惑未嘗稍減。關於三陰三陽之釋

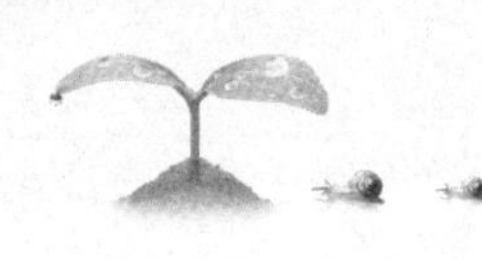

義，筆者以為三陰三陽之得名與陽氣所在的位置有關，因陽氣所在的位置而形成風、暑、濕、火、燥、寒六氣。茲根據《內經》之相關論述略舒淺見如下：

一、厥陰：《至真要大論》論及厥陰之義，曰：「兩陰交盡也。」兩陰又當如何解釋？蓋天氣與地氣所主時段不同，陰陽作用亦自不同，如《天元紀大論》說：「天以陽生陰長，地以陽殺陰藏。天有陰陽，地亦有陰陽。」兩陰交盡，意指天之陰與地之陰相繼而盡，但天地不可能獨陰而無陽，所以顯然是指天地之氣交盡的意思。論中又說「兩陰交盡故曰幽」。幽，有隱、微、深、闇等意。於是可知，兩陰交盡是用來表達幽深微闇等概念。陰盡則陽生，實質上為陽氣初生，其時微陽伏於極低下之處，以其所在幽隱，故謂之「厥陰」。厥，有逆上之意，詞意為逆陰氣而上。陽氣初生，陰陽勢力雖然懸殊，然而初陽萌動，上升之趨勢必不可擋，動能十足，此種狀況下所呈現的能量稱為風氣，故曰：「厥陰之上，風氣主之。」

二、少陰：凡在下或在內者為陰。陽生於下，微陽初見之時稱為厥陰，及至陽漸長，陰漸少，則為「少陰」，少與小同義，非幼非壯，故曰「少」，一如年少之少。陽氣居於陰之正位，「少陰之上，熱氣主之」；「陽之動，始於溫，盛於暑」（註二），暑即熱也。熱氣的作用「為榮、為形見」，熱是陽生陰長的一股能量。

三、太陰：陽升之第三階段，至於陰位之巔，象地之表，形氣飽滿，故為「太陰」。陽氣現於地表，居於天地之間，不卑不亢，和之至也，適足以長養萬物；太陰氣的作用「為化、為雲雨」，能當此者非濕氣莫屬，故曰：「太陰之上，濕氣主之。」

四、少陽：去陰入陽之位，陽位之初階，故曰「少陽」。陽氣在陰時為地之氣，於此透出地面，上騰於天而為天之氣，為形化氣之始，稱為火氣，經曰：「少陽之上，相火主之。」此相字之解釋可能有二義，(一)交相也。《易・咸・彖》曰：「二氣感應以相與。」凡彼此交接皆曰相；少陽位於形氣交接之界，二氣感應相交時所形成之氣，稱為相火，其義可通。(二)質也。《詩・大雅・棫樸》：「金玉其相。」傳：「相，質也。」疏：「其質如金玉。」(註二)凡物必有質，二物質相交時所釋出之能，謂其為相火，似乎也通。

五、陽明：「兩陽合明」(註三)謂之陽明。兩陽所指為何?陽氣與陽位也，陽位謂正陽之位。居內為陰，外顯為陽，外顯本來即是陽之作用，顯與明同義，經曰：「兩陽合明故曰明」(註四)，陽氣至於正陽之位，明之至也，故曰「陽明」；「陽明之上，燥氣主之」。「金木者，生成之終始也」，木氣見於生化之始，燥金之氣主收成，萬物成熟之際即生化之終了。經曰：「氣終而象變」，蓋氣化而

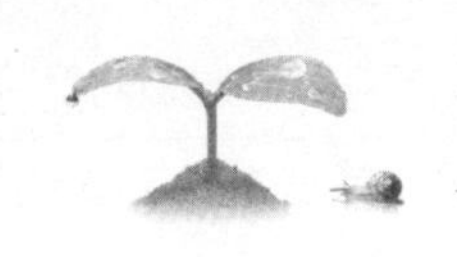

為形，外顯則有象可見，此為陽明氣堅斂之作用使然。

六、太陽：太，義同大而加甚也。《說文》段注：「後世凡有言大而以為形容未盡，則作太。」另據江沅《說文釋例》：「古祗作大，不作太，亦不作泰，《易》之大極，《春秋》之大子、大上，《尚書》之大誓、大王，《史》《漢》之大上皇、大后，後人皆讀為太，或徑改本書作太及泰。」(註五)從古人用字的習慣來看，太有極至的意思。太陽，指陽氣位於至高之處，意即陽氣上於高遠的天際。「太陽司化之常為寒府，為歸藏」，陽歸陽，陰歸陰，天歸地藏，謂之「歸藏」。這種狀況下，當然是寒氣降臨的時節，所以說「太陽之上，寒氣主之」。

三陰三陽以陽氣所在的位置命名，所謂的「陽氣」也可以稱為生化之氣；其所在的位置不同即形成了「陰陽之氣各有多少」的情況。不同的位置還決定了氣的性質，也就是該氣的特性。因於氣的特性而產生不同的作用，所以說「氣有多少，異用也。」(註六)六氣的特性有常與變，其常化主導整個正常的生化過程，六氣之變是導致疾病的實質因素，即所謂的「六淫」是也。

「燥以乾之，暑以蒸之，風以動之，濕以潤之，寒以堅之，火以溫之。」(《五運行大論》)，此為六氣特性最簡要的介紹。根據《六元正紀大論》將六氣的特性整理如下，以便讀者參考。

厥陰：時化之常為和平

司化之常為風府、為璺啟

氣化之常為生、為風搖

德化之常為風生，終為肅；為毛化

布政之常為生化

氣變之常為飄怒大涼

令行之常為撓動、為迎隨

少陰：時化之常為暄

司化之常為火府、為舒榮

氣化之常為榮、為形見

德化之常為熱生，中為寒；為羽化

布政之常為榮化

氣變之常為大暄、寒

令行之常為高明焰、為曛

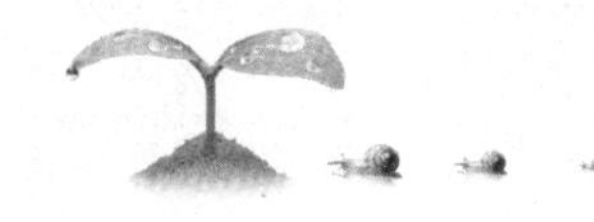

太陰：時化之常為埃溽

司化之常為雨府、為員盈

氣化之常為化、為雲雨

德化之常為濕生，終為注雨；為倮化

布政之常為濡化

氣變之常為大雷霆、驟注、烈風

令行之常為沉陰、為白埃、為晦暝

少陽：時化之常為炎暑

司化之常為熱府、為行出

氣化之常為長、為蕃鮮

德化之常為火生，終為蒸溽；為羽化

布政之常為茂化

氣變之常為飄風、燔燎、霜凝

令行之常為光顯、為彤雲、為曛

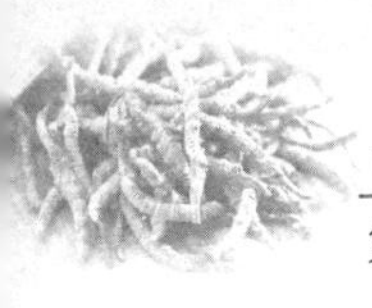

陽明：時化之常為清勁

司化之常為司殺府、為庚蒼

氣化之常為收、為霧露

德化之常為燥生，終為涼；為介化

布政之常為堅化

氣變之常為散落、溫

令行之常為烟埃、為霜、為勁切、為悽鳴

太陽：時化之常為寒雰

司化之常為寒府、為歸藏

氣化之常為藏、為周密

德化之常為寒生，中為溫；為鱗化

布政之常為藏化

氣變之常為寒雪、冰雹、白埃

令行之常為剛固、為堅芒、為立

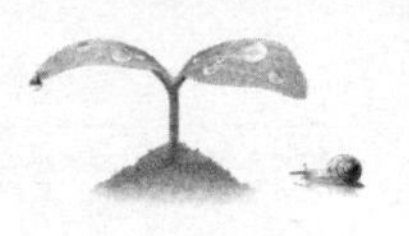

其中值得一提的是熱與火的區別。如果撇開五運陰陽學說不談，一般都只有火的概念。由上述資料來看，二者的特性與陰陽位置都有所不同。「少陰之上，熱氣主之」（《天元紀大論》），「時化之常為暄」，暄，是溫的意思；「司化之常為火府、為舒榮，氣化之常為榮、為形見」，榮，是木氣之所化，可見少陰不在正南方火的位置上，其常化為暄而已。「少陽之上，相火主之」，「時化之常為炎暑」，說明少陽才是位於南方的火位。「司化之常為熱府、為行出；氣化之常為長、為蕃鮮；德化之常為火生，終為蒸溽」，這些特性證明真正通於夏氣的是少陽火。從變的特性上來看，兩者所現的象也不盡相同；少陰「氣變之常為大暄、寒」，少陽「氣變之常為飄風、燔燎、霜凝」。五運當中的火應同於少陰熱氣，而非少陽相火。

（註一）《素問．至真要大論》
（註二）《辭海》／臺灣中華書局印行。
（註三）《素問．至真要大論》
（註四）同（註三）
（註五）《辭海》／臺灣中華書局印行。
（註六）《素問．至真要大論》

第二節　五運氣的德、化、政、令、災、變

《天元紀大論》曰：「神在天為風，在地為木，在天為熱，在地為火，在天為濕，在地為土，在天為燥，在地為金，在天為寒，在地為水，故在天為氣，在地成形，形氣相感而化生萬物矣。」木與風、火與熱、土與濕、金與燥、水與寒兩兩相應，可見五運與六氣本質上完全相同，只是六氣在天為陽，五運在地為陰，「陽化氣，陰成形」，各有各的職司，功能作用不同。兩者也都不外乎陰陽作用的呈現，六氣「在天為玄」，五運「在地為化」，整體而言，五運基本上都屬於化氣，化的作用在於成形。於生化的過程當中，六氣扮演的角色較主動，五運為配合演出，所以《陰陽應象大論》說：「陰靜陽躁，陽生陰長，陽殺陰藏」，描述的正是六氣與五運的特性與職能。五運主成形，其生理上的意義在於形成五臟氣，所以五臟以木火土金水命名。人體的五臟氣，就成形的意義來說，其作用為何？「五藏主藏精者也」，《靈樞‧本神》告訴我們生命最基本的物質——精，為五臟氣所化。

《陰陽應象大論》與《五運行大論》等兩篇經文為藏象學說主體內容之所在，如果要問該學說的理論根源為何？從「其在天為玄，在人為道，在地為化。化生五味，道生智，玄生神，化生氣」這一段文字來看，六氣與五運便是藏象學說的理論根源。五運陰陽又

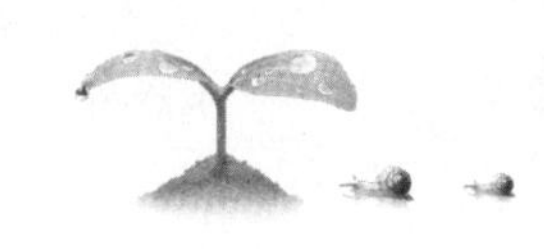

是如何形成藏象理論的？簡言之，「形氣相感而化生萬物」，由氣而形，由形而氣，箇中的道理即是藏象學說根基之所寄。關於氣化形、形化氣的道理，《陰陽應象大論》中有一段重要的論述，該文如是說：「陽為氣，陰為味。味歸形，形歸氣，氣歸精，精歸化。」「陽為氣，陰為味」的區分乃以「陽化氣，陰成形」的理論為根據。女嫁曰「歸」（註一），《周易》有「歸妹」之卦，《彖辭》云：「歸妹，天地之大義也。天地不交，而萬物不興。歸妹，人之終始也。」《周易正義》釋曰：「婦人謂嫁曰歸。」歸，含有陰陽相交而結合的意思，所以有依附、結合、回歸等義，於是可知上文之文義即是說：凡是味必歸於形，形歸於氣，氣歸於精，精歸於化；從味一路向上追溯，其終極源頭即是所謂的「化」，這一連串的關係說明了「在地為化，化生五味」的道理；說明形與味等物質都是由氣化而成，而氣化的功能來自於五運氣。由於五運氣的作用，氣、味、形三者相互依附而存在，也因此形氣之間可以互相轉變。

《六節藏象論》說：「天食人以五氣，地食人以五味。五氣入鼻，藏於心肺，上使五色修明，音聲能彰。五味入口，藏於腸胃，味有所藏，以養五氣，氣和而生，津液相成，神乃自生。」生理學上一個基本的問題：生命為何須仰賴呼吸與飲食才能存續？以上這一段文字即是依中醫學觀點所提出的答案。五氣、五味來自於六氣與五運，為何說「天食人以五氣」，而不是六氣？因為「天地合氣，六節分」，六氣與地氣呼應，形成所謂的「六節氣位」，其中君火與相火合併，就成了五氣。「天食人以五氣……五氣入鼻，藏於心肺，上使五色修明，音聲能彰」說明生命不能沒有陽氣的作用，人體之陽氣來自於大自然(呼吸與飲食作用)，因此也與大自然的變化相通相應。什麼是大自然的變化？晝夜四時之輪轉交替也。另一方面，生命需要與形體共存共榮，形體必須仰賴五味的滋養，五味乃五運所化，因此充養人體者，五運之氣也。人體內上下氣交而和合，則能促使「津液相成，神乃自生」，故歸根結柢而言，生命即五運與六氣上下氣交的結果。經文所說的「味有所藏，以養五氣」，這也就是中醫藥據以養生治病的道理所在。

關於五運的特性，在《五運行大論》中有很詳細的介紹，論中以體、氣、藏、性、德、用、色、化、蟲、政、令、變、眚、味、志等十五項來說明。為了使五運的特性能夠清楚易讀，今將原始資料略作整理並歸納成十一項重點如下：

一、五運氣：木、火、土、金、水。

二、其氣：木氣——柔、火氣——息、土氣——充、金氣——成、水氣——堅。

三、其性：木性——暄、火性——暑、土性——靜兼、金性——涼、水性——凜。

四、其德：木德——和、火德——顯、土德——濡、金德——清、水德——寒。

五、其用：木之用——動、火之用——躁、土之用——化、金之用——固、水之用——藏。

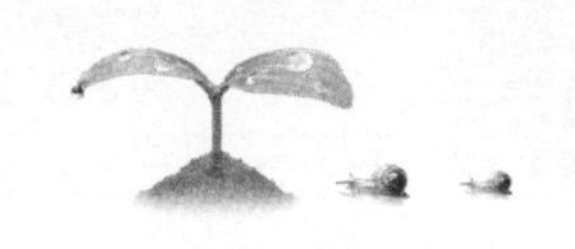

六、其色：木色——蒼、火色——赤、土色——黃、金色——白、水色——黑。

七、其化：木之化——榮、火之化——茂、土之化——盈、金之化——斂、水之化——肅。

八、其政：木之政——散、火之政——明、土之政——謐、金之政——勁、水之政——靜。

九、其令：木令——宣發、火令——鬱蒸、土令——雲雨、金令——霧露、水令——霰雪。

十、其變：木之變——摧拉、火之變——炎爍、土之變——動注、金之變——肅殺、水之變——凝冽。

十一、其眚：木之眚——殞、火之眚——燔焫、土之眚——淫潰、金之眚——蒼落、水之眚——冰雹。

我們注意到五運有常化，如德、用、化、政、令等內容描述；也有異化，如變與眚的狀況，說明五運與六氣一樣，能夠決定生化現象的常態與病態。一般所認識的五行特性：木曰曲直、火曰炎上、土爰稼穡、金曰從革、水曰潤下，與上述五運的特性內容比較，其間的差異一目了然，不需筆者多作解釋了。

由於《五運行大論》有關五運特性的介紹是很重要的資料，故將原文附錄於後，並整裡成附表3-2-1，以便於參閱。

附錄：

一、木運

「神在天為風，在地為木，在體為筋，在氣為柔，在藏為肝。其性為暄，其德為和，其用為動，其色為蒼，其化為榮，其蟲毛，其政為散，其令宣發，其變摧拉，其眚為殞，其味為酸，其志為怒。」

二、火運

「其在天為熱，在地為火，在體為脈，在氣為息，在藏為心。其性為暑，其德為顯，其用為躁，其色為赤，其化為茂，其蟲羽，其政為明，其令鬱蒸，其變炎爍，其眚燔焫，其味為苦，其志為喜。」

三、土運

「其在天為濕，在地為土，在體為肉，在氣為充，在藏為脾。其性靜兼，其德為濡，其用為化，其色為黃，其化為盈，其蟲倮，其政為謐，其令雲雨，其變動注，其眚淫潰，其味為甘，其志為思。」

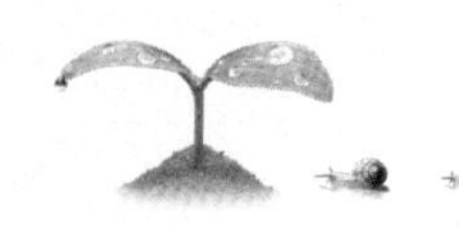

四、金運

「其在天為燥，在地為金，在體為皮毛，在氣為成，在藏為肺。其性為涼，其德為清，其用為固，其色為白，其化為斂，其蟲介，其政為勁，其令霧露，其變肅殺，其眚蒼落，其味為辛，其志為憂。」

五、水運

「其在天為寒，在地為水，在體為骨，在氣為堅，在藏為腎。其性為凜，其德為寒，其用為藏，其色為黑，其化為肅，其蟲鱗，其政為靜，其令霰雪，其變凝冽，其眚冰雹，其味為鹹，其志為恐。」

（註一）《說文》：「歸，女嫁也。」《說文解字注》／黎明文化事業股份有限公司出版，中華民國六十五年十二月三版。

五運氣 / 特性	東	南	中央	西	北
	風	熱	濕	燥	寒
	木	火	土	金	水
體	筋	脈	肉	皮毛	骨
氣	柔	息	充	成	堅
藏	肝	心	脾	肺	腎
性	暄	暑	靜兼	涼	凜
德	和	顯	濡	清	寒
用	動	躁	化	固	(藏)
色	蒼	赤	黃	白	黑
化	榮	茂	盈	斂	肅
蟲	毛	羽	倮	介	鱗
政	散	明	謐	勁	靜
令	宣發	鬱蒸	雲雨	霧露	(霰雪)
變	摧拉	炎爍	動注	肅殺	凝冽
眚	隕	燔焫	淫潰	蒼落	冰雹
味	酸	苦	甘	辛	鹹
志	怒	喜	思	憂	恐

（附表3-2-1五運氣的特性）

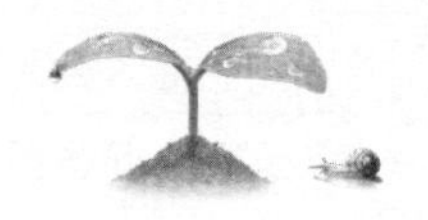

第四章　五運六氣與藏象、經絡學說

第一節　五運六氣與藏象學說

「藏象」二字，首見於《六節藏象論》（註一）。「藏」指體內的內臟，包括五臟六腑及奇恆之腑，五臟為所有內臟的中心，故「藏」的意義實際上是以五臟為中心的五個生理、病理系統。「象」指表現於外的生理、病理現象。所謂「視其外應，以知其內臟」，乃通過觀察外在徵象來研究內臟的活動規律，認識內臟的實質，這即是中醫診斷學的基本原理。「藏象學說，是研究藏象的概念內涵，各臟腑的形態結構、生理功能、病理變化及其與精氣血津液神之間的相互關係，以及臟腑之間、臟腑與形體官竅及自然社會環境之間的相互關係的學說。」關於藏象學說的形成基礎，一般認為有以下幾方面（註二）：

（一）古代解剖學的認識

（二）長期生活實踐的觀察

（三）醫療實踐經驗的積累

（四）古代哲學思想的滲透

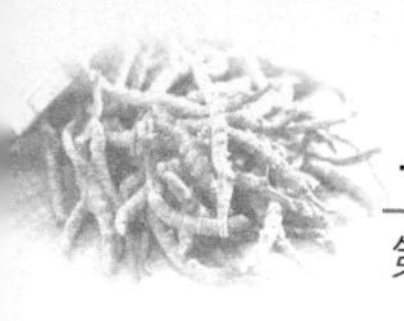

上篇　下篇

(一)至(三)項都來源於生活或臨床觀察所累積的經驗與知識，這些是建立科學理論必不可少的事實基礎。第(四)項是指以精氣、陰陽、五行學說為代表的古代哲學思想對於中醫學的滲透；從前述的《內經》經文來看，此項看法顯然有待修正。

是什麼理由使得中醫理論的論述當中不能缺少古代哲學思想這個範疇裡的東西呢？當然是由於陰陽五行等概念是基本思想工具之故。然而錯便錯在不從《內經》理論系統中去找尋正確的思路。若以五運六氣的特性為觀點來解讀藏象學說，不但可以補該學說理論之不足，而且更能突顯中醫理論基礎的科學性質。本文以下分為兩段以五運六氣的特性為觀點對於藏象學說中五臟六腑的生理功能等進行分析比較，目的即在於證明五運陰陽的理論價值，以及彰顯中醫學的整體觀念。

壹、五運的特性與五臟的生理功能

五運六氣實質上是充斥於天地之間生化萬物的能量，但就個別而言則有不同的特性與職能。五臟的共同生理特點是貯藏精氣及氣化充養，亦即藏神之所，因而有「神臟」之稱。《五臟別論》說：「所謂五臟者，藏精氣而不瀉也，故滿而不能實。」以其具有藏與化的特性，五臟的功能實質上即人身之五運氣。

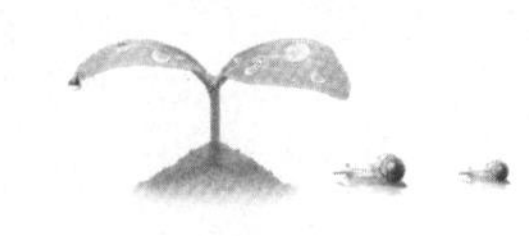

（一）肝

主要生理功能：1主疏泄，2主藏血。

生理特性：主升主動，喜條達而惡抑鬱。（註三）

肝的疏泄作用，調暢全身氣機，使臟腑經絡之氣的運行通暢無阻。氣機，即氣的升降出入運動。肝氣為何能調暢全身氣機？當然與氣的特性有關，肝為木運所化，肝經之稟氣為厥陰風氣。木運的特性「其用為動，其政為散，其令宣發」，說明肝為全身動能的供應來源，散與宣發的特性使其具有疏泄作用。

肝臟具有貯藏血液、調節血量和防止出血的功能。《五運行大論》說：「風寒在下」，說明太陽、厥陰居下，下者為陰，謂太陽、厥陰都以陰為主體；又《六節藏象論》說：「腎者，主蟄，封藏之本，精之處也…為陰中之太陰（註四）。肝者，罷極之本…以生血氣…為陰中之少陽（註五）」，肝與腎一樣，在五臟當中同屬陰臟，都有相對較強的「藏」的功能。血與精等物質同屬陰，分別為肝腎所藏。然而由於厥陰、太陽不同氣之故，肝腎不同工。肝有「體陰用陽」之說，道理本於厥陰風氣之體與用，肝氣正常的情況下能夠涵養肝血，防止出血，不外乎「藏」的作用。另一方面，厥陰氣「布政之常為生化」，所以又能根據生理需要調節人體各部分血量的分配。

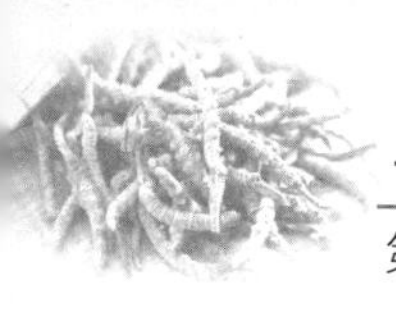

肝的生理特性「主升發，具有升生陽氣以啟迪諸臟，升發陽氣以調暢氣機的作用。」厥陰者，「兩陰交盡」之謂（註六）；陰盡則陽生，所以厥陰氣具有升發、宣散的特性，這是肝喜條達而惡抑鬱的原因所在。由於初生的陽氣尚柔弱，不宜升泄太過，經曰：木運「其德為和」、厥陰「時化之常為和平」，是以肝氣貴和。肝氣升動太過，則易致肝氣上逆、肝火上炎、肝陽上亢和肝風內動等病理變化，木運的特性「其變摧拉，其眚為殞」、厥陰「氣變之常為飄怒大涼」等都在說明這種異常的情況。

（二）心

主要生理功能：1主血脈，2主藏神。

生理特性：陽臟而主通明。

心主血脈的含意包括心氣、血液與脈道三方面。心氣能推動血液在脈管中運行；「中焦受氣，取汁變化而赤，是謂血」（《靈樞・決氣》），其中有心生血的功能；「壅遏營氣，令無所避，是謂脈」（《靈樞・決氣》），血脈亦為心之所主。心氣充沛，血液充盈，脈道通利，三者是保障血液正常循環的條件，血流正常則能發揮營養和滋潤全身的作用。整體來說，三者的作用都可以歸結到心氣。心為火運所化，心經所稟為少陰熱氣。火運的特性，「其氣為息」；息，本意是呼吸，引申為生長之意，火氣能使萬物生長。少陰為陰

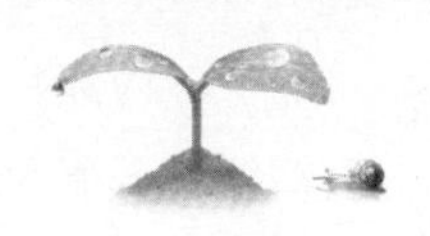

體而陽氣充斥其中，其特性「時化之常為暄」、「氣化之常為榮、為形見」。以上這些特性都代表了心與血的作用。此外，火性「其用為躁，其色為赤，其化為茂」，也簡明扼要地概括了推動血液運行、生血以及血液循環等功能特色。

心藏神，又稱心主神明，意指心有統司全身的生理與心理活動的功能。根據《內經》的理論，「陰陽不測謂之神」，所謂「神」，無非陰陽變化而已；明者，顯明也。神而明之，謂之神明，所以說「陰陽者，神明之府也」。神明是陰陽變化所呈現的極致狀態；汎言之，萬物皆為神明之顯現，狹義言之，生物之視、聽、言、動無一不是神明的體現。「心者所以任物者也」（《靈樞・本神》），心又為生之本，所以凡是有生命的無不皆有心的存在，也就是說所有的生命現象都是神明的展現。《六微旨大論》曰：「顯明之右，君火之位也」，君火之作用在於顯明，符合火運「其德為顯，其用為躁」的特性。躁者，動之疾也，活潑好動的意思；神氣反應迅速敏捷，即是躁字意義的彰顯。其實，心主神明的功能還是與心主血脈的功能有關。

心的生理特性：陽臟而主通明。這是上述生理功能的總括。心為君火，故稱陽臟。火的德性為顯，「其政為明」，血脈通暢，心神清明，就是火性的正常表現。

上篇
下篇

㈢脾

主要生理功能：1主運化，2主統血。

生理特性：1主升清、升舉內臟，2喜燥惡濕

脾具有把飲食水穀轉化為水穀精微和津液，並把水穀精微和津液吸收、轉輸到全身各臟腑的生理功能。脾為土運所化，足太陰之脈稟太陰濕氣。土運的特性：「其用為化」，故能轉化飲食水穀和津液為穀精和水精；「其氣為充」，穀精、水精等為脾氣的內涵，分別化為精、氣、血、津液等充養之資，以內養五臟六腑，外養四肢百骸、皮毛筋肉。所謂「脾為孤臟，中央土以灌四傍」（《玉機真藏論》），以及「脾主為胃行其津液者也」（《厥論》），這些都是太陰「氣化之常為化、為雲雨」，以及「其德為濡，其化為盈」等特性的表現。

「脾氣有統攝、控制血液在脈中正常運行而不逸出脈外的功能。」（註七）脾氣統血的功能實際上是氣之固攝作用的體現；病理上，脾不統血與氣不攝血的機理是一致的。習慣上把下部和肌肉皮下出血，如便血、尿血、崩漏及肌衄等，稱為脾不統血，或稱血隨氣陷。脾不統血由氣虛所導致，一般出血色淡質稀，並有氣虛見症。脾虛出血的機理其實不是單獨一臟的問題，牽涉到脾肺與肝脾之間的互動機制。首先，脾虛則「化」的功能降

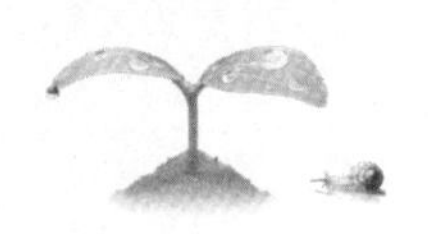

低，土的充盈作用不能發揮，實質的後果是營衛不足，連帶影響宗氣生成不足而產生氣虛現象。氣有行血、攝血等作用。嚴重的氣虛導致氣陷，氣的固攝作用減弱，則血液容易逸出脈外。(按：氣的固攝作用實際上是金氣的作用。)另外，土不足則風氣大來，所以脾氣虛會導致眩暈。「風火相值」，少陽相火有時而旺，所以可伴隨氣虛發熱的症狀。舉脾氣下陷證常用補中益氣湯為例，方中用白朮燥濕益土，參耆補氣，當歸補血並引血歸經，升柴升陽舉陷，清熱和肝，陳皮理氣，薑棗和營衛、生津液，藥與病理合拍，所以能發揮補中益氣的效果。

脾氣升清的生理特性實際上就是脾氣運化功能的表現形式。太陰「氣化之常為化、為雲雨」，「地氣上為雲，天氣下為雨」，先有雲才有雨，雲雨為地氣上騰所形成，若無太陰氣能「化」的作用，就不會有天上的雲雨。脾「為胃行其津液」、「穀入于胃，胃氣上注于肺」、「受穀者濁，受氣者清。清者注陰，濁者注陽」、「手太陰獨受陰之清」，從以上諸論點來看，無疑都是因於脾氣升清的生理特性所致。

其次，脾氣升舉內臟的特性，是指脾氣上升能維持內臟位置相對穩定不致下垂的作用。這與土運「其氣為充，其性靜兼」的特性有關。兼者，幷也。「靜兼」，指土運之性安靜而能兼顧其餘四氣的運作。脾氣運作正常，能使其餘四臟得到充養，精氣旺盛，臟腑器官自然能安於其位而無下垂之患。「脾為生氣之源」，實質上，維持內臟位置的穩定仍是陽氣的升舉作用。

脾的另一則生理特性——喜燥惡濕，是與其運化水液及食物精華的功能分不開的。脾氣健旺，運化功能正常，則無痰飲水濕停聚之患。土運主化，過與不及都會產生濕邪；化氣不足，則痰飲水濕內生，太陰氣「令行之常為沉陰、為白埃、為晦暝」，化氣反為內濕所困，無力運轉；化氣有餘，「其化為盈」，濕土之氣太過反而生邪，「其眚淫潰」，結果必成內潰的災害。由於土運過與不及都能引起體內痰飲水濕為患，所以喜燥惡濕便成了脾的生理特性之一。

(四)肺

主要生理功能：1主氣、司呼吸，2主行水，3朝百脈、主治節

生理特性：1為華蓋、為嬌臟，2主宣發與肅降

肺的生理功能可以概括為四個方面：一是主司呼吸運動。二是調理全身氣機。三是治理調節血液運行，助心行血。四是調理津液代謝。「朝百脈、主治節」則總括四者的功能，所以說「肺者，相傅之官，治節出焉。」（《靈蘭秘典論》）其中以司呼吸為最根本的功能，其他功能皆須依附此項功能而存在。肺司呼吸的功能實際上是肺氣宣發與肅降作用的體現，所以肺的整體功能應該以此一生理特性為討論核心。

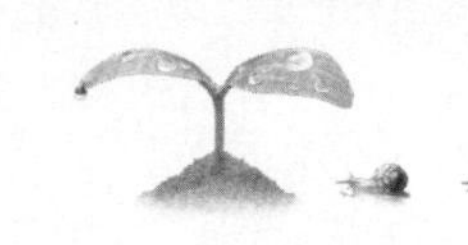

肺的生理特性，宣發與肅降作用從何而來？簡言之，它們與臟、脈的藏象屬性有關。肺臟本身為金運所化，手太陰之脈屬於肺，臟氣與經脈氣屬性不同，因此肺氣兼具陽明、太陰兩種特性。

太陰氣「時化之常為埃溽、布政之常為濡化」；塵之細者為埃，溽是濕潤的意思，埃溽指粒子極細微的水氣而言，這種水氣通常帶著適當的溫度飄浮充斥於空氣當中，形成太陰氣的常態；太陰氣的作用在於潤澤以促進生化，即所謂的「濡化」作用，要能發揮此一作用，必須盡可能的布散，因此，就經脈氣而言，肺氣必須是宣發的作用。或問從肺與脾都有太陰屬性的角度來看，二者有何差異？「身半以上，其氣三矣，天之分也，天氣主之。身半以下，其氣三矣，地之分也，地氣主之。」（註八）人體以肚臍為界，以上屬天氣，以下為地氣，經脈十二畫分手足的意義在此。「手太陰獨受陰之清」、「諸陰皆清，足太陰獨受其濁」，則是更深一層來看手足太陰分屬天地的意義。「清陽出上竅，濁陰出下竅；清陽發腠理，濁陰走五藏；清陽實四支，濁陰歸六府」，手太陰所布散的是清陽之氣。「肺主氣」的意義主要指宗氣而言，宗氣在肺中生成，積於胸中，上出息道，行呼吸，貫注心脈，沿三焦下行布散全身，並行於臍下丹田，以資先天元氣。宗氣即清陽之氣，故知肺氣宣發的功能全因經脈的太陰屬性使然。

另一方面，五運當中，肺臟屬金，金運「在氣為成，其性為涼，其德為清，其用為固，其化為斂」，這些特性形成肺臟的肅降作用。肅，是清肅，降，是斂降；完全符合金的特性。肺屬金的意義必須擺在五臟的職司功能裡來看，「金木者，生成之終始也」，木始於下，金成於上，生化氣的陰陽變化如此，肝肺實際所在的位置也恰恰與此相符；肺位於胸腔，覆蓋於五臟六腑之上，位置最高，因而有「華蓋」之稱。肺外合皮毛，衛氣經由肺氣布散於體表，具有保護人體免受外邪侵襲的作用，此項功能即金氣成、固、斂三者特性的展現。肝主升發，肺主肅降，兩者互動是人體氣機升降調節的重要機制。肺與肝這種相反相成的關係《內經》稱為「木得金而伐」，木伐而後能成材，此一說法顯然不同於金剋木的概念。金氣斂降的特性也是「肺主行水」此一功能的理論基礎所在，肺氣基本上必須保持涼、清的特性，始能發揮「通調水道」的作用；舉例而言，人體體溫異常升高(俗稱「發燒」)，到某個程度時小便變為黃赤而短小。這是因為肺失涼、清之性，不能肅降所致。「金得火而缺」，金性畏火，金與燥本質相同，「燥熱相臨」，燥與熱常相隨互見，肺病時就難保肺氣涼、清之性，肺病嚴重時，常優先考慮的是如何保護肺陰，道理在此。

(五)腎

主要生理功能：1主藏精、生長發育生殖與臟腑氣化，2主水，3主納氣

生理特性：主蟄守位

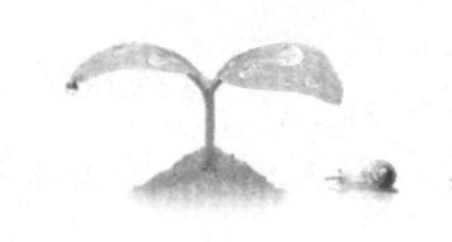

腎精及其所化之腎氣為促進人體生長發育和生殖的最基本物質。由於腎精、腎氣在臟腑氣化過程中發揮推動和調控的作用，生、長、壯、老、已整個生命過程，都取決於腎精及腎氣的盛衰。腎氣能資助和促進各臟腑之氣的活動，調節機體水液代謝，主導尿液的生成與排泄。腎的封藏作用還能使吸氣保持深度。上述功能中，藏精是最核心關鍵的功能，《上古天真論》說：「腎者主水，受五藏六府之精而藏之，故五藏盛，乃能寫。」先後天之精皆藏於腎。反之，腎若不藏，五臟六腑失其根本，亦不可能強健。腎氣必須以腎精為基礎，所以「主蟄守位」成為腎臟唯一的生理特性。藏精與促進氣化的作用其實分屬腎臟與足少陰經個別的功能特性。

蟄，藏也，靜也；「應地之氣，靜而守位」（《天元紀大論》）；主蟄與守位，都是地氣的表現，喻指腎的封藏、閉藏等生理特性。五運當中，腎稟水氣，水之德為寒，其用主藏，陰中之陰，通於冬氣，故《六節藏象論》說：「腎者，主蟄，封藏之本，精之處也」。另方面，足少陰之脈屬於腎，腎經與腎臟的稟氣不同，值得注意。腎氣推動和調節臟腑氣化的功能須透過經脈來發揮。足少陰經循行經過的機體組織有腎、膀胱、肝、肺、心、脊髓、喉和舌根等處，幾乎盡涵五臟之間的聯繫。少陰氣「時化之常為暄」，「氣化之常為榮、為形見」，「布政之常為榮化」，可見促進臟腑氣化功能的動力來自於少陰氣的特性。少陰經脈分為手足二經，手少陰的實質是血，足少陰則是精；精與血周遍全身，提供生理代謝所需的重要資源，所以是人體的熱與火氣。

腎氣分陰陽的理論源自《難經》左腎右命門之說。以藏象功能來說，腎的確有水火二性，但腎臟若有左右之分，對於只靠單腎維持生理的人來說，豈不是二性必缺其一，如何能正常運作呢？此說顯然不符合解剖事實。實際上《內經》的理論既未以水火分別兩腎的功能，也未將腎氣冠以命門的稱號。腎水的藏象來自於腎臟本身的五運屬性，火的藏象來自於腎經的六氣屬性，一者為地氣，一者為天氣，天地合氣，形氣相感，才是《內經》理論體系的真正旨趣。

貳、六氣的特性與六腑的生理功能

六腑的生理功能是「傳化物」，共同生理特點是「瀉而不藏」、「實而不能滿」。《五臟別論》說它們為「天氣之所生，其氣象天」，所以六腑的生理功能與六氣的特性有關。

(一)膽

主要生理功能：1貯藏和排泄膽汁，2主決斷

膽汁來源於肝，受肝之餘氣而成。膽的形態結構與其它五腑相同，故為六腑之一。膽汁稱為「精汁」，因膽囊內藏精汁，與五臟藏精氣的功能特點相似，且與飲食水穀不直接

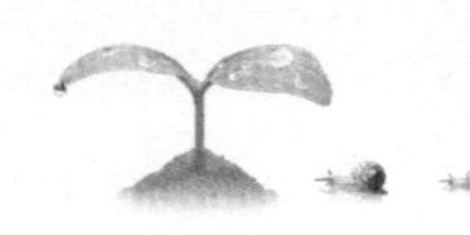

接觸，故又稱為奇恆之腑。

膽汁的分泌與排泄，為肝的疏泄功能。膽汁注入腸中，能促進飲食水穀的消化和吸收，使肝的功能得以發揮，某種程度上代表了肝膽相表裡的意義。以六氣的角度來看，肝稟厥陰風氣，膽稟少陽火氣。厥陰、少陽處於相對位置上，因此有互為體用的關係，少陽之用，必以厥陰為體，厥陰化則為少陽，少陽變則為厥陰，所以《六微旨大論》有「風火相值」之說。經曰：「陽生陰長，陽殺陰藏」，厥陰位於陽生陰長之始，少陽位於陽殺陰藏之初，足少陽膽所擔負的促進消化工作，乃將飲食轉化為人體能夠吸收的營養精華，所以是「陽殺陰藏」階段的開始。少陽氣的特性「為長、為蕃鮮」，正常時候所發揮的效用如此；反之，膽汁分泌不足，脾胃受納腐熟水穀的功能不佳，有厭食、腹脹、腹瀉等症狀，則為少陽氣不足之故。肝失疏泄，膽汁外溢，可致濕熱蘊結，浸淫肌膚，而為黃疸。從少陽氣的特性觀點來解讀，「時化之常為炎暑；德化之常為火生，終為蒸溽」，少陽氣有餘時，除有火性之外，還帶著濕氣，所以為肝膽濕熱證。

膽主決斷，指膽在精神意識思維活動中，具有判斷事物，作出決定的作用。此一功能對於防禦和消除某些精神刺激的不良影響，以維持血氣的正常運行，確保臟腑之間的協調關係，有著極為重要的作用。膽氣豪壯者，劇烈的精神刺激對其所造成的影響較小，且恢復較快；膽氣虛怯者，受到不良的精神因素刺激時，則易形成疾病，出現膽怯易驚、善

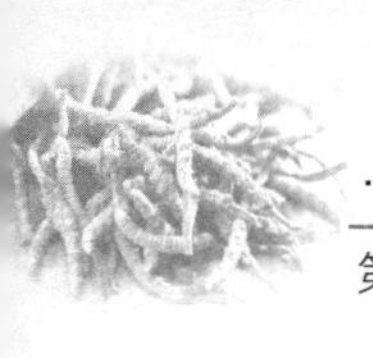

恐、失眠、多夢等精神情志病變。《靈蘭秘典論》說：「肝者，將軍之官，謀慮出焉。膽者，中正之官，決斷出焉。」膽主決斷的功能實以肝為其憑藉。肝藏血，為人體動能的來源；少陽氣「布政之常為茂化」，膽能維持精氣血津液的正常運行和代謝，使機體氣足神旺，其實也是厥陰少陽體用關係的發揮。膽氣旺者有較優的決斷能力，較不受不良精神因素的影響，不過是血氣旺實，身體強健的緣故罷了。

(二)胃

主要生理功能：1主受納水穀，2主腐熟水穀

生理特性：1主通降，2喜潤惡燥

胃是機體對飲食物進行消化吸收的重要臟器，故有「水穀之海」的稱號。機體氣血津液的化生，都依賴於飲食中的營養物質，故胃又稱為「水穀氣血之海」。胃稟陽明燥氣所生，陽明氣的特性清勁有力，「為司殺府」，「氣化之常為收」，陽明處於「陽殺陰藏」之正中階段，「萬物之所以收成也」，胃之稟氣如此，故為受納、腐熟水穀的重要場所。脾與胃相表裡，胃氣的功能必須與脾氣的運化功能相配合，才能將水穀化為精微，進而化生精氣血津液，供養全身。

胃主通降的生理特性，是指胃氣宜保持通暢下降的運動趨勢，與燥金之氣主收、主斂

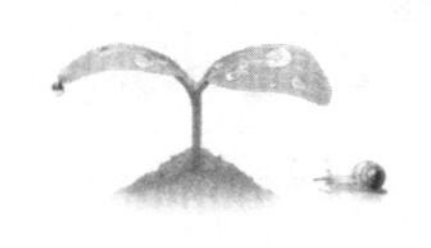

的特性有關。《靈樞・陰陽清濁》說：「受穀者濁，受氣者清。清者注陰，濁者注陽。濁而清者，上出於咽，清而濁者，則下行。」脾氣主升清，胃氣主降濁，這是太陰陽明氣所扮演的角色差異，所以脾宜升則健，胃宜降則和，脾胃升降協調，共同促進飲食物的消化吸收。

胃喜潤惡燥的生理特性，一般的認知是：胃為陽土，故其病易成燥熱之害，胃中津液每多受損。然而陽明本來就是燥氣，何以反而惡燥？陽明「德化之常為燥生，終為涼」，可見燥、涼是其正常的氣化特性。燥熱則不然，熱盛乘金，金遇熱則失其收斂之性，同時也不利於通降，所以燥熱才是胃之所惡。陽明「氣化之常為收、為霧露」，「胃喜潤」是為了保持其正常氣化——「霧露」之性；「胃惡燥」則是避免燥熱之為害。

(三)小腸

主要生理功能：1主受盛化物，2主泌別清濁

小腸接受胃腑下傳的食糜而盛納之，並進一步將其化為精微和糟粕兩部分，即受盛化物的功能。食糜在作進一步消化的過程中，隨之分為清濁兩部分：清者即水穀精微和津液，由小腸吸收；濁者即食物殘渣和部分水液，通過闌門傳送至大腸。小腸吸收水穀精微和大量的水液進入體內，同時將臟腑代謝後產生的濁液下輸腎和膀胱，成為尿液生成之

源。小腸手太陽之脈氣化屬太陽，其「司化之常為寒府、為歸藏」。太陽是「陽殺陰藏」之最終階段，「歸藏」者，「萬物之所以合藏也」，所以小腸成為水穀精微和水液最主要的吸收場合。小腸與心由手太陽經與手少陰經相互屬絡而構成表裡關係，小腸所吸收的飲食物養分先經過肝臟而後進入心臟成為心血的成分，應該也是這種表裡關係所彰顯的意義之一；從六氣的觀點來解釋，這是太陽氣有所謂「德化之常為寒生，中為溫」的道理。太陽為六氣之終，當此之時陰別陽離，天氣歸，地氣藏，這就是小腸能夠「泌別清濁」的原因。

(四)大腸

主要生理功能：1主傳化遭粕，2主津

大腸接受由小腸下傳的食物殘渣，吸收其中多餘的水液，其餘的形成糞便，最終排出體外，故大腸稱為「傳導之官」。大腸在傳導食物殘渣的過程中，將其中的水液吸收，並形成糞便，即燥化作用的發揮。食物殘渣在大腸逗留期間，可吸收利用的部分只剩下水液，所以說「大腸主津」。大腸的稟氣也是陽明燥氣，因此大腸的生理功能所表現的不離陽明氣收、燥、涼、堅的特性。涼燥是大腸正常的氣化狀況，寒濕或燥熱都是病態，導致的結果不是腹痛泄瀉，就是秘結不通。

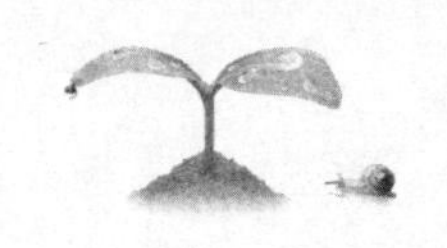

大腸與肺由手陽明經與手太陰經的相互屬絡而構成表裡關係。手經之氣皆先走於上焦，然而大腸卻位於下焦，其中有什麼生理功能上重要的意義呢？《素問・痺論》說：「衛者，水穀之悍氣也。其氣慓疾滑利，不能入於脈也。故循皮膚之中，分肉之間，熏於肓膜，散於胸腹。」衛氣由水穀之氣所化生，那麼生成的場所呢？有謂出於上焦者，有謂出於下焦，也有謂出於上焦者，莫衷一是。《靈樞・營衛生會》說：「營出於中焦，衛出於下焦」，如果聯繫上大腸的稟氣來看，衛氣出於大腸，也就是下焦，應屬合理，因與陽明燥氣的特性吻合。燥氣的特性為清勁，勁者，強也、力也，「同聲相應，同氣相求」，所以稟氣為陽明的大腸會聚的當然是水穀慓悍之氣，並藉著它與肺的表裡關係及肺主氣的功能，迅速地上走皮膚分肉之間，熏肓膜，散胸腹。陽明「氣化之常為收、為霧露」，收故能衛外，霧露之性故能使肌膚潤澤。「陽者，衛外而為固也」，手經主天氣，手陽明經的功能是由大腸來的。

(五)膀胱

主要生理功能：1 貯存尿液，2 排泄尿液

膀胱的貯尿和排尿功能依賴腎與膀胱之氣的升降協調。腎氣激發尿液生成，並控制其排泄；膀胱之氣推動膀胱收縮而排尿。膀胱與腎由足太陽膀胱經與足少陰腎經相互屬絡而

構成表裡關係。腎與膀胱之氣相互協調，則膀胱開合有度，尿液可及時從溺竅排出體外。腎的生理特性主蟄守位，最重要的功能是藏精，精足則腎氣充，陰陽協調有度，調節水液的功能就能夠正常發揮。反之，腎精不足、腎氣不充，會直接影響膀胱的功能。膀胱的稟氣——太陽，為寒府，其「布政之常為藏化」，足太陽屬於地之氣，水液為寒氣所化，水與寒氣相親，水液收集貯藏與膀胱的稟氣有關，所以稱膀胱為「州都之府，津液藏焉」。

（六）三焦

主要生理功能：1運行水液，2通行諸氣

主要生理特點：1上焦如霧，2中焦如漚，3下焦如瀆

三焦的概念有六腑之三焦及部位之三焦。六腑的三焦，其形態結構大多認為是指腹腔中的腸系膜及大小網膜等組織。這些組織能通透水液，可為胃腸中水液滲透到膀胱中去的通道。作為六腑之一的三焦，其功能是疏通水道，運行水液，即《靈蘭秘典論》所說的「三焦者，決瀆之官，水道出焉。」

將人體劃分為上中下三部分，包含了上至頭下至足的整個人體，已超出實體六腑的概念，則屬於部位三焦的概念。部位三焦的總體生理功能是通行諸氣和運行水液。

通行諸氣，指三焦是諸氣上下運行之通路。腎精所化之元氣自下而上運行至胸中，布

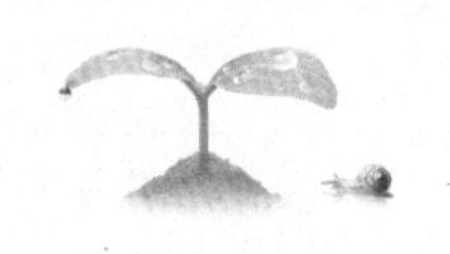

散於全身；胸中氣海中的宗氣自上而下到達臍下，以資先天元氣。（註九）一身之氣皆以三焦為通路。通行諸氣的功能乃源於《難經・三十八難》「三焦者，原氣之別使也」以及「主持諸氣」之論。

全身水液的疏布和排泄，由肺、脾、腎等臟的協同作用而完成，但以三焦作為升降出入的通道。三焦水道通利，是實現調節水液輸布及代謝作用的前提，所以三焦在水液代謝方面有協調平衡的作用，稱作「三焦氣化」。

以上是藏象學說有關三焦方面的論述。從六氣的觀點來看，三焦的經脈稱為手少陽經，故知三焦之稟氣為少陽。少陽氣的特性：「時化之常為炎暑，司化之常為熱府、為行出，氣化之常為長、為蕃鮮，德化之常為火生，終為蒸溽，布政之常為茂化」，顯見是夏季的氣化現象。《四季調神大論》說：「夏三月，此謂蕃秀，天地氣交，萬物華實」，蕃秀時節少陽氣當令。注意此時的特點是「天地氣交」，其意為地氣上騰，天氣下降，這是少陽司氣時最重要的特徵。太陽、陽明、少陽在氣化的流程上各有不同的職司地位，《陰陽離合論》說：「太陽為開，陽明為闔，少陽為樞」，少陽所扮演的是出入運轉的角色。《醫宗金鑑・傷寒論注・辨少陽病脈證並治篇》說：「少陽主春，其氣半出地外，半在地中，人身之氣亦如之，故主半表半裡也。半表者，謂在外之太陽也；半裡者，謂在內之太陰也。」綜合上述論點來看少陽三焦的地位，天地之氣在此交會，地氣上騰於天，天氣下降於地，陽化氣，陰成形，所以能萬物華實，天地蓄秀，說明三焦介於表裡之間，為人體氣機升降出入的樞紐。由於這個地位，理所當然的是諸氣運行的通路，水液輸布及代謝的管道。

人體氣機的升降，從整體化約的角度來說，是上下、內外循環運行的狀況，但從三焦部位的劃分及它們的生理特點來看，還存在著各區段自身的升降循環，而且所發揮的生理功能也各自不同，這就是「上焦如霧，中焦如漚，下焦如瀆」（《靈樞・營衛生會》）所代表的意涵。上中下三焦部位的劃分，一般將膈以上的胸部，包括心、肺兩臟，以及頭面部，稱為上焦；膈以下、臍以上的上腹部，包括脾胃和肝膽等臟腑為中焦；臍以下的部位為下焦，包括小腸、大腸、腎、膀胱、女子胞、精室等臟器以及兩下肢。上焦的生理特點是主氣的宣發與升散，即宣發衛氣，布散水穀精微和津液以營養滋潤全身。將上焦的生理特點概括為「如霧」，喻指心肺輸布氣血的作用。中焦具有消化、吸收並輸布水穀精微和化生血液的功能。將中焦的生理特點概括為「如漚」，生動地表述了脾、胃、肝、膽等臟腑消化飲食物的生理過程。下焦的功能主要是排泄糟粕和尿液，將它的生理特點概括為「如瀆」，喻指腎、膀胱、小腸、大腸等臟腑生成和排泄二便的功能。部位之三焦，上中下三部位的生理特點其實代表的是不同臟腑器官的功能活動。臟腑之間、臟腑與組織之間、臟腑與官竅之間無時無刻不在進行著「天地氣交」的活動，以維持正常的生理運作；

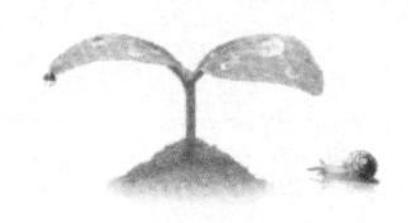

從上焦「如霧」到下焦「如瀆」，其實都是一身之氣的變化，《難經》說的沒錯，「三焦者水穀之道路，氣之所終始也」。三焦，既是「氣交」進行的場合，也是氣化過程中的一個環節。

（註一）《素問．六節藏象論》：帝曰：藏象何如？岐伯曰：心者，生之本，神之變也，其華在面，其充在血脈，為陽中之太陽，通於夏氣。肺者，氣之本，魄之處也，其華在毛，其充在皮，為陽中之太陰，通於秋氣。腎者，主蟄封藏之本，精之處也，其華在髮，其充在骨，為陰中之少陰，通於冬氣。肝者，罷極之本，魂之居也，其華在爪，其充在筋，以生血氣，其味酸，其色蒼，此為陽中之少陽，通於春氣。脾胃大腸小腸三焦膀胱者，倉廩之本，營之居也，名曰器，能化糟粕，轉味而入出者也，其華在脣四白，其充在肌，其味甘，其色黃，此至陰之類通於土氣。凡十一藏取決於膽也。

（註二）《中醫基礎理論》孫廣仁主編——北京中國中醫藥出版社，2002．8

（註三）同右

（註四）《太素》、《甲乙經》，均作「陰中之太陰」，據改。

（註五）《靈樞·九針十二原》和《靈樞·陰陽繫日月》二篇均作「陰中之少陽」，據改。

（註六）《素問·至真要大論》

（註七）《中醫基礎理論》孫廣仁主編——北京中國中醫藥出版社，2002·8

（註八）《素問·至真要大論》

（註九）《中醫基礎理論》孫廣仁主編——北京中國中醫藥出版社，2002·8

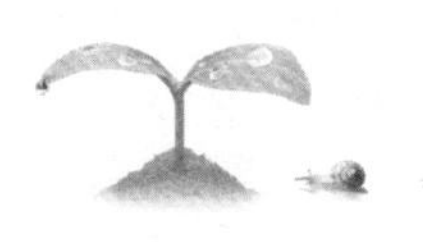

第二節　以六氣觀點解讀十二經脈氣的意義

人體由臟腑、形體、官竅、經絡構成。「陰在內，陽之守也；陽在外，陰之使也」（《陰陽應象大論》）、「陰者藏精而起亟也，陽者衛外而為固也」（《生氣通天論》），根據《內經》這些理論，人體結構層層由內而外，以五臟為核心，其次是六腑，再次為經絡系統，最外圍是形體、官竅。人體的精氣血神津液等由五臟與六腑之間的交互作用而生成，而經絡系統則居間發揮溝通聯繫、感應傳導及運輸、調節等功能。

經絡系統是由經脈與絡脈相互聯繫、彼此銜接而構成的體系。經絡系統將人體的組織器官、四肢百骸聯絡成一個有機的整體，並通過經氣的活動，調節全身各部的機能，運行氣血、協調陰陽，從而使整個機體保持協調與相對平衡。所謂經氣，即經絡之氣，概指經絡運行之氣及其功能活動。經氣源自於臟腑，為臟腑之精氣所化，所以能傳遞臟腑的信息，執行所屬臟腑的功能。

經絡學說是研究人體經絡系統的概念、構成、循行分布、生理功能、病理變化及其與臟腑形體官竅、精氣血神之間相互聯繫的基礎理論，是中醫學理論體系的重要組成部分。（註一）

對於指導針灸臨床而言，經絡學說更是其核心理論。過去數十年以來海內外均曾致力於經絡的研究，現代科技為深入研究提供了良好的技術與方法，研究結果已經肯定經絡的客觀存在。「在此基礎上，並用經絡冷光、經穴聲信息、紅外線熱象儀等多種儀器和方法探索經絡實質。」(註二)循此研究趨勢發展，相信不久的將來，經絡循行將有更全面、更詳細地描述，經絡的實質及其作用也會有更明確的認識。

創於三千年前的古老學說，經過現代科學的研究終於獲得確認，令人感到鼓舞，證明《內經》的理論絕非古人平空杜撰，確實有可以信靠的基礎；換言之，不論其得自於什麼方法，它們畢竟屬於能以科學實證態度來面對的理論。我們樂見利用現代的技術和方法繼續作深入研究，或許有一天確能讓經絡學說呈現更清晰的面貌。

曾經翻閱現代針灸治療學，書中有一段內容如是說道：「辨證論治是中醫各科臨床治療的特點，但以往不被針灸臨床所重視，因此對內臟病的治療方法較簡單，或僅用單方式的治法，從而影響療效。」(註三)以上這段話頓時撩起了筆者心中多年的迷惑，對照古代的針灸著作，多半只有對某病選用某經某穴的記載，確實缺少有關辨證論治方面成套的闡述。理法方藥的完整性本來是中醫各科所強調的原則，但過去的針灸治療在這方面為何顯得如此的不足？難道是經絡學說的理論不夠完整嗎？以明人楊繼洲的作品《針灸大成》為例，該書號稱集大成之作，所有治療學方面的相關資料也只有某穴能治某病的內容而已，而且要想從中理出個系統頭緒來，往往只有望書興嘆的份。然而，經絡學說與刺法理論在《素問》、《靈樞》兩書中已有相當豐富的內容，筆者認為《內經》的理論有其一貫的脈

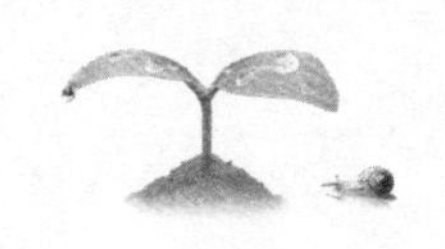

絡與完整性，藏象學說也罷，經絡學說也罷，都必須與五運陰陽學說結合起來解讀。辨證論治運用在針灸方面，理論與方法還是一樣的，以五運陰陽為工具，便能使經脈與腧穴的意義顯現出來，而有利於靈活運用。

經脈是經絡系統的主幹，包括正經、經別和奇經三大類。正經，即十二經脈，是經絡系統的核心組成部分，經別及絡脈都是從十二經脈中分出，彼此聯繫，相互配合而協同發揮作用。十二經脈，包括手三陰、三陽經及足三陰、三陽經，手足均以六氣為經脈命名，這樣的聯繫絕非偶然，必有重要的含意存在其中，本節試從六氣的觀點來探討經脈的實質意義。若能將十二正經的功能意義瞭解透徹，整體經絡系統的認識大概可以過半了。

十二經脈的循行走向總的規律是：手三陰經從胸走手，手三陽經從手走頭，足三陽經從頭走足，足三陰經從足走腹胸，陰陽相貫如環無端。《至真要大論》說：「身半以上，其氣三矣，天之分也，天氣主之。身半以下，其氣三矣，地之分也，地氣主之。」身半，以肚臍為界，所以手三陰三陽為天之氣，足三陰三陽為地之氣。天地陰陽在《內經》裡有很清楚的定義，這些概念不可不知。

（一）肺手太陰之脈

「是動則病肺脹滿，膨膨而喘咳，上盆中痛，甚則交兩手而瞀，此為臂厥。是主肺所生

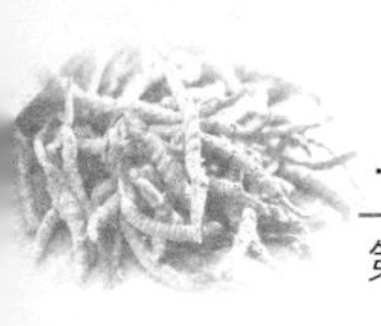

病者，咳、上氣喘渴、煩心胸滿、臑臂內前廉痛厥，掌中熱。氣盛有餘，則肩背痛，風寒，汗出中風，小便數而欠。氣虛則肩背痛寒，少氣不足以息，溺色變。」

肺氣失宣或肺失肅降，都會有喘咳等呼吸異常的表現，但臨床表現有所不同。肺氣失宣，多為外感引動內飲，阻塞氣道，表現為胸悶氣急或發為哮喘；若因肝火上炎，耗傷肺陰，肺失肅降，多致喘咳氣逆。兩者的病理病機不同。肺氣失宣是手太陰氣病，太陰為雨府，特性為濕、為濡，易感風、寒、濕等氣而致病，其病則多痰、多飲，故有氣道受阻，胸悶氣急等臨床表現。肺失肅降是肺金受病，金為燥氣之化，性涼德清，其用為固，其化為斂，「金得火而缺」（《寶命全形論》），金病則為燥、為熱，金氣不能肅降收斂，所以病咳喘氣逆。

外感或內傷致病，無論虛實，都會影響肺經脈氣的變動，所以說是動則病；其病徵或咳、或喘，而且經脈所過之處可有相應的體徵出現，此皆為肺所生之病。

（二）大腸手陽明之脈

「是動則病齒痛頸腫。是主津液所生病者，目黃口乾、鼽衄、喉痺、肩前臑痛、大指次指痛不用。氣有餘則當脈所過者熱腫，虛則寒慄不復。」

「熱勝則腫，燥勝則乾」，燥熱之氣犯於手陽明經，故病齒痛頸腫、目黃口乾、鼽

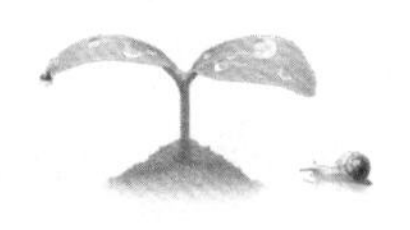

衄、喉痺。大腸主津，燥熱傷津，故主津液所生病。「六氣之為用，各歸不勝而為化，少陰熱化，施於陽明」（《六元正紀大論》），少陰為熱、少陽為火，二者皆可犯於手陽明而有如上之病症。病在經脈，相對於臟腑而言，病情尚屬輕淺，手陽明經脈氣盛，為上焦氣分病，津液因熱而受傷。經曰：「氣傷痛，形傷腫。故先痛而後腫者，氣傷形也」（《陰陽應象大論》）因熱傷氣，氣傷而後形傷，故當脈所過者熱腫。

「陽者，衛外而為固也」，手陽明與手太陰都主於衛氣的布散，手陽明之經氣虛，代表衛氣虛，衛外的力量不足，所以「寒慄不復」。

（三）胃足陽明之脈

「是動則病洒洒振寒，善呻數欠顏黑，病至則惡人與火，聞木聲則惕然而驚，心欲動，獨閉戶塞牖而處，甚則欲上高而歌，棄衣而走，賁響腹脹，是為骭厥。是主血所生病者，狂瘧，溫淫汗出，鼽衄，口喎脣胗，頸腫喉痺，大腹水腫，膝臏腫痛，循膺、乳、氣街、股、伏兔、骭外廉、足跗上皆痛，中指不用。氣盛則身以前皆熱，其有餘於胃，則消穀善飢，溺色黃。氣不足則身以前皆寒慄，胃中寒則脹滿。」

足陽明胃經起於鼻，循行於身前，下走於足跗。陽明，「司化之常為司殺府、為庚蒼」（註四），代表秋天肅殺之氣，當其氣至，萬物更改而成熟秀實。陽氣盛極而殺，陰氣

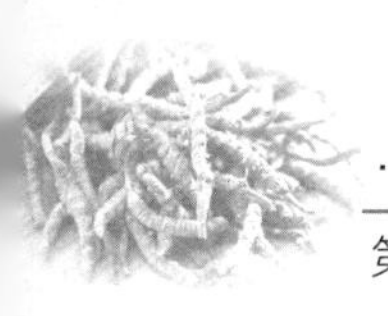

浸長而司藏，所謂「陽殺陰藏」者，正是陽明氣化的特性，因此胃能受納腐熟水穀，以資氣血津液的化生，所以有「太倉」、「水穀氣血之海」之稱。胃脾相合，為氣血生化之源，後天之本。李梴•《醫學入門》說：「中焦主變化水穀之味，其精微上注於肺，化而為血，行於經隧，以營五臟，週身。」中焦的生理特點其實就是胃脾的功能表現，如果足陽明經氣衰弱，勢必直接影響血液的生成，這是「主血所生病」的意義之一。這種情況下的臨床症狀多半表現為寒濕證，陽不足以衛外，則身以前皆寒慄；胃陽虛，故脹滿不食，寒濕嚴重者可導致大腹水腫。

足陽明胃經稟氣為燥，易受燥熱之害，故胃的生理特性喜潤惡燥。寒熱等邪氣入侵，常引起實熱症狀的陽明病，以陽明經多血多氣之故，因此，如狂瘧，溫淫汗出，鼽衄，口喎唇胗，頸腫喉痺等都是可能出現的病症。依邪熱的程度分別，有入氣、入營、入血的不同；依病位劃分，則有在經、在腑之別。足陽明經多熱傷氣血之病，這是「主血所生病」另一層意義之所在。

（四）脾足太陰之脈

「是動則病舌本強，食則嘔，胃脘痛，腹脹善噫，得後與氣則快然如衰，身體皆重。是主脾所生病者，舌本痛，體不能動搖，食不下，煩心，心下急痛，溏瘕泄、水閉、黃疸，不能臥，強立股膝內腫厥，足大指不用。」

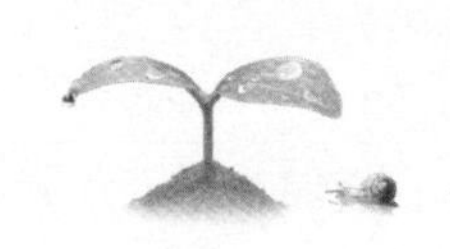

太陰，本氣為濕，其「令行之常為沉陰、為白埃、為晦瞑」，所以說重濁、黏滯、趨下、易傷陽氣等為濕邪的特點。太陰「德化之常為濕生」，可知足太陰經其性本濕，無論是因脾虛而生濕，或因濕而困脾，都可致太陰之氣化失常，失常則化氣不用，於是而有濕邪產生，即使是病在經脈，其本在於脾用不化，所以說「主脾所生病」。腹脹善噫，食不下，身體重，煩心，溏泄或瘕泄等為濕淫所致之本病。太陰「氣變之常為大雷霆、驟注、烈風」，脾病可引發肝風相火，所以有舌本強，食則嘔，心下急痛，胃脘痛，黃疸等肝脾同病之症候。水閉者，水濕泛溢，脾病及腎，脾腎同病所致。

（五）心手少陰之脈

「是動則病嗌乾、心痛，渴而欲飲，是為臂厥。是主心所生病者，目黃脇痛，臑臂內後廉痛厥，掌中熱痛。」

少陰，本氣為熱，但正常的心氣作用為「暄」，代表血液循環，以溫暖全身的作用。心的相關病證，如心火亢盛、心血虛、心陰虛、心氣虛、心陽虛、心脈痺阻等，常反射於手少陰經而有如經文所述之諸見症。少陰「氣變之常為大暄、寒」，所以心病症狀有時為熱，有時為寒，依證候而定。熱則嗌乾欲飲，寒則心痛，或經脈所過之處因寒厥而痛。

（六）小腸手太陽之脈

「是動則病嗌痛頷腫，不可以顧，肩似拔，臑似折。是主液所生病者，耳聾目黃頰腫，頸頷肩臑肘臂外後廉痛。」

太陽「布政之常為藏化」，「時化之常為寒雰」，小腸與膀胱都秉氣於太陽，氣化的特性相同，然而一為手經，一為足經，地位功能因此而有異，小腸主內液的生成與維持，膀胱主尿液的貯存與排泄。津液是構成人體和維持生命活動的基本物質之一，液的質地較濃稠，流動性小，灌注於骨節、臟腑、腦、髓等，起濡養作用。津液入脈，成為血液的重要組成部分，還有充養血脈，調節血液濃度的作用。內液的生成與維持依賴的就是太陽氣藏化的特性。由於津液能調節血液濃度，使血液循環正常，津液的代謝又是維持人體體溫相對恆定的要素，所以「德化之常為寒生，中為溫」，是手太陽另外一個重要的特性。

太陽之本為寒氣，故其本身易感寒濕而為病，若寒濕聚於小腸，則可為腹痛泄瀉等病。若寒濕不在腑而在經脈，則可有肩似拔，臑似折等疼痛症狀發生。太陽有「中為溫」的特性，因此也易生熱病，手太陽經自手小指端上行臂臑肩背，循頸上頰至目銳眥，卻入耳中，故其脈病則可見嗌痛頷腫，耳聾目黃，肩頸肘臂疼痛等熱性症狀。

（七）膀胱足太陽之脈

「是動則病衝頭痛，目似脫，項如拔，脊痛腰似折，髀不可以曲，膕如結，踹如裂，是為踝厥。是主筋所生病者，痔、瘧、狂癲疾，頭顖頂痛，目黃淚出、鼽衄，項背腰尻膕

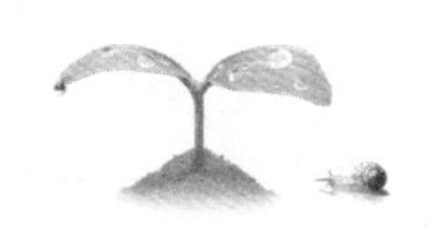

踹腳皆痛，小指不用。」

足太陽膀胱經為十二經脈當中循行最長，腧穴最多的經脈。從頭頂至足趾，遍歷人身上中下三部位，全經六十七個腧穴，而有不同於一般的重要性。對於治療臟腑病變極具重要性的背俞穴即位於背腰部的膀胱經第一側線上，與位於胸腹部的募穴合稱「俞募穴」，都是臟腑之氣輸注和匯聚的部位。本經主治範圍廣大，包括頭面五官病，項、背、腰、下肢病證、神志病、以及臟腑病證和有關的組織器官病證。經脈所過之處有幾個特別值得注意的地方：1起於目內眥，上額，交顛；2從顛入絡腦；3夾脊抵腰中，入循膂，絡腎，屬膀胱。這些特殊的循行部位以及太陽氣的特性，是說明該經功能與主治的重要途徑。

就太陽膀胱腑的生理功能而言，就只有貯存與排泄尿液而已，然就足太陽經脈而言，其功能作用顯然並不僅止於此。

關於太陽的概念如何才是正確的認識？太陽也稱為巨陽，《素問・熱論》說：「巨陽者，諸陽之屬也，其脈連於風府，故為諸陽主氣也。」太、巨都與大的意思相通，足太陽經與全身上下的陽氣都有聯繫，通過風府穴與督脈、陽維脈相會，而主持全身的陽氣。這可能是該經被稱為太陽或巨陽的理由之一。此外，三陽裡面，太與少相對，少者，始出於地而在下，相對而言，則太有長及在上位之意；太陽，表示陽氣位於最高之處，意即陽氣行於天。陰陽恆相隨，且是一體的兩面，當陽氣來到至高之處時，陰氣隨之也至於壯盛的

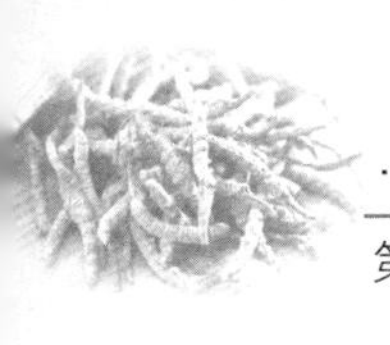

階段，此時天氣歸，地氣藏，各司其職，稱為歸藏，所以說「太陽司化之常為寒府、為歸藏」。太陽雖是三陽之長，但其氣化特性為寒，而不是熱，這點可能與一般的認知相左。陽氣在天，故太陽氣布散於頭頂與體表等處；頭腦清則明，肌表涼則和，此皆正常的生理狀況，然必賴太陽氣的正常運作始能維持。人體的頭與背部為陽，所以為足太陽經循行的部位。《靈樞・營衛生會篇》說：「衛氣行於陰二十五度，行於陽二十五度，分為晝夜，故氣至陽而起，至陰而止⋯故太陰主內，太陽主外。」另外《靈樞・衛氣行篇》也說：「平旦陰盡，陽氣出於目，目張則氣上行於頭，循項下足太陽，循背下至小指之端。」可見衛氣以足太陽經脈為主要布散管道，使得足太陽可以起到衛外的作用；《醫宗金鑑・傷寒論注》謂「太陽主表，為一身之外藩，總六經而統榮衛。凡外因百病之襲人，必先於表。表氣壯，則衛固榮守，邪何由入？」，此說正是「陽者，衛外而為固」之道理的發揮。

太陽「氣化為藏、為周密」的特性可以概括膀胱經整體的功能。足太陽經從頭下行至足，其脈氣以降為順，若外感或內傷為病，脈氣因而厥逆；在上，則病衝頭痛，而有目似脫，項如拔等症狀，在下則有脊痛腰折，髀不能曲，膕如結，踹如裂等腰尻膕踹腳強直性疼痛的病徵。經曰：「是主筋所生病者」。蓋足太陽經脈所過之處與足太陽經筋之部位相應，足太陽之筋即《生氣通天論》所謂的大筋，該篇說陽氣因於濕邪而失所不彰，以致於

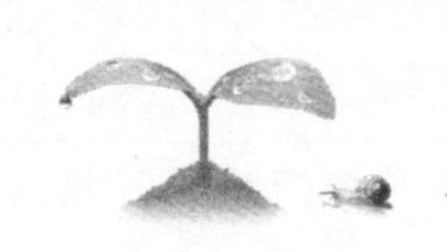

「大筋緛短，小筋弛長，緛短為拘，弛長為痿」，大筋病多為拘急痙攣，即所謂的痙病。《金匱要略》辨痙病，有謂「病者身熱足寒，頸項強急，惡寒，時頭熱，面赤，目赤，獨頭動搖，卒口噤，背反張者，痙病也」，及「太陽病，發熱無汗，反惡寒者，名曰剛痙。太陽病，發熱汗出，而不惡寒，名曰柔痙。」張仲景直接點出了太陽病可致痙這個命題。由此可知痙病的特徵是頸項強急及背反張，病因是六淫等虛實邪氣犯於足太陽經而為病，發病的理由是太陽氣的藏化作用受到干擾而不能發揮所致。

太陽脈氣不足或氣絕時，大筋所表現的症狀更是突出，經中多處有記載；如「太陽之脈，其終也戴眼、反折、瘈瘲，其色白，絕汗乃出，出則死矣。」（《診要經終論》）、「足太陽氣絕者，其足不可屈伸，死必戴眼。」、以及「瞳子高者，太陽不足，戴眼者，太陽已絕。」（《三部九候論》）等都是例證。

（八）腎足少陰之脈

「是動則病飢不欲食，面如漆柴，咳唾則有血，喝喝而喘，坐而欲起，目䀮䀮如無所見，心如懸若飢狀，氣不足則善恐，心惕惕如人將捕之，是為骨厥。是主腎所生病者，口熱舌乾，咽腫上氣，嗌乾及痛，煩心心痛，黃疸腸澼，脊股內後廉痛，痿厥嗜臥，足下熱而痛。」

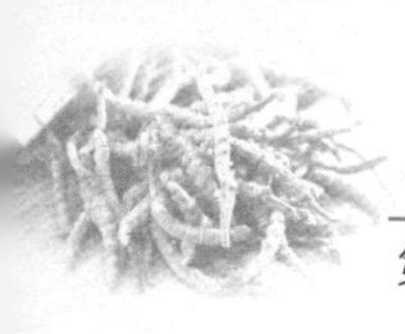

腎臟本身於五運屬水，生理特性是主蟄守位，功能主司藏精。腎精所化之腎氣，《難經》稱之為「腎間動氣」或「生氣之原」，為「五藏六府之本，十二經脈之根」，即人體的元氣。它的意義在於腎氣能推動和調節臟腑氣化，這個作用乃透過足少陰經的功能來發揮。

「少陰者，冬脈也，伏行而濡骨髓者也」（《靈樞・經脈》），所謂「冬脈」，意指足少陰氣潛藏於裡具有溫煦臟腑骨髓等組織的作用，這是由於少陰「時化之常為暄」的特性。足少陰氣即腎氣，其來源於腎精，若足少陰經表現較正常活躍時，其實反映的是腎藏精功能不足，身體因此反而出現熱象，「口熱舌乾，咽腫上氣，嗌乾及痛，煩心心痛，脊股內後廉痛，痿厥嗜臥，足下熱而痛」等即是在這種狀況下可能出現的內熱症狀，即所謂的腎陰虛證。少陰「氣變之常為大暄、寒」，足少陰病有熱象，也有寒象，所以其人雖飢而不欲食；若足少陰熱邪內傷於肺，「咳唾則有血，喝喝而喘」亦是其可能的見症；「面如漆柴，坐而欲起，目𥆨𥆨如無所見，心如懸若飢狀，氣不足則善恐，心惕惕如人將捕之」等等，無一不是腎精失藏的病徵，所以說足少陰經脈病乃主腎所生病。

（九）心主手厥陰心包絡之脈

「是動則病手心熱，臂肘攣急，腋腫，甚則胸脅支滿，心中憺憺大動，面赤目黃，喜笑不休。是主脈所生病者，煩心心痛，掌中熱。」

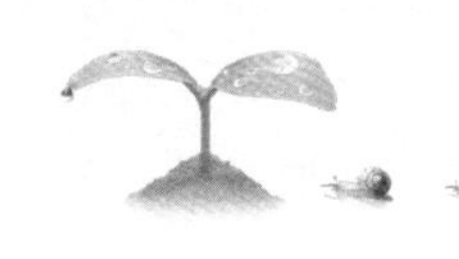

《靈樞・邪客篇》說：「諸邪之在於心者，皆在於心之包絡。」心包主脈所生病，是以心病多以脈病為先。厥陰氣「令行之常為撓動、為迎隨」，心包絡秉厥陰之氣，其功能為推動血液前進，保持血行順暢，所以說「時化之常為和平」。厥陰風氣喜條達而惡抑鬱，若邪氣客於心包絡，則為心氣、血液、神志諸病。

（十）三焦手少陽之脈

「是動則病耳聾渾渾焞焞，嗌腫喉痺。是主氣所生病者，汗出，目銳眥痛，頰痛，耳後肩臑肘臂外皆痛，小指次指不用。」

三焦的生理功能是通行諸氣、運行水液，為全身進行氣交、氣化的場合，所以說主氣所生病。少陽「時化之常為炎暑」、「德化之常為火生」，其氣為火，火性炎上，手少陽經氣有餘，常見的是熱症，所以有耳聾渾渾焞焞，嗌腫喉痺、汗出、目銳眥痛、頰痛等症狀。「氣化之常為長、為蕃鮮」，這是少陽正常氣化時的狀況。「氣變之常為飄風、燔燎、霜凝」，少陽氣異常時的表現，風熱寒三者都有。

（十一）膽足少陽之脈

「是動則病口苦，善太息，心脇痛不能轉側，甚則面微有塵，體無膏澤，足外反熱，是謂陽厥。是主骨所生病者，頭痛頷痛，目銳眥痛，缺盆中腫痛，腋下腫，馬刀俠瘿，汗

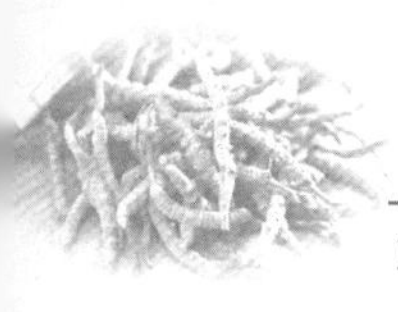

出振寒，瘧，胸脇肋髀膝外至脛絕骨外踝前及諸節皆痛，小指次指不用。」

膽與肝相為表裡，厥陰為體，少陽為用。正常情況下，肝氣宜升，膽氣宜降。實際上少陽「德化之常為火生」，其特性為炎上。少陽「氣變之常為飄風、燔燎、霜凝」，其經脈氣的變動，可能有風熱寒三氣的變化現象；飄風之象，如頭痛、眩暈、中風、驚風、癲癇、口眼歪斜、頸項強痛、胸滿脇痛等症狀；燔燎之象，如耳鳴耳聾、目赤腫痛、齒痛、頰腫頷痛、鼻衄鼻窒、咽喉腫痛、瘰癧、腋腫等實熱病症；霜凝之象，如汗出振寒、瘧、疝氣腹痛、腹瀉、小便不利、水腫、上肢痺痛、下肢痿痺麻木、半身不遂等症狀。

膽汁分泌不足，飲食水穀無法正常消化和吸收，營衛之氣生化不足，肌膚因而失去潤澤，以致於看上去有如「面微有塵，體無膏澤」之狀。膽病常累及肝，故有「口苦，善太息，心脇痛不能轉側」等見症；「火勝則地固」，脇痛也極有可能是因膽結石所引起。少陽經氣有餘，火性炎上，上實下虛，故稱為陽厥。

謂足少陽之脈「主骨所生病者」，可能的理由有二：一方面與營氣的生成障礙有關，後天奉生之資，莫貴於營血；另一方面足少陽下接於足厥陰肝經，足少陽厥逆於上，陽勝則陰病，肝經「藏」的作用因此受到影響。根據《陰陽別論》，「厥陰為闔」，三陰之離合，不得相失，名曰「一陰」，今厥陰失常，陰經的整體功能必受波及，精血生成與濡養骨髓的作用因此產生問題。八會穴中，筋會陽陵泉，髓會絕骨(懸鐘穴)，二者都是本經脈

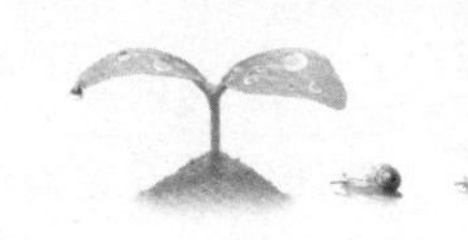

之腧穴，其特殊的功能主治是否就因為這個道理呢？

（十二）肝足厥陰之脈

「是動則病腰痛不可以俛仰，丈夫㿗疝，婦人少腹腫，甚則嗌乾，面塵脫色。是肝所生病者，胸滿、嘔逆、飧泄、狐疝、遺溺、閉癃。」

足厥陰之脈起於足大趾外側，經足、踝、膝、股、少腹、胸脇，循頏顙，連目系，上額與督脈會於巔，其脈氣升散，與肝氣喜條達而惡抑鬱的生理特性吻合。肝藏血而主疏泄，其氣柔，其性暄，其德和，其用動，其化榮，其政散，其令宣發，是以肝經所生病多與肝氣鬱結、肝失疏泄、瘀血痺阻等病機有關。胸滿脇痛、嘔逆、腹脹腹痛、腸鳴腹瀉、黃疸、疝氣少腹痛、遺溺癃閉、以及婦科經帶病等都是這些病機下的常見病症。厥陰「氣變之常為飄怒、大涼」，飄怒是指肝陽上亢、肝風內動等證，如中風、癲癇、頭痛、目赤、口歪等症狀；大涼現象如疝氣、少腹痛、腰痛等是。

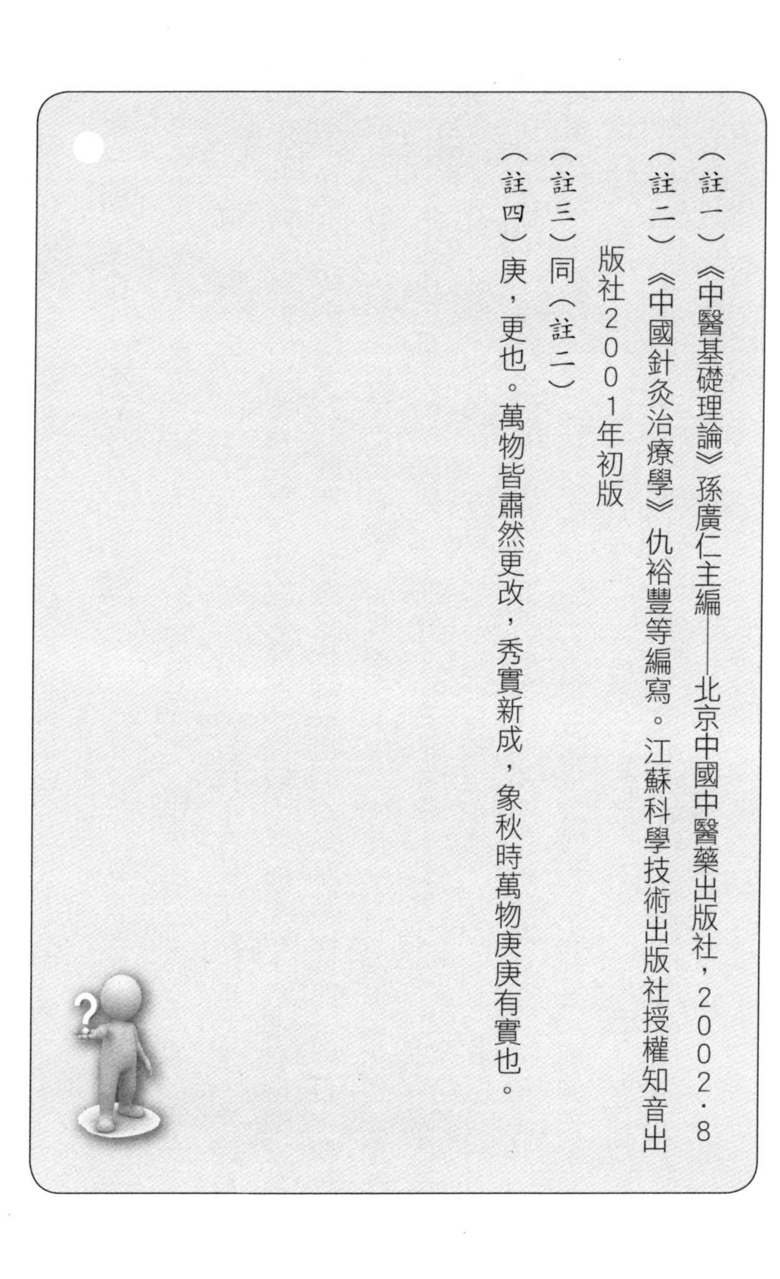

（註一）《中醫基礎理論》孫廣仁主編——北京中國中醫藥出版社，2002·8

（註二）《中國針灸治療學》仇裕豐等編寫。江蘇科學技術出版社授權知音出版社2001年初版

（註三）同（註二）

（註四）庚，更也。萬物皆肅然更改，秀實新成，象秋時萬物庚庚有實也。

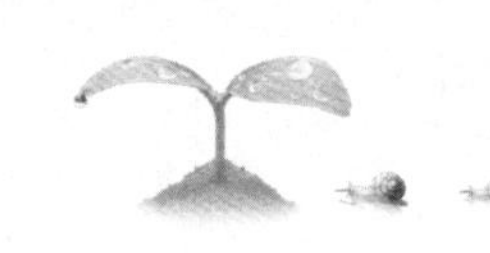

第五章　五運陰陽與疾病診斷

第一節　天地之氣對生化的影響

五運陰陽學說是中國古人研究大自然的智慧結晶。總結為天之氣六，地之氣五，以「正天之度、氣之數」（註一），作為建立曆法的理論根據。古代中國人依靠這一套曆法，使農作不失其時，因此得以維持民族之生存與發展，歷數千年而不殆，故昔日視農業為立國之大本，甚至一切文化方面的創造也都與之有盤根錯節的深厚關係。即至今日，傳統曆法，俗稱農民曆者，民間使用仍舊普遍，足以證明其擁有文化上不易磨滅的價值。遺憾的是越來越少人知道傳統曆法的精神與妙用所在。經長期觀察，筆者認為二十四節氣的準確度可達百分之百；試舉一例為證，春雷乍響必定在驚蟄日前後，這便是經文所說的「謹候其時，氣可與期」的事證。倘若有不依時而至的現象，那叫作「失時反候，五治不分」；氣候反常，則不免有旱、澇之類的天災發生，生態即隨之改變，古人稱為「邪僻內生」。《五常政大論》說：「不知年之所加，氣之同異，不足以言生化。」所謂年頭好壞是可以預知的，古時候憑藉這套獨特的曆法即能預測一整年的氣候。天氣預測所倚靠的不是占卜，而是日漸被人淡忘的農民曆。

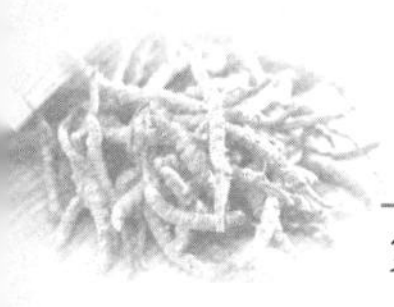

傳統曆法獨特之處在於它必須同時完成兩項工作，不但要能「正天之度」，還要能「正氣之數」。「正天之度」是根據天象日月星辰的角度，標定地面的時間位置，這是計時計日的工作，即一般鐘錶日曆的功能；「正氣之數」則是推算生化之氣降臨的時間早晚，目的是要能「紀化生之用」。前者為世間一切曆法所共有，後者則是中國曆法獨有的特色。這個獨有的功能來自於何種理論？不是別的，正是世間獨一無二的理論——五運陰陽學說。《素問・六節藏象論》說：「夫六六之節，九九制會者，所以正天之度、氣之數也。天度者，所以制日月之行也；氣數者，所以紀化生之用也。」經文說用「六六之節」正天之度，即所謂「制日月之行」，這個目標較容易達成，現代國際通用的陽曆即屬於此類曆法。用「九九制會」正氣之數，即所以「紀化生之用」。如果沒有「氣數」的概念，就不可能創造出如此獨特的曆法來。

「氣數」是什麼？《六節藏象論》中有交代，該篇說：「夫自古通天者，生之本，本於陰陽，其氣九州九竅，皆通乎天氣。故其生五，其氣三，三而成天，三而成地，三而成人，三而三之，合則為九。九分為九野，久野為九藏，故形藏四，神藏五，合為九藏以應之也。」「天」在《內經》裡有二義，第一義是指宇宙而言，第二義指的是「天地者，萬物之上下也」的天。文內「皆通乎天氣」的天屬於前者，「三而成天」的天則屬後者。《內經》的觀點認為生命的本源與宇宙相通，它的根本是陰陽變化。因此，一切事物，

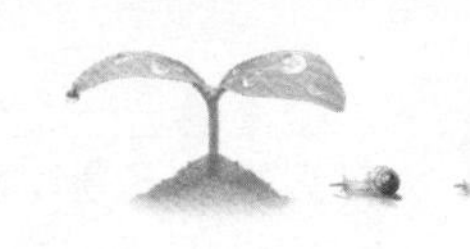

如九州大地、人的九竅都與宇宙的氣息相通。生命的原氣有五，它的根本則是「三氣」(註二)，都源自於宇宙的陰陽變化。「三」是讓宇宙生生不息，變化不斷的基數。「三之數」所代表的意義即如《老子》所說的：「道生一，一生二，二生三，三生萬物。」一代表天，二代表地，三代表人。天地間芸芸萬物，都不離「三」的變化。「三」代表天地人三階段(三才)的變化，而三才本身也各自有三階段的變化。天三、地三、人三，所以九為萬物生化之極數。任何生化能量都以九為極限，所以大地分為九野，人體有九藏，包含四個形藏與五個神藏(註三)，以與天地九之數相應。每一個生化現象，一為氣之始，九為氣之終。終而復始，中間有一個歸藏的階段，該階段以「十」代表。「十」為陽氣潛藏的時段，沒有生化現象，因此以九為生化的極數，生化之氣至九而止。經曰：「物生謂之化，物極謂之變」，所以一為化之始，九為化之終，而又為變之始。所謂「氣數」，乃指一至十個數所代表的氣化現象而言。經文上說「天以六六為節，地以九九制會」，意思是「正天之度」以六為循環的基數，「紀化生之用」的地氣以九表示一個生化階段的完成，實際上九即十的代表。

六六為節，九九為制，其意為：天之數六，六為三的兩倍，代表天氣的陰陽變化。六六相接，如環無端，呈現完整無缺的圓周運動，天道循環，週而復始，動而不息，所以說「六六之節⋯所以正天之度」。地之數五，倍五為十，代表地氣的陰陽變化。十中含九，表示地氣含藏充分的生化潛能，能夠孕育萬物，這便是「九九制會者：所以紀化生之用」的意思。只談數似乎太過於抽象，不容易會意。「六六之節，九九制會」的實質內涵即五運六氣，也就是《天元紀大論》所說的「寒暑燥濕風火，天之陰陽也，三陰三陽上奉之。木火土金水火，地之陰陽也，生長化收藏下應之」。據此以制訂曆法，除了運用數學計算以外，還須配合天文觀測，才能將天地陰陽的變化準確地定位下來。傳統用干支紀年的方法，按照《內經》理論，乃以地支配六氣、天干配五運，鮮有人知道其中竟然隱藏了重大的意義。

古人為何需要一部能夠「紀化生之用」的曆法？天地的變化能讓地上的動植物都隨之發生盛衰休旺的改變，可想而知，這對古代以農業為主的社會來說具有何等重要的意義。季節與地理環境都能影響生態環境，改變氣候與環境的因素在《內經》的理論裡都是以天地之氣的多少盛衰為基本觀點。《內經》曰：「不知年之所加，氣之盛衰，虛實之所起，不可以為工矣。」古代不但政府要負責治曆明時，農民要懂得看老天臉色，醫生也要知道當臨的時節歲運，這方面的知識絕對不可少。氣候的重要性是眾所皆知的，現代有更好的技術對地球大氣進行監測，能夠具體掌握氣團鋒面的動態，氣象預報較古代更為精確，但一般人只關心陰晴寒熱對於生活行動可能帶來的影響，很少有人知道自然環境的變化也會悄悄地在生物體內引起微妙的變化。現代醫學也知道某些疾病與氣候環境有很密切的關

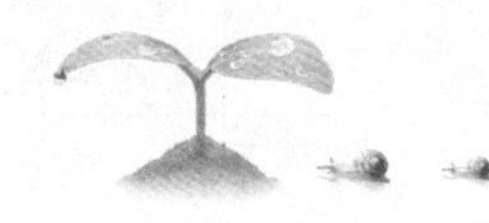

係，但還不像中醫學那樣，將天地之氣與生命的氣息視為一體。經曰：「氣交之分，人氣從之，萬物由之。」天地之氣的盛衰變化是很具體實在的，感覺特別靈敏的人或許能感應得到，生物群的感應較人類更為直接敏銳，仔細觀察生物的動態可以幫助我們應證這個道理。

位在北極圈內的阿拉斯加有許多不同於一般的北國風情，該地方盛產腳爪張開有如桌面般大小的大王蟹、芒果大的象鼻蚌、體巨肉豐的魚類，成群的麋鹿，以及身形碩大無比的棕熊與北極熊等等，這些都是拜特殊的氣候與地理環境所賜。鮭魚群季節性的洄游更是難得一見的奇景。每年六月鮭魚開始從大海中洄游，一批批的魚群最先出現於河海交會處，沿著河道蜂湧逆流而上。游經灘淺流緩的河段，須從河水兩邊成群的釣客人牆中穿越而過，此時正是魚群闖關挑戰的開始。只見釣客們甩著手中的釣竿，釣線此起彼落，在空中畫出優美的弧線，嗍的一聲落到河心當中。波光粼粼，魚群乍隱乍現，看似平靜的水面下此刻正進行著一場與老天搏命的生死遊戲。運氣差的很快就成了釣客們喜孜孜捧在手中的戰利品。僥倖闖關成功，好不容易來到原野中的溪流，也不見得是風平浪靜，悠遊快活的保證。如畫般的山河美景其實潛伏著重重殺機，隨處都可能是喪命暴屍之所。飢腸轆轆的棕熊及其他貪婪的掠食者不知何時會像伏兵般突然間殺出，無情地攫奪獵物。岸邊淺灘上隨處可見魚屍殘骸，新鮮的魚子散落一地，部分魚肚內臟尚在淺淺的溪水中擺盪，這些都是殘酷的事證。蓊鬱的大地，湛藍蜿延的溪流，生命譜出的樂章讓人感到既美麗又哀愁。天然環境設下的障礙也不少，有的河流在其中某處形成上下落差約一、兩公尺高的斷崖，河水從高處直瀉而下，在較低的河段形成漩渦與湍流。看過「鯉魚躍龍門」了嗎？眼前的場景想必極其相似。只見一波接著一波，奮力飛躍而起的魚兒，矯健的身姿媲美奧運選手而毫無遜色，所呈現的是一幅幅充滿了力與美的畫面。這當中，魚兒的命運有幸與不幸，有的一躍而過；有的力有未逮，躍起的高度不夠，從半空中摔了回來，運氣衰的還一頭撞向了岩壁；有的恰恰上了高處河段，不幸又被激流倒沖回來。還有更倒楣的，費盡了力氣一躍而過，誰知道却剛巧落到了守株待兔的熊吻當中。沒能躍過的魚兒只好在原處打轉，稍作喘息後繼續拼搏，看樣子不用盡最後一點氣力是絕對不會罷休的。近距離觀察這些鮭魚，有的確實已顯疲態，動作遲緩；有的已是遍體鱗傷，景況堪憐。闖關成功的魚兒也沒有就此化作了飛龍，仍然謹守本分地繼續向前游，一直到達溪流的盡頭。到達終點的鮭魚群彷彿除役後的老兵，悠閒地在清淺的溪水中徘迴。要不了多少時日，當山野都染紅的時候，魚群們開始忙碌了起來，紛紛在水底尋找適當的地點，為此生當中最重要的工作——產卵進行準備。產卵後的鮭魚身體不再丰滿，外表也轉為與季節相應的暗紅色，此時看上去各個都已顯得形容憔悴，氣息奄奄，差不多是油盡燈枯的時候了。轉眼間冬盡春來，山澗的積雪開始溶化，琉璃般的溪水再現，去年遍布河床的枯魚早已化作了塵土回

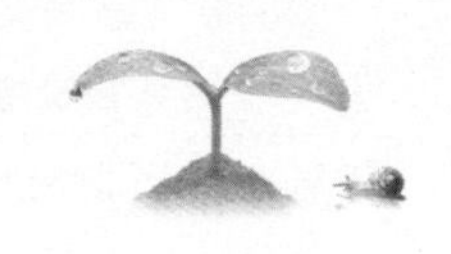

歸大地。時候到了，溪床上礫石縫中霎時冒出了成千上萬隻新生命，在水中悠游躦動⋯。時間大約經過一年，也不知是誰在發號施令，毫無例外地全體踏上新的生命旅程，成群順流而下，再度投入大海，經過若干時日以後才又返回故鄉，繼續傳遞生命的訊息。如此年復一年重複的生命故事，是誰編寫的劇本呢？鮭魚群為何能如此準確地完成他們生命中的任務呢？這種現象說明萬物生生化化全由天地之氣所主導，生物群的行為純粹出於本能。《內經》說形氣相感而化生萬物，物以類聚以及生命之種種現象不過是物類各從其性的表現而已。

人類對於季節變化的反應，除了衣著隨著溫度改變以外，身體是否也與天地之氣相應呢？答案當然是肯定的。問題是現代人的生活大多有嚴重地都市化傾向，心慮身勞無片刻稍歇的狀況下難以覺察罷了。人若能「恬淡虛無，精神內守」，一樣可以察覺四時氣息所帶來的不同感受。若從醫學的角度來觀察，也可以發現發病與季節氣候之間有著不易為人察覺的關係。

四時氣候對萬物生化的影響顯而易見。實際上根據運氣學說的理論，不止四時氣與生化有關，歲運氣對氣候與生態也有重要的影響。干支組合，六十年循環一周稱為一甲子，其中每年的歲運不同，一甲子代表六十種歲運，也就是六十種氣候型態。換言之，每年的氣候型態是可以預測的。沒搞錯吧？是的，《六元正紀大論》通篇的內容都是有關氣候型

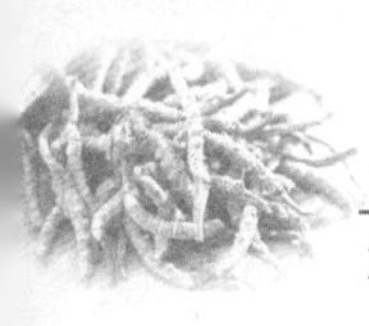

態的討論。茲節錄一小段內容作為參考：

帝曰：善。陽明之政奈何？岐伯曰：卯酉之紀也。

陽明　少羽　少陰，雨風勝復同，同少宮。辛卯、辛酉，其運寒雨風。

少羽（終）、少角（初）、太徵、少宮、太商

凡此陽明司天之政，氣化運行後天，天氣急，地氣明，陽專其令，炎暑大行，物燥以堅，淳風乃治，風燥橫運，流於氣交，多陽少陰，雲趨雨府，濕化乃敷。

卯、酉之年陽明司天。根據前述經文，辛卯、辛酉年中，一年的氣候型態是寒雨風盛行。今年恰巧是辛卯年，客氣為陽明司天、少陰在泉，主運為歲水不及。筆者曾於去年（庚寅）十一月裡嘗試預測十二月七日至次年二月四日期間及上半年的台灣天氣，預測內容如下：

地理範圍：以北台灣為主。

時間：十二月七日至次年二月四日。

預測：天氣多霧露雨雪。晴天時，氣溫回升，天清氣朗，間或有風。

上半年天氣預測：寒濕當道，多陰雨，雨後有風。

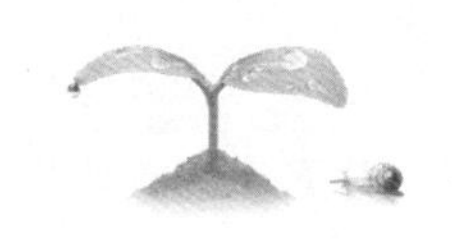

實際觀察結果：十二月七日至次年二月四日期間，僅有二月三、四日等少數幾天為晴朗有陽光的日子，其餘時間多半是陰雨寒濕的天氣，且一直持續著，進入三月仍然是寒冷中夾帶水氣的天數居多。三月二十六、二十七日合歡山還下大雪，積雪平均達八公分厚。據電視新聞報導，今年三月平均溫度約攝氏十六度，為四十一年來最寒冷的三月。結果證明事實頗能與預測相符。

據筆者幾十年的觀察心得，《內經》的運氣學說確實是一套經得起事實驗證的理論，或許可以提供給有志於大氣研究的科學家們作為參考。

氣候影響生態，還是中醫學所關注的正題。《五常政大論》說：「六氣五類，有相勝制也，同者盛之，異者衰之，此天地之道，生化之常也。故厥陰司天，毛蟲靜，羽蟲育，介蟲不成；在泉，毛蟲育，倮蟲耗，羽蟲不育。」全部經文內容列舉了六氣司天與在泉氣的影響下，地上蟲類的盛衰狀況，以上僅節錄其中片段以明大概。《五常政大論》的內容不外就是「在地為化，化生五味」這個原理的深入闡釋。「化生五味」，就真的是只有五味嗎？當然不是的。這個原理與色彩學的原理相同，我們這個色彩繽紛的世界，顏色可以細緻到無限多，但歸根究底只是三種原色——紅藍綠的變化而已。「五味」與原色的意思相同，代表天地間的萬物。對於「味」的字義也不可執著，《內經》只是用來表達物體的內涵與性質而已。在這個基礎上，中醫的藥物學理論才得以建立。《正氣歌》開頭四句說得好，「天地有正氣，雜然賦流形，下則為河嶽，上則為日星」，山河大地都是五味所成，我們的味覺感官哪有能力品盡萬物之味？後世學者總結藥物學中「五味」的含意，認為既代表了藥物實際的「味」，又包含了藥物作用的「味」，這個觀點是正確的。上述經文討論的雖是蟲類的盛衰狀況，相信其真正的宗旨是說明五運陰陽對於物類生化的影響，我們應該以原理來看待。務農的人大概都會同意，每年作物的產量不同，有盛產的年頭，也有欠收的年份，其中絕對與年歲的氣運有關。《內經》總結氣運對於生化影響的規律如下：

故氣主有所制，歲立有所生，地氣制己勝，天氣制勝己，天制色，地制形，五類盛衰，各隨其氣之所宜也。(同上)

（註一）《素問・六節藏象論》
（註二）即三陰三陽之謂。
（註三）《素問・三部九候論》

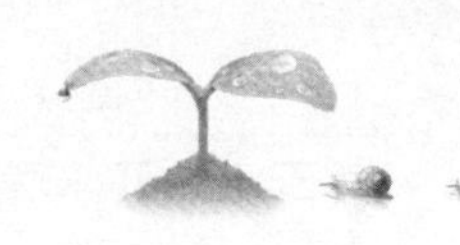

第二節　天地之氣與疾病的關係

自然環境當中氣候影響生態，與疾病的關係也最為密切。2003年SARS（嚴重急性呼吸道症候群）病毒肆虐，造成全球性恐慌，至今仍然令人印象深刻。從此各國政府對於流行性傳染性疾病無不更加提高警覺，防疫的安全層級不亞於防範恐怖分子的滲透攻擊。現在連每年必定發生的流行性感冒也受到媒體高度的關注，連續數週報導不斷，如此反應是否又過於杯弓蛇影了些？議會裡成天圍繞著流感議題吵鬧不休，官員被轟得焦頭爛額，看來看去媒體真正的興趣似乎不在防疫問題的本身；不過，可以確定的是以流感為題可以演出一場政壇大秀，政治風暴則待時而動。其實流感不致於嚴重到會讓股市崩盤，政客們的口水倒會令一般善良百姓感到惶惶難安。流感自古以來每年都會發生，試問從小到大誰沒得過感冒？雖然確有因感冒引起併發症而死亡的，但畢竟屬於少數較特殊的案例，值得讓整個社會瀰漫著一股草木皆兵的氣氛嗎？

流行性傳染病從自然界中產生，這些自然災害會在什麼樣的條件下發生？以及何時發生？至今人類尚不能透徹了解，也無法預知。拜科技之賜，卻可以清楚地觀察到帶來災害的病毒或細菌，甚至可以深入到它們的結構體內部，自然也想到了相應的防治辦法。各種防治措施當中以預防接種提高人體的特殊免疫力為主要方法。結合國際社會間的一切力量所建立的防疫體系大體上也能負起保護群眾生命安全的重任。

流行性傳染病的病原來自某些細菌與病毒，在治療方面將它們列為打擊對象，邏輯上是理所當然的。如此一來，就必須要能認清打擊對象才能研發出有效的藥物來。像SARS這種可能數十年或上百年才會出現一次的流行病，一旦發生的時候，首先得花相當一段時間去研究它，研發出來的藥物還要經過實驗的程序才能使用，整個過程是相當費時費事的。好不容易研發出來的藥物也不見得適用於未來的疫情。即使是流行性感冒，雖然每年都會發生，但類型也都不完全相同。因此使用接種疫苗的防治方法，必須投入大量的人力物力去針對每年出現的病原體研發新疫苗。若從經濟利益的角度思考，其中的確存在著龐大的市場商機。單純從治病的角度來看，事實上治療感冒，敢說西醫不如中醫。正因為西醫藥的針對性不夠好，才選擇從免疫力方面下手，而在預防上用力。話說回來，從預防到臨床治療，中醫有中醫的一套辦法。根據經驗，治療四時感冒，只要斷證處方正確，中醫的方法可以十拿九穩，立竿見影，而且不留半點後遺症。病人因感冒所受的干擾最少，並且短時間內即可恢復正常的生活作息。

筆者完全無意在中西醫的優劣上做文章，目的只在凸顯事實，好教人正視中醫的表現，改變一下對於中醫藥的看法。以治療感冒為例，證明中醫藥確實能夠治療急症，而不是只有養生調理方面的價值而已。如果有人仍然堅稱中醫不科學，這樣的看法很是讓人不解，難道中醫是巫術嗎？

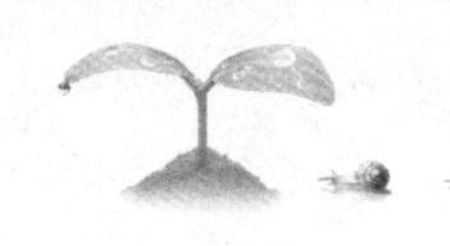

能夠將病治好，證明其背後支撐的理論毫無疑問是正確的。中醫治病不外乎汗、吐、下、和、消、清、溫、補等常用的八法，治療感冒也不例外。八法的理論早在《內經》時代就已經確立了，《陰陽應象大論》中的論述很完整：

「故善治者治皮毛，其次治肌膚，其次治筋脈，其次治六府，其次治五藏：形不足者，溫之以氣，精不足者，補之以味。其高者，因而越之；其下者，引而竭之；中滿者，寫之於內；其有邪者，漬形以為汗；其在皮者，汗而發之；其慓悍者，按而收之；其實者，散而寫之。審其陰陽，以別柔剛，陽病治陰，陰病治陽，定其血氣，各守其鄉，血實宜決之，氣虛宜掣引之。」

兩千多年來無論時代如何變遷，滄海如何變成桑田，中醫治病的原理始終一貫。中醫學裡沒有細菌病毒這些名目，照樣能夠將病治好，可見得細菌病毒在中醫理論當中並非關鍵性的考慮因素，也說明了中西醫學分屬不同的知識系統，各有各的思想理路，相互非議其實都是些不著邊際的言論。生活在現代固然不能沒有現代人的知識觀念，然鑽研中醫的人如果不能敞開心胸，拋開某些思想的羈絆，在中醫學這個領域裡恐怕很難有突破性的領悟。

想要瞭解中醫如何能治病，必須從根本上來探討才能全面。所謂「根本」，所謂「全面」，依《內經》之說，就是要「上知天文，下知地理，中知人事」，如此的學問稱之為

「明道」。關於「根本」，經文還有進一步的解釋，「本，氣位也。位天者，天文也。位地者，地理也。通於人氣之變化者，人事也，故太過者先天，不及者後天，所謂治化而人應之也。」《氣交變大論》這段話說明了所謂的「本」，指的是氣與位的對應關係。天上之星宿有位，謂之天文；地之東西南北中等方位，謂之地理。兩者都有與之相應的氣，也就是天地之氣。人氣的變化稱為人事，太過與不及，都與天地之氣的變化相應而一致，所謂「五運更治，上應天朞。」簡單地說，就是要明白五運陰陽的道理。

前節談論過天地之氣與生化的關係，說明《內經》討論生命現象必從天地之氣的角度出發，這是整體理論的基本觀點。生命現象其實是天地間的物象之一，形形色色的物種與物類乃由於「氣有多少，形有盛衰，上下相召，而損益彰矣」所產生的變異。所以中醫理論並非不重視細菌病毒等微生物的存在，而是微細有如此類的生命體同樣受五運陰陽的條件制約。生態隨著氣候改變而產生變化；可想而知，每年歲運不同，病原體的型態必然也隨著改變，這就是「不知年之所加，氣之盛衰，虛實之所起，不可以為工矣」的道理。

2002年底SARS病毒突然現身，於次年上半橫行肆虐，疫情波及全球26個國家，迅速奪走數百條人命，該病毒的危險性極高，是典型的疫病災害。如此凶險的病毒從何而來？人類至今仍然莫名其妙。明代醫家吳又可的《溫疫論》認為溫疫「非風非寒非暑非濕，乃天地間別有一種異氣所感」，「異氣」與病毒名異而實同，「異氣」又從何而來？同樣的

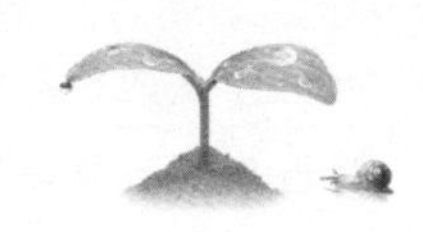

問題依然存在。查《內經》早有溫病疫厲之說，如《六元正紀大論》即有如下之論：

(一)辰戌之歲：初之氣，民厲溫病。

(二)卯酉之歲：二之氣，厲大至，民善暴死。

(三)寅申之歲：初之氣，溫病乃起。

(四)丑未之歲：二之氣，溫厲大行，遠近咸若。

(五)子午之歲：五之氣，其病溫。

(六)巳亥之歲：終之氣，其病溫厲。

根據「民善暴死」、「遠近咸若」等描述，所謂的厲、溫厲、溫病或病溫指的都是疫病。講到病害的來源，從六氣的角度看，六者當中除了寅申丑未之歲為少陰氣以外，其餘的都是少陽氣。少陰為熱，少陽為火，可見疫厲流行多半與火熱之氣有關，其中的道理何在？值得後人認真研究。首先從六氣的特性來看，少陽為熱府、為火生，有生長、蕃鮮、蒸溽等特性；少陰為火府、為熱生，有舒榮、形見等特性，二者共同的特性都是能促進生長。其次，看二氣出現的時段，初、二、五、終之氣都是間氣的位置，其時不是年初，就是歲末，即冬春之際。冬春時節有少陽、少陰等間氣之至，可令氣候反常，此時天氣應寒而反熱，經曰：「失時反候，五治不分」則「邪僻內生」。六氣為天之氣，可能因為大地上空的氣象改變而導致特殊的病毒產生。事實是否如此？或許可以利用現代科技進行驗證。無論如何，關於疫癘的形成，《內經》確實有理論的論述存在。《溫疫論》的「異氣說」，相對於《內經》的理論而言，顯然未盡完善。此外，《傷寒論》的「時行說」則與《內經》的說法相近，「凡時行者，春時應暖而復大寒，夏時應大熱而反大涼，秋時應涼而反大熱，冬時應寒而反大溫，此非其時而有其氣。是以一歲之中，長幼之病多相似者，此則時行之氣也。」此說很可能是根據《內經》「失時反候」論所作的引申，可惜未作進一步的理論說明。無論如何，顯然「非其時而有其氣」也是說疫厲的出現與氣候反常有關。

醫學所探討的不外乎生命體的結構、功能、體質、病因、發病、病機、病理與防治原則等內容，病毒侵犯人體致病也只屬於外感病因的一種，從《內經》的角度來看，即使像SARS這樣高危險性的傳染病毒，它的形成、人體感染後出現的症狀以及傳變其實都不離五運陰陽的理論範疇。在中醫學的領域裡，疫癘屬於溫病學的研究範圍，如果不談風寒暑濕燥火這些名目，溫病學不可能成立，而中醫就不可能有治療疫病的理論與方法。有趣的是吳又可的《溫疫論》也說，非疫病流行的年份中也有患者的「脈證與盛行之年所患之證纖悉相同，至於用藥取效，毫無差別。」可見對於中醫來說，萬變不離其中，掌握住辨證論治的原理原則就沒錯了。

「治病必求於本」，這是辨證論治的首要原則。其次，當然是不能不知五運陰陽為一

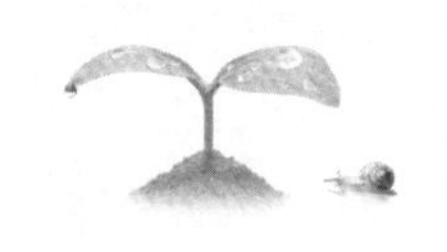

切理論之所本，正如《至真要大論》所說的，「夫百病之生也，皆生於風寒暑濕燥火，以之化之變也。」風寒暑濕燥火乃統括五運六氣而言。既然「生之本，本於陰陽」，百病之發生當然也不例外，必從於五運陰陽的規律而為變化。「氣始而生化，氣散而有形，氣布而蕃育，氣終而象變」，五運六氣降臨都有象可見，《宣明五氣》說：「五脈應象：肝脈弦，心脈鉤，脾脈代，肺脈毛，腎脈石，是謂五藏之脈。」經文表達得很清楚，弦、鉤、代、毛、石五脈為相應於五(運)氣之象，所以是五臟脈象。五色、五脈都是所謂的「象」，從象以知氣，望色、切脈無非都是要從象而觀其來氣，掌握氣機即等於掌握了病機，這便是中醫診斷學關鍵理論依據之所在。

「形精之動，猶根本之與枝葉也，仰觀其象，雖遠可知也。」(註一)《內經》論天象，其意不在藉天象以類人事，而徹頭徹尾地就是天人一體觀的發揮，否則五運陰陽如何能稱為天地之道、萬物之綱紀呢？論天地之氣即等同於論人體之氣，其中並無須任何轉折借代。《內經》中各種學說正是透過五運陰陽才能發揮其一以貫之的整體效用。

既然如此，透過五運陰陽的觀點，在疾病、病因、發病、病機與病理等方面又有何特殊重要的內涵呢？

一、關於疾病的概念

《六微旨大論》曰：「氣有勝復，勝復之作，有德有化，有用有變，變則邪氣居

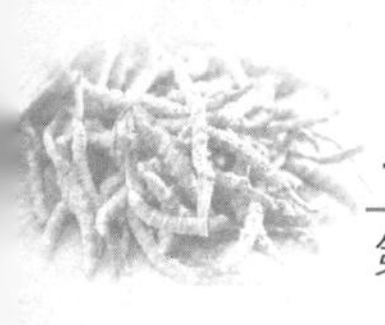

之。」六氣往來，勝至則復，復已而勝，則能按正常的德性發揮生化作用；往而不復則變生邪氣，顯現出六氣在特殊狀況下「變」的特性，所以說「不復則害，此傷生也」。總之，常與變、正與邪皆因於六氣能化能變的特性使然。由於氣的勝復往來，於是在生命體內形成升降出入運動，「非出入，則無以生長壯老已，非升降，則無以生長化收藏。是以升降出入，無器不有…故無不出入，無不升降。化有小大，期有近遠，四者之有而貴常守，反常則災害至矣。」生命體內生化作用有小有大，時間有短有長，唯一相同的是不斷維持氣的升降出入。一旦升降出入運動出了問題，哪裡出問題，那裡就是疾病之所在。

六氣為何能往復運動？這是由於相互承制關係下所發揮的效果，「相火之下，水氣承之。水位之下，土氣承之。土位之下，風氣承之。風位之下，金氣承之。金位之下，火氣承之。君火之下，陰精承之。」承制與勝復作用的目的相同，都是要防止某氣之過亢，「亢則害，承迺制，制則生化，外列盛衰，害則敗亂，生化大病」，一旦生化發生問題，利用承制關係可以分辨出是哪一氣所出的差錯。

「亢則害」即是病態的定義，然則造成亢害有兩種情況：五運有餘、不及，以及勝氣之至。五運六氣盛衰有時，各氣應時而至，是為天地間之和氣。和氣之至，風調雨順，自然災害不生。如果時令已至而氣未至，謂之氣不及；時令未至而氣已至，謂之氣有餘，雖然也都是自然界常見的現象，但容易發生反常的變化，反常的變化就會引起生病，所謂

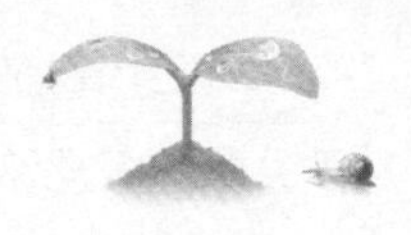

「至而至者和。至而不至，來氣不及也。未至而至，來氣有餘也」，以上所說即此則經文的意思。「應則順，否則逆，逆則變生，變則病」，所謂「應」，即氣與時相應；所謂「逆」，即來氣有餘或不及。生命體與天地之氣有相應的關係，我們如何知道這層關係？經曰：「物生其應也。氣脈其應也」，四季景物的變化有象可見，人體的氣脈隨之上下變化亦有跡可徵，都足以證明此理非虛。因此，判斷生命體內部是否為病態，還增加了時間因素的考量。

二、關於病因與病性

現代病因學大分為外感、內傷、病理產物及其他等四類病因。外感病因包括六淫及癘氣兩類；內傷病因不外七情、飲食、勞逸；病理產物即痰飲、瘀血、結石等；其他病因如外傷、諸蟲、藥邪、醫過及先天因素等。以上通稱為原始病因，是發病的必要條件與始動因子。《徵四失論》說：「不適貧富貴賤之居，坐之薄厚，形之寒溫，不適飲食之宜，不別人之勇怯，不知比類，足以自亂，不足以自明⋯。診病不問其始，憂患飲食之失節，起居之過度，或傷於毒，不先言此，卒持寸口，何病能中？」《方盛衰論》也說：「診可十全，不失人情。」不同的病因有不同的致病途徑，要能正確的辨病與辨證，則必須針對病人所處的環境、生活習慣、性情、病史等細節詳細探察以確立可能的病因。

然而，辨證最重要的環節是掌握本質性原因，也就是病性；原始病因雖是病性辨證的基礎之一，但只是本質性原因產生的前提(註二)。五運陰陽學說既能說明原始病因的形成與傷害人體的原理，同時也是指導病性辨證的實質理論。

從五運陰陽的角度來探討病性可謂是一條捷徑，其大要以辨別五運有餘不及，以及勝氣的歸屬為主。五運有餘不及關係到五臟氣的虛實以及臟氣之間所產生的變化。無論是外感、內傷或其他任何原始病因所引起的疾病，都不離六氣的特性範圍。此中的原理於前面說過，病變災害來自於五運六氣主變的特性，各種體徵、症狀即是它們所現的象，如《六元正紀大論》中有「風勝則動，熱勝則腫，燥勝則乾，寒勝則浮，濕勝則濡泄，甚則水閉胕腫，隨氣所在以言其變耳」等論述就是表達箇中的道理。中醫診斷學所謂的「審證求因」，所求之因其實都不外乎五運陰陽所屬的範疇。

三、關於發病

發病原理在於邪正相搏。正氣即是一身之氣相對於邪氣時的稱謂。邪氣之所以能夠侵襲人體而致病，必然是因正氣虛弱，過程當中正氣是決定發病與否的關鍵因素。正氣的充盛取決於精、血、津液等物質的充沛以及呼吸機能的完好；而精血津液的化生和氣體的正常交換，又依賴臟腑生理機能的正常發揮和相互協調以維持新陳代謝的有序進行(註三)。從五運陰陽的角度看，正常的臟腑生理機能即意味著六氣的往來升降出入正常。氣由精化，人體的精氣雖然來自於飲食呼吸與先天精氣的交互作用，但根本繫於五臟，因為「五

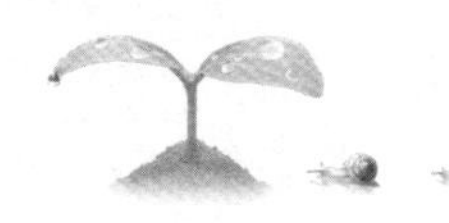

藏主藏精者也，不可傷，傷則失守而陰虛；陰虛則無氣，無氣則死矣」。這點很重要，實際上切脈斷證的基本原理便寄託於此。

邪氣，泛指各種致病因素，簡稱「邪」。包括存在於外界或由人體內產生的種種具有致病作用的因素，上段所說的原始病因即是。邪氣之所以為邪，以其作用於人體，與正氣發生相搏，導致生理機能失常之故。因此，四時不正之氣乘虛侵人，致病較重，稱為虛邪，如癘氣；四時之正氣(六氣)因人體一時之虛也能致病，病情較輕淺(註四)，稱為正邪，兩者都屬於外邪。人體內部生理機制運作失常所產生的病理現象，則屬於內生之邪。無論外感或內生之邪，在診斷的意義上都是臟腑或經脈之氣不平和所呈現的結果。所謂「邪之所湊，其氣必虛」，在邪氣已然成形的情況下，人氣運作必然失常，相對於邪氣來說，正氣有所虧損，故曰「氣虛」。但實際發病的狀況，於證候的分辨上仍有虛實不同的性質表現。從五運陰陽的觀點來說，五運有餘不及指的是五臟精氣出現或虛或實的偏頗情況，非正即邪，所以都屬於病態。《通評虛實論》說：「邪氣盛則實，精氣奪則虛」為對於虛實證候所作的界定。邪氣盛的表現稱為實證，由於五臟之精氣未虛，正邪相爭，戰況激烈，所以表現為實證；邪氣盛乃由於正氣同時也旺盛之故，此即五運太過之意。虛證當然是指五臟精氣虧虛，「陽不勝其陰，則五藏氣爭」，五臟因氣虛而出現相互傾軋的狀況，此即邪自內生，而為五運不及之病。人體正氣已經虛弱，防禦力量不足，又遭外邪入侵，有可能演變成虛實夾雜的證候，經曰：「重感於邪，則病危矣」，這種狀況相對來說就比較複雜麻煩。

發病與否取決於邪正相搏的勝負。然而人體正氣扮演了決定性的關鍵角色，「風雨寒熱不得虛，邪不能獨傷人。卒然逢疾風暴雨而不病者，蓋無虛，故邪不能獨傷人」（註五），除非邪氣的毒力和致病力特別強，正氣盛也難以抗禦，邪氣才有決定性的作用。否則，「正氣存內，邪不可干」（註六），人體正氣通常能拒邪於肌膚之外，所以體內正常狀況下並不存在邪正相搏的問題。「正氣存內」的意義表示六氣循環往復，出入升降有序，所以不應有邪，無邪便是正。

影響發病的因素歸納起來有環境、體質和精神狀態三方面。環境因素包括了氣候環境、地域環境、生活工作環境、社會環境等等。體質是個體正氣盛衰的體現，在發病傾向、對某種病邪的易感性，以及疾病發生的證候類型等方面的表現具有差異性。突然強烈的精神刺激與長期持續性的情緒起伏易致氣機鬱滯或逆亂而誘發疾病。此外，遺傳因素可以影響人的體質狀態，所以也與發病有一定程度的相關（註七）。以上有關發病因素的論述細說如此，總體來看，不離正氣盛衰這個主體因素的變化。疾病發生的主體是人體，《內經》稱人體為「生化之宇」，生化的過程當中本來就有常、有變，「變則邪氣居之」，因此可以說人體本身就潛伏著發病的因子，所以生老病死是必然的。從生化的基本角度看疾

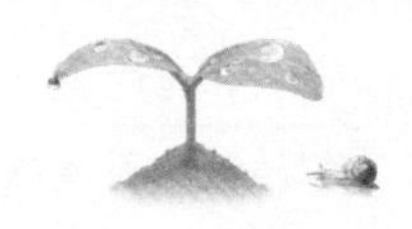

病的本質就是如此，《六微旨大論》說得好，「夫物之生從於化，物之極由乎變，變化之相薄，成敗之所由也。故氣有往復，用有遲速，四者之有而化而變，風之來也」，又「成敗倚伏生乎動，動而不已，則變作矣」，生命現象是什麼？是連續不斷的化與變；化變相仍則動而不休，這便是生命現象，其過程當中存在著連續不斷的生滅現象。

一般認為發病有幾種類型，如感邪即發、徐發、伏而後發、繼發、合病與併病、復發等。任何一種發病狀況，都必定有觸發的條件。依據邪正相搏的發病原理，發病與否通常決定於正氣防禦力的高下，但也常見健康狀況看似尚可的人，病魔卻在不知不覺中突然降臨，往往讓人感到錯愕，那是因為人體本身存在著變動的因子，與環境接觸下，變動的環境影響變動中的人體，病變則在特殊的機遇下觸發。實際上發病的條件是多變而複雜的，不過其中必然存在誘發的因素。《內經》認為誘發的因素主要在於天時氣運的變化與人體內部狀況的相互關係上，所以《百病始生》說：「兩實相逢，眾人肉堅，其中於虛邪也因於天時，與其身形，參以虛實，大病乃成」。

「天時」的涵義不限於四季或節氣，歲運也是，因為「五氣運行，各終朞日，非獨主時也」（註八）。歲運主一歲之氣，天地之氣與四時之氣交互影響變化，形成錯綜複雜的關係。歲運氣有時會強化四時之氣，造成極端而惡劣的氣候，虛邪賊風即在此變化之中產生。「五運迴薄，衰盛不同，損益相從」，天時的影響不止是風暑寒涼、景物興衰等表面的改變，「氣交之中，人氣從之，萬物由之」，人體必然也隨之產生微妙的變化，只是不易覺察而已，這往往便是病發之機由。「其所從來者微，視之不見，聽而不聞，故似鬼神」，任何疾病的發生其實都與鬼神無關，是各種因素相加下的結果，而天時的因素最不為人所察知。

五運平氣、太過不及、六氣勝復等是天時變化的基本運作規律。五運太過不及與六氣之勝都會造成人氣的偏頗，於是也就容易誘發疾病。例如：「歲木太過，風氣流行，脾土受邪」，或「歲木不及，燥迺大行，生氣失應，草木晚榮，肅殺而甚，則剛木辟著，柔萎蒼乾」等為五運太過不及對人氣的影響。又如：「清氣大來，燥之勝也，風木受邪，肝病生焉」等為六氣之勝所帶來的影響。如果人氣確實被影響到達某種程度，那就是發病的時刻。《內經》還指出某些時候特別容易感邪而生病，所謂「乘年之虛，則邪甚也。失時之和，亦邪甚也。遇月之空，亦邪甚也」，其中的道理值得我們深入去研究發掘。

四、關於病機與病理

（一）病機

《至真要大論》「謹候氣宜，無失病機」、「謹守病機，各司其屬」以及「病機十九條」等經文內容，為病機一詞及其概念的來源。「病機」二字，前人釋為「病之機要」、「病之機括」，含有疾病關鍵的意思。現今的病機學，內容含括了發病、病機和疾病傳變

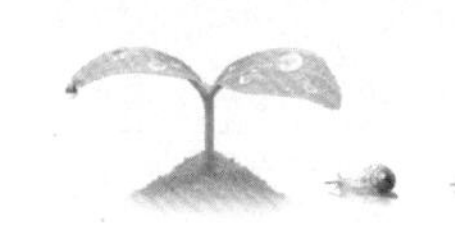

等三方面的理論研究，而為中醫基礎理論的分支學科之一。病機一詞則演變為疾病發生、發展與變化的機理等概念（註九）。對於病機的認識，古今概念上其實存在著相當的差異。

細讀《至真要大論》相關經文，可知《內經》談病機不離五運陰陽的觀點，原文如是說：

「帝曰：善。夫百病之生也，皆生於風寒暑濕燥火，以之化之變也。經言盛者寫之，虛者補之，余錫以方士，而方士用之尚未能十全，余欲令要道必行，桴鼓相應，猶拔刺雪汙，工巧神聖，可得聞乎。歧伯曰：審察病機，無失氣宜，此之謂也。」

「夫百病之生也，皆生於風寒暑濕燥火，以之化之變也」直接點出六氣與一切疾病的關係，所謂六氣包含了五運在內。這一段文字顯然不限於外感致病層面上的意義，舉凡疾病的概念、病因、發病、病機以及疾病傳變等都屬於它的內涵，其所表達的正是《內經》醫學的基本觀點，也是辨證論治最重要的理論根據。辨證所要掌握的病性，經文告訴我們，不離六氣的變化，而「盛者寫之，虛者補之」則是論治的基本原則。盛虛所指為何？當然是六氣無疑。辨證若掌握住六氣盛虛的狀況，即能抓住正確的治療方向，收效就有如「桴鼓相應，拔刺雪汙」那樣乾脆利落。因此，用「審察病機，無失氣宜」八字說明病機理論乃以五運陰陽為基礎，可謂簡單明瞭至極。

接著，「帝曰：願聞病機何如。歧伯曰：諸風掉眩，皆屬於肝⋯⋯」云云（註十），「病

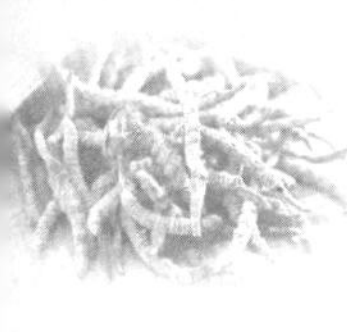

機十九條」於焉展開。綜觀十九條，其所歸納的病機不外乎六氣與五臟，此一內容證明《內經》的病機概念不離五運六氣的事實更加明確無疑。那麼，五運六氣如何運用於辨證論治？於十九條之後，經文揭示了指導要則：「謹守病機，各司其屬，有者求之，無者求之，盛者責之，虛者責之，必先五勝，疏其血氣，令其調達，而致和平，此之謂也。」有無、盛虛都是從五運六氣著眼，所以說「必先五勝」。必須強調的是，「必先五勝」絕不可與五行相剋的概念相混淆，而必須從「夫百病之生也，皆生於風寒暑濕燥火，以之化之變也」的觀點來看才能理解其真正的含意。正常的生理機制，「有勝之氣，其必來復也」，而且「勝至則復，無常數也，衰乃止耳」；復已而勝，復氣則可能轉而為勝氣，如果有勝無復，或復而無勝，都是導致病變的原因，所以說「不復則害，此傷生也」。「疏其血氣，令其調達，而致和平」這段話人盡皆知是中醫治病的基本原則，然而從六氣致病的觀點來說，其說法則是：「夫氣之勝也，微者隨之，甚者制之，氣之復也，和者平之，暴者奪之，皆隨勝氣，安其屈伏，無問其數，以平為期，此其道也。」

（二）病理

以上討論的是五運六氣觀點下的病機概念。疾病的發生、發展與傳變為一連續的過程，就整體變化來說都屬於病理的範疇。病機的重要性在於掌握當下的病理狀況，《內經》稱之為「氣宜」，即所謂的「證」，這是中醫學獨特而關鍵的病理概念，辨證的意義

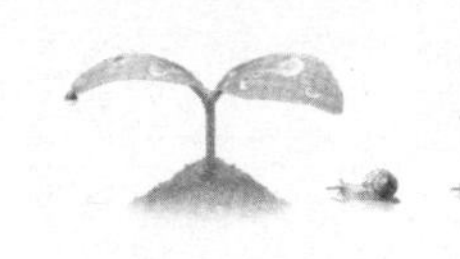

即在於「無失氣宜」。至於依六氣不同性質而形成的發展路徑，則是疾病發展與歸趨的機理所在，本文所謂的病理主要指此而言。

以五運陰陽的觀點來解釋病理，基本上可分為五運太過不及與六氣下臨兩方面，茲分別整理說明如下：

【一】、與五運氣相關的病理法則

○五氣更立，各有所先，非其位則邪，當其位則正。

《天元紀大論》說：「天有五行御五位，以生寒暑燥濕風，人有五藏化五氣，以生喜怒思憂恐」，人氣與天地之氣運作的法則相同，因此，《五運行大論》所說的「五氣更立」，實際上就是人體五運氣的運作規律。天地間五氣運行，交替更換以主時令，有一定的先後次序，人氣與之相應，也有一定應現的時位。「非其位則邪，當其位則正」，人體之氣非正即邪，亦即病態現象。人體內部產生邪氣，既是《內經》定義的疾病概念，也是發病的內在因素。

○氣相得則微，不相得則甚。

相得，有相遇的意思，如謂「血與鹹相得，則凝」；此外，還有相適、相應、相互和合等含意，如《至真要大論》中論及勝復之氣去來互見原是正常情況，有時復至而反病，原因是「居非其位，不相得也」；又如《禮記・樂記》曰：「天地欣合，陰陽相得，煦嫗

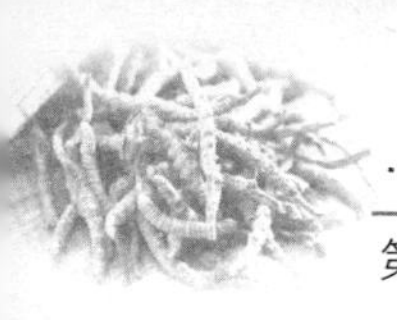

覆育萬物」等處的用法都是。這兩句話是說在病變已經發生的前提下，不當位的來氣（邪氣）與其他諸氣之間若能於短期內自動回復於相互和合的狀態時，雖病亦輕；否則，其病必重。簡言之，凡氣來太過不及均為不相得之義，氣不相得勢必有相互乘侮的狀況發生，也就是所謂的「居非其位」了。

〇氣有餘，則制己所勝，而侮所不勝；其不及，則己所不勝侮而乘之，己所勝輕而侮之。侮反受邪，侮而受邪，寡於畏也。

《內經》裡沒有五行生剋的說法，只有五運乘侮的概念。乘侮是五運氣於運作失常狀況下所產生的現象。正常的生理狀況下五運於各自的位置上發揮作用，六氣循經脈周流回環，人體似乎感覺不到它們的存在。人體一旦有病苦的感受，即是五運六氣原本規律的運作出現了問題。此條五運在有餘不及的狀況下與其他諸氣之間所形成的關係正是有關病機與傳變法則的說明。乘，是某一運氣順向侵犯其所勝之氣，如木運乘土、火運乘金之類。侮，基本上是反向侵犯其所不勝之氣，如金運侮火、水運侮土之類。侮的力量較乘稍輕，乘氣是急性發病的主因，五運太過不及因此也是急慢性病證的分別所在，《六元正紀大論》即如是說：「太過者暴，不及者徐，暴者為病甚，徐者為病持。」由此可見經文中「其不及，則己所不勝侮而乘之」的說法是有特殊含義的，氣不及，其所不勝之氣來犯而稱之為侮，因所犯者輕，而為慢性病的經常現象；慢性病有時會急性發作，故而又稱為

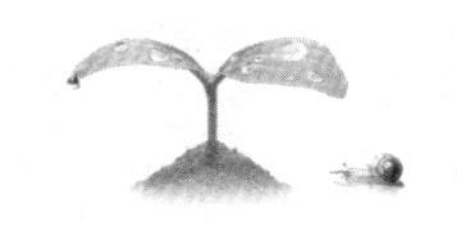

乘。

有餘不及之氣均能形成邪氣，此處經文說是因為「寡於畏也」，亦即承制關係失衡所致。究竟所犯之邪氣為何？正是辨證時審查病機所要掌握的對象。無論是有餘或不及的狀況，所謂的邪氣至少都有兩者以上，「侮反受邪」，勝氣與被侮之氣因而都有邪產生，只是有主從輕重之不同，這也是探討病機不能不知的道理。

「氣有餘則制己所勝，而侮所不勝」，其所不勝之氣遲早必定來復。勝復往來，直到邪氣消盡為止，通常復氣至意味著病情即將好轉，所以《至真要大論》說：「勝至則復，無常數也，衰乃止耳」。氣有餘的狀況下復氣之至較多這一類型的發展，俗稱預後較佳。勝復之氣往來往往也是疾病傳變的機理所在。氣不及的狀況下，由於承制關係失衡較嚴重，復氣之至往往是病變更深一層的發展，這也是《至真要大論》所說的「復而反病」之一例。疾病的傳變與轉歸均不能超脫於這些原理範圍之外，因此是研究病理最佳的準則。

關於病理法則，必須補充說明五運之間的關係。五運與五行的概念不同，五運之間不必然是相剋的關係，《內經》對於這種關係的詮釋見於《寶命全形論》。

〇木得金而伐，火得水而滅，土得木而達，金得火而缺，水得土而絕

舉其中「土得木而達」為例，木與土的關係《內經》中並無木來剋土之義，反而是土需木之輔助方能通達無礙。其餘四者的關係與其說相剋，不如說相輔相成，其間所存在的

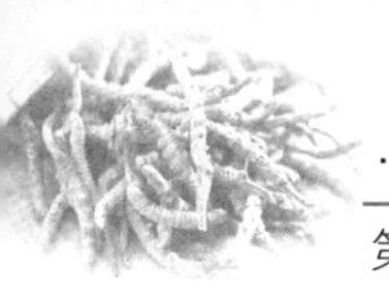

制衡作用具有較多正面的意義。

【二】、與六氣相關的病理法則

論天地之氣，六氣主司天、在泉與間氣，相對於五運而言，六氣為客氣，五運為主氣。六氣在病理上的意義，一者為外感致病，一者為病在經脈或六腑時，可見六氣之徵兆。病理法則上，六氣有勝復，但無太過不及。

○厥陰司天，其化以風，少陰司天，其化以熱，太陰司天，其化以濕，少陽司天，其化以火，陽明司天，其化以燥，太陽司天，其化以寒，以所臨藏位，命其病者也。（《至真要大論》）

三陰三陽為天之陰陽變化；陰陽者，天地之道、萬物之綱紀、變化之父母。三陰三陽化為風暑濕火燥寒六氣，乃自然產生的現象，其所代表的則是自然界的規律。司天之氣主一歲之天氣，為影響該年天氣的主要因素之一。舉例而言，厥陰司天之年，風氣流行，前面已討論過歲氣對於地上生化的影響是相當直接的，因此人體有可能外感於六氣而生病。六氣為病因，所患之疾病則以其所臨之藏位而命其病。

○夫六氣之用各歸不勝而為化。故太陰雨化，施於太陽，太陽寒化，施於少陰，少陰熱化，施於陽明，陽明燥化，施於厥陰，厥陰風化，施於太陰，各命其所在以徵之也。（《六元正紀大論》）

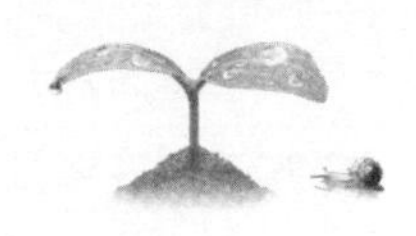

「六氣之用各歸不勝而為化」其實是自然法則下的陰陽作用，此長則彼消，陰陽性質不同的事物不可能於同時兼備，《五常政大論》曰：「天不足西北，左寒而右涼，地不滿東南，右熱而左溫」，因為「陰陽之氣，高下之理，太少之異也」。人體的氣化作用當然也遵循相同的自然法則。六氣的作用有象可見，尤其在病態狀況下，無論是整體或是局部，都可以分辨出為何氣的作用所致，所以說「各命其所在以徵之」。這應當便是中醫診斷學理論基礎之所在。

〇六氣之勝，何以候之？乘其至也，清氣大來，燥之勝也，風木受邪，肝病生焉。熱氣大來，火之勝也，金燥受邪，肺病生焉。寒氣大來，水之勝也，火熱受邪，心病生焉。濕氣大來，土之勝也，寒水受邪，腎病生焉。風氣大來，木之勝也，土濕受邪，脾病生焉。所謂感邪而生病也。（《至真要大論》）

診斷所辨者為何？六氣之至也。此處經文告訴我們「六氣之勝，何以候之」？六氣為勝氣，無論為何氣之勝都是病變，所以說其至為「乘」。「六氣之用各歸不勝而為化」，陽明燥化，施於厥陰，厥陰氣的作用受到壓制，以致於燥氣橫行，所以「清氣大來，燥之勝也，風木受邪，肝病生焉」。要注意的是，此處所謂的肝心脾肺腎病，乃從基本原理上立論，屬於藏象學說的範疇，並非臟腑組織病變的概念。正因其為原理原則，簡而易用，靈活運用之下可收以簡御繁之效。

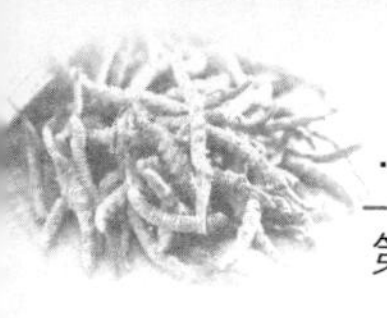

○風勝則動，熱勝則腫，燥勝則乾，寒勝則浮，濕勝則濡泄，甚則水閉胕腫，隨氣所在以言其變耳。（《六元正紀大論》）

六氣之勝必然有象可徵，《內經》揭示了簡單易行的辨識準則。當然，六氣所現之象並不止如此，另如「燥勝則地乾，暑勝則地熱，風勝則地動，濕勝則地泥，寒勝則地裂，火勝則地固」，都是可以運用於診斷上的原理原則。「隨氣所在以言其變」更證明六氣的變化實際即為一切病變的幕後主導。

○帝曰：勝復之動，時有常乎，氣有必乎？歧伯曰：時有常位，而氣無必也……有勝則復，無勝則否。帝曰：善。復已而勝何如。歧伯曰：勝至則復，無常數也，衰乃止耳。復已而勝，不復則害，此傷生也。帝曰：復而反病何也。歧伯曰：居非其位，不相得也，大復其勝則主勝之，故反病也，所謂火燥熱也。（《至真要大論》）

六氣運行有固定不變的時間與位置，但勝氣與復氣到來與否卻不是必然的。有勝氣才會有復氣產生，沒有勝氣就不會產生復氣。勝復往來原本是正常機制的表現，同時，勝復之氣也是疾病發生、發展與變化的主導因素。「大復其勝則主勝之，故反病也，所謂火燥熱也」，復氣若為火燥熱三者，最易發展出新的病情來，這是燥熱藥必須慎用的道理所在。

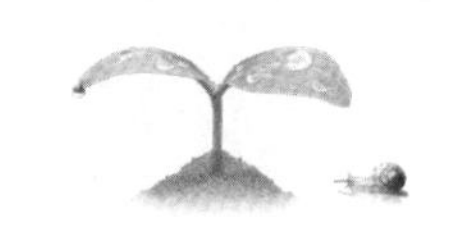

〇帝曰：勝復之變，早晏何如。歧伯曰：夫所勝者，勝至已病，病已慍慍，而復已萌也。夫所復者，勝盡而起，得位而甚，勝有微甚，復有少多，勝和而和，勝虛而虛，天之常也。（《至真要大論》）

「氣始而生化，氣散而有形，氣布而蕃育，氣終而象變」（《五常政大論》），有氣而後有形，氣在象先，「夫所勝者，勝至已病，病已慍慍，而復已萌也」即說明這個道理。一旦有勝氣之至，生理上即已呈現病態，此時病氣蓄積，甚至尚未發病，而復氣已開始萌發，這是人體氣機活動的實況。最高明的治病方法即是能掌握機先，愈病於未形之際，「是故聖人不治已病，治未病，不治已亂，治未亂，此之謂也。」中醫常期許醫者能「治未病」，如何能辦到？關鍵即在於「無失氣宜」。「夫所復者，勝盡而起，得位而甚，勝有微甚，復有少多，勝和而和，勝虛而虛，天之常也」，這段話說明了發病後或愈、或不愈，病勢或微、或甚、或導致元氣虛衰的機理都不離勝復之氣往來的表現。

綜上所述，從氣的觀點來探討疾病的本質是中醫診斷疾病的特色，但《內經》所謂的「氣」是指五運六氣而言，否則必多浮泛不實之論，加之淺薄者妄意穿鑿附會，使得中醫學理於是湮昧不彰，失去科學知識的說服力，殊為可惜。五運陰陽是中醫理論之所據，此一事實已無庸置疑。正本清源方能彰顯其一貫之理，本篇不厭其煩地詳加討論，其目的在此。以下附錄五運太過不及、以及六氣司天致病的經文供讀者參考。

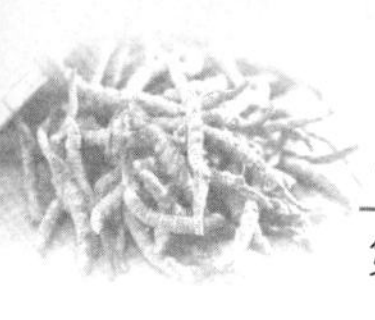

上篇　下篇

《附錄》

※五運太過之化

歲木太過，風氣流行，脾土受邪。

民病飧泄食減，體重煩冤，腸鳴腹支滿，上應歲星。甚則忽忽善怒，眩冒巔疾。化氣不政，生氣獨治，雲物飛動，草木不寧，甚而搖落，反脇痛而吐甚，衝陽絕者死不治，上應太白星。

歲火太過，炎暑流行，肺金受邪。

民病瘧，少氣咳喘，血溢血泄注下，嗌燥耳聾，中熱肩背熱，上應熒惑星。甚則胸中痛，脇支滿，脇痛，膺背肩胛間痛，兩臂內痛，身熱骨痛而為浸淫。收氣不行，長氣獨明，雨水霜寒，上應辰星。上臨少陰少陽，火燔焫，水泉涸，物焦槁，病反譫妄狂越，咳喘息鳴，下甚血溢泄不已，太淵絕者死不治，上應熒惑星。

歲土太過，雨濕流行，腎水受邪。

民病腹痛，清厥，意不樂，體重煩冤，上應鎮星。甚則肌肉萎，足痿不收，行善瘛，腳下痛，引發中滿食減，四肢不舉。變生得位，藏氣伏，化氣獨治之，泉涌河衍，涸澤生魚，風雨大至，土崩潰，鱗見于陸，病腹滿溏泄腸鳴，反下甚而太谿絕者死不治，上應歲星。

歲金太過，燥氣流行，肝木受邪。

民病兩脇下少腹痛，目赤痛眥瘍，耳無所聞。肅殺而甚，則體重煩冤，胸痛引背，兩脇滿且痛引少腹，上應太白星。甚則喘咳逆氣，肩背痛，尻陰股膝髀腨胻足皆病，上應熒惑星。收氣峻，生氣下，草木斂，蒼乾凋殞，病反暴痛，胠脇不可反側，咳逆甚而血溢，太衝絕者死不治，上應太白星。

歲水太過，寒氣流行，邪害心火。

民病身熱煩心躁悸，陰厥，上下中寒，譫妄心痛，寒氣早至，上應辰星。甚則腹大脛腫，喘咳，寢汗出憎風，大雨至，埃霧朦鬱，上應鎮星。上臨太陽，雨冰雪，霜不時降，濕氣變物，病反腹滿腸鳴，溏泄食不化，渴而妄冒，神門絕者死不治，上應熒惑、辰星。

※五運不及之化

歲木不及，燥迺大行，生氣失應，草木晚榮，肅殺而甚，則剛木辟著，柔萎蒼乾，上應太白星。

民病中清，胠脇痛，少腹痛，腸鳴溏泄，涼雨時至，上應太白星。其穀蒼。上臨陽明，生氣失政，草木再榮，化氣迺急，上應太白、鎮星，其主蒼早。復，則炎暑流火濕，性燥，柔脆，草木焦槁，下體再生，華實齊化。病寒熱瘡瘍疿胗癰痤，上應熒惑、太白。其穀白堅。白露早降，收殺氣行，寒雨害物，蟲食甘黃，脾土受邪，赤氣後化，心氣晚治，上勝肺金，白氣迺屈，其穀不成。咳而鼽，上應熒惑、太白星。

歲火不及，寒迺大行，長政不用，物榮而下，凝慘而甚，則陽氣不化，迺折榮美，上應辰星。

民病胸中痛，脇支滿，兩脇痛，膺背肩胛間及兩臂內痛，鬱冒矇昧，心痛，暴瘖，胸腹大，脇下與腰背相引而痛，甚則屈不能伸，髖髀如別，上應熒惑、辰星。其穀丹。復，則埃鬱，大雨且至，黑氣迺辱，病鶩溏腹滿，食飲不下，寒中腸鳴，泄注腹痛，暴攣痿痹，足不任身，上應鎮星、辰星，玄穀不成。

歲土不及，風迺大行，化氣不令，草木茂榮，飄揚而甚，秀而不實，上應歲星。

民病飧泄霍亂，體重腹痛，筋骨繇復，肌肉瞤酸，善怒，藏氣舉事，蟄蟲早附，咸病寒中，上應歲星、鎮星。其穀黅。復，則收政嚴峻，名木蒼凋，胸脇暴痛，下引少腹，善大息，蟲食甘黃，氣客于脾，黅穀迺減，民食少失味，蒼穀迺損，上應太白、歲星。上臨厥陰，流水不冰，蟄蟲來見，藏氣不用，白迺不復，上應歲星，民迺康。

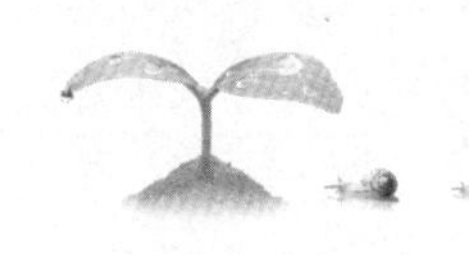

歲金不及，炎火迺行，生氣迺用，長氣專勝，庶物以茂，燥爍以行，上應熒惑星。

民病肩背瞀重，鼽嚏，血便注下，收氣迺後，上應太白星。其穀堅芒。復，則寒雨暴至，迺零冰雹，霜雪殺物，陰厥且格，陽反上行，頭腦戶痛，延及囟頂發熱，上應辰星，丹穀不成，民病口瘡，甚則心痛。

歲水不及，濕迺大行，長氣反用，其化迺速，暑雨數至，上應鎮星。

民病腹滿身重，濡泄，寒瘍流水，腰股痛發，膕腨股膝不便，煩冤，足痿，清厥，腳下痛，甚則跗腫，藏氣不政，腎氣不衡，上應辰星。其穀秬。上臨太陰，則大寒數舉，蟄蟲早藏，地積堅冰，陽光不治，民病寒疾于下，甚則腹滿浮腫，上應鎮星，其主黅穀。復，則大風暴發，草偃木零，生長不鮮，面色時變，筋骨併辟，肉瞤瘛，目視䀮䀮，物疏璺，肌肉胗發，氣并膈中，痛於心腹，黃氣迺損，其穀不登，上應歲星。

※六氣司天之病

少陽司天，火氣下臨，肺氣上從。

白起金用，草木眚。火見燔焫，革金且耗，大暑以行。咳嚏鼽衄鼻窒，口瘍，寒熱胕腫。風行於地，塵沙飛揚，心痛胃脘痛，厥逆鬲不通，其主暴速。

陽明司天，燥氣下臨，肝氣上從。

蒼起木用，而立土乃眚。淒滄數至，木伐草萎。脇痛目赤，掉振鼓慄，筋痿不能久立。暴熱至，土乃暑，陽氣鬱發，小便變，寒熱如瘧，甚則心痛，火行子槁，流水不冰，蟄蟲乃見。

太陽司天，寒氣下臨，心氣上從。

而火且明，丹起，金乃眚。寒清時舉，勝則水冰。火氣高明，心熱煩，嗌乾善渴，鼽嚏，喜悲數欠。熱氣妄行，寒乃復，霜不時降，善忘，甚則心痛，土乃潤，水丰衍，寒客至，沉陰化，濕氣變物，水飲內穡，中滿不食，皮痛肉苛，筋脈不利，甚則胕腫身後癰。

厥陰司天，風氣下臨，脾氣上從。

而土且隆，黃起，水乃眚。土用革，體重肌肉萎，食減口爽。風行太虛，雲物搖動，目轉耳鳴。火縱其暴，地乃暑，大熱消爍，赤沃下，蟄蟲數見，流水不冰，其發機速。

少陰司天，熱氣下臨，肺氣上從。

白起金用，草木眚，喘嘔寒熱，嚏鼽衄鼻窒。大暑流行，甚則瘡瘍燔灼，金爍石流。地乃燥清，淒滄數至，脇痛，善太息，肅殺行，草木變。

太陰司天，濕氣下臨，腎氣上從。

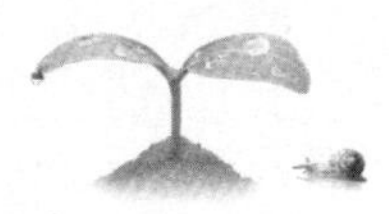

黑起，水變，埃冒雲雨，胸中不利，陰痿，氣大衰而不起不用。當其時，反腰椎痛，動轉不便也，厥逆。地乃藏陰，大寒且至，蟄蟲早附，心下痞痛，地裂冰堅，少腹痛，時害於食，乘金則止水增，味乃鹹，行水減也。

（註一）《素問．五運行大論》
（註二）《中醫診斷學》王憶勤主編——中國中醫藥出版社，2004．8
（註三）《中醫基礎理論》孫廣仁主編——北京中國中醫藥出版社，2002．8
（註四）同（註三）
（註五）《靈樞．百病始生》
（註六）《素問．刺法論》
（註七）《中醫基礎理論》孫廣仁主編——北京中國中醫藥出版社，2002．8
（註八）《素問．天元紀大論》
（註九）《中醫基礎理論》孫廣仁主編——北京中國中醫藥出版社，2002．8
（註十）《素問．至真要大論》：「諸風掉眩，皆屬於肝。諸寒收引，皆屬於腎。諸氣膹鬱，皆屬於肺。諸濕腫滿，皆屬於脾。諸熱瞀瘛，皆屬於火。諸痛痒瘡，皆屬於心。諸厥固泄，皆屬於下。諸痿喘嘔，皆屬於

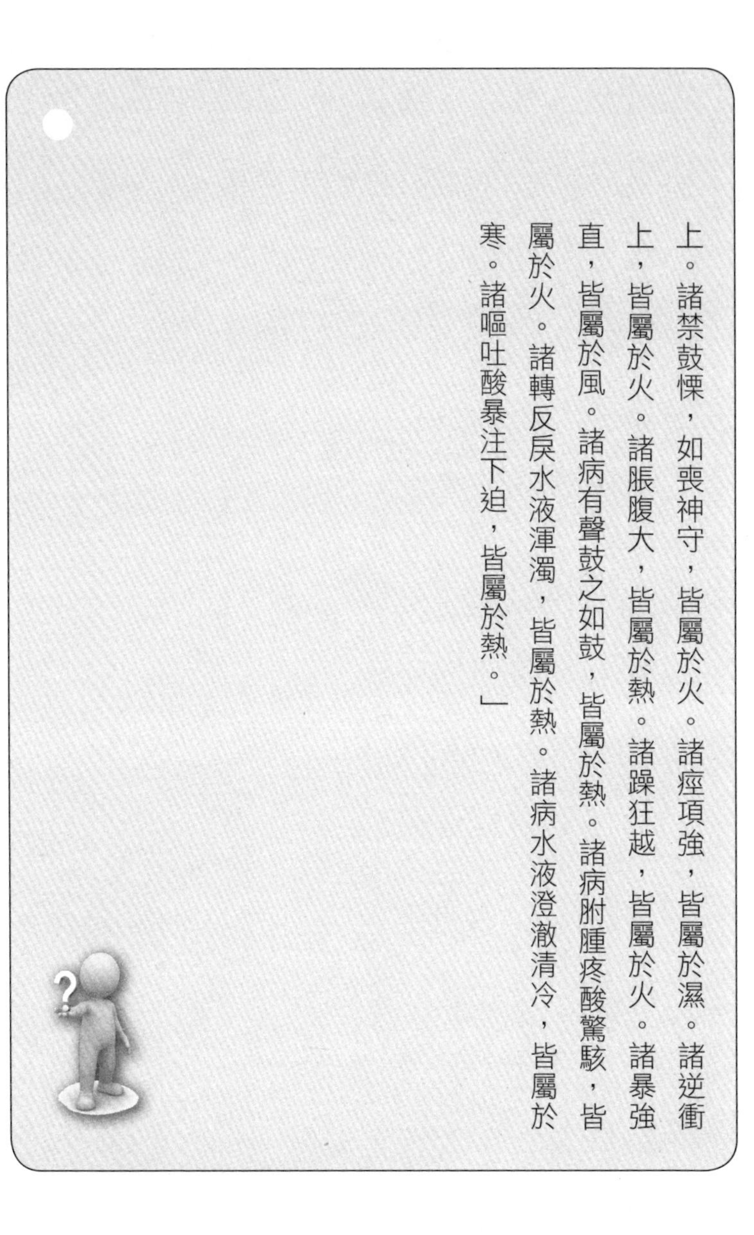

上。諸禁鼓慄，如喪神守，皆屬於火。諸痙項強，皆屬於濕。諸逆衝上，皆屬於火。諸脹腹大，皆屬於熱。諸躁狂越，皆屬於火。諸暴強直，皆屬於風。諸病有聲鼓之如鼓，皆屬於熱。諸病附腫疼酸驚駭，皆屬於火。諸轉反戾水液渾濁，皆屬於熱。諸病水液澄澈清冷，皆屬於寒。諸嘔吐酸暴注下迫，皆屬於熱。」

下篇

脈學原理

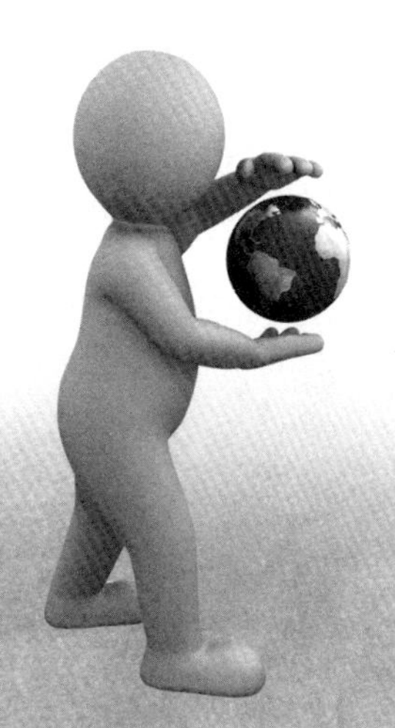

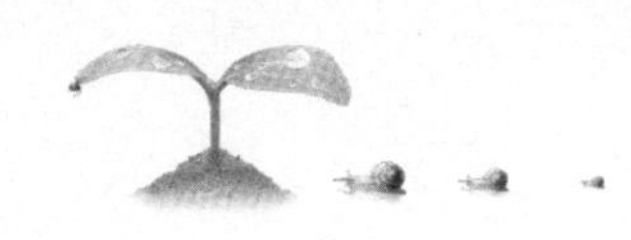

現代中醫診斷學經過長期的發展，四診的方法與內容比理論奠基時期《內經》的內容更加豐富與細緻，但望、聞、問、切四診合參始終是中醫診斷必須謹守的原則，這一點自古迄今都未曾有絲毫的改變。我們之所以特別重視脈診，因為無論從理論或實務上來看，脈診的重要性絕對不容忽視。本書在前言當中已討論過此一問題。由於脈診的原理與方法乃從中醫理論發展而來，屬於整體理論的一部分，所以本書上篇先討論了有關基礎理論的問題，特別提出五運陰陽為中醫理論基礎的觀點，並且已充分說明其與藏象、經絡等學說的關係。《內經》為中醫學奠基之作，筆者認為脈絡一貫才能體現《內經》理論系統的完整性，五運陰陽是當中的核心理論，脈診的基本原理應該也是依此理論而建構。因此，繼上篇之後，下篇將匯整《內經》裡與脈診相關的資料，並以五運陰陽為工具闡明屬於《內經》的脈學原理。

第六章　脈法概要

第一節　微妙在脈，不可不察

「天人一體」觀是形成中醫理論的一個基本觀點，推動宇宙萬物發生與演變的自然法則是陰陽變化，創造生命的條件是六氣與五運，維持生命存在的運作方式是天地氣交與氣化作用。從中醫學的觀點來看人體結構，以五臟為核心，六腑、經絡、形體、官竅等層層環繞於外，臟為陰，腑為陽，臟腑之間、或經絡與形體官竅之間的運作，一如經文所說的「在天為氣，在地成形」，無時無刻不在進行著形氣相感的運動，以維持正常的生理機能。人的五臟為五運氣所化，為藏精化氣之所，主司生、長、化、收、藏的功能，與自然界地氣的作用完全相同。五運氣在自然界中以四季的運轉為最典型的表現，由於氣稟相同，所以五臟與四時之氣相應，且也以木、火、土、金、水五運稱之。中醫這種「天人一體」觀的學術理論是以「陰陽論」作為立論基礎，「陰陽論」是經得起檢驗的科學理論，因此將中醫基礎理論裡有關與自然界某事某物相通之類的論述用「取象比類」一語來概括是十分不妥當的。所謂中醫理論多基於「取象比類」的說法其實是導致「中醫有經驗無理論、有技術無科學」等錯誤看法的罪魁禍首。

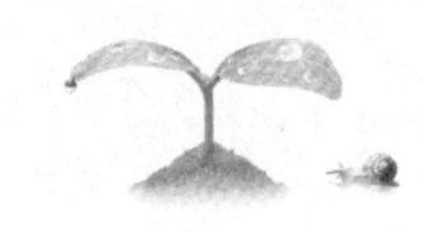

人體正常的生理運作，扼要的說，不外乎「出入升降」，因為「非出入，則無以生長壯老已；非升降，則無以生長化收藏。是以升降出入，無器不有。故器者生化之宇，器散則分之，生化息矣。」（《六微旨大論》）「器」的指涉範圍可大可小，大者如人體或整個自然生態環境，小的如細胞個體。「升降出入，無器不有」，說明這種活動是生命現象的必要條件。「出入升降」近似現代生理學新陳代謝的概念，但並不相同，因為「出入升降」的觀點是氣機活動，它的意涵是生長化收藏，新陳代謝的概念並不足以涵蓋這些內容。從單一細胞到整個人體，「出入升降」其實是天地氣交與氣化的具體呈現；換言之，只要有「升降出入」的氣機現象，天地氣交與氣化活動就不斷地在進行著，以保障正常的生理機能。

氣機「升降出入」的結果是產生精、氣、血、津、液等人體不可或缺的物質，它們日夜運行不怠，乃是生理及精神活動所必需的資源，所謂「人之血氣精神者，所以奉生而周於性命者也」（《靈樞·本臟》）；百病之始生則與它們的運作失常有關。這些維繫生命存在的物質，其產生與運行的動力均來自於最根本的生命物質——精。生命本於先天之精，水穀為後天之精，先後天之精交互作用下，生命就得以發育成長。精既能繁衍生命，又能化血、化氣、化神，濡養臟腑形體官竅；因此，它是構成人體和維持人體生命活動最基本的物質，如《金匱真言論》說：「夫精者，身之本也。」精一般藏於臟腑之中或流動於臟腑之間，五臟是藏精的大本營。精，既是人體生命的本原，主藏精的五臟則可謂是生命的根本，所以「五藏堅固，血脈和調，肌肉解利，皮膚致密，營衛之行，不失其常，呼吸微徐，氣以度行，六府化穀，津液布揚，各如其常，故能長久。」（《靈樞・天年》）健康長壽的前提必須是五臟堅固，如果五臟不保會如何？《靈樞・本神》說：「是故五臟者，主藏精，不可傷，傷則失守而陰虛，陰虛則無氣，無氣則死矣。」《脈要精微論》也說：「五臟者，中之守也……得守者生，失守者死。」

病理狀況下，五臟的地位又如何？中醫學的發病原理在於邪正相搏，發病與否決定於邪正勝負，正勝邪却則不病，邪勝正負則發病；邪氣是發病的重要條件，但正氣是決定發病的關鍵因素。邪氣侵襲人體之所以能夠致病，必然是因正氣虛弱，所以說「邪之所湊，其氣必虛」（《評熱病論》）。正氣，是人體內具有抗病、祛邪、調節、修復等作用的一類物質。正氣充盛與否取決於精、血、津、液等精華物質的充沛支援，而精血津液的化生又依賴臟腑機能的正常發揮和相互協調以維持生理機制的有序運作。（註一）氣由精化，臟腑機能的發揮，從根本上來說，有賴於五臟精氣的支援，因此人體的抗病能力最終還是取決於五臟功能是否正常，故曰「五臟皆堅者，無病。」（《靈樞・本臟》）當人體生病的時候，無論是外感或內傷所致，因正氣的強弱而有虛實證候之差異表現：正盛邪實，多形成實證；正虛邪衰，多形成虛證；正虛邪盛，多為虛實夾雜證。五臟精氣的盛衰也決定病位

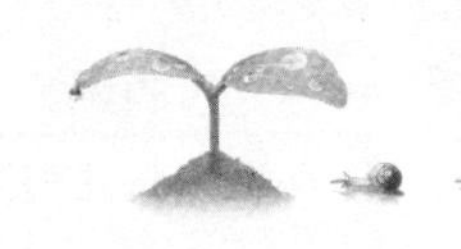

的深淺，精虛者正氣衰，邪氣深入內臟，多發為重證和危證；反之，精盛者正氣強，多能抗邪於身體的外圍組織，不致於讓邪氣長趨直入。虛、實、深、淺完全是人體氣息的變化，全程由五臟精氣的盛衰所主導，所以《五臟生成篇》說：「診病之始，五決為紀，欲知其始，先建其母。所謂五決者，五脈也。」決，是判斷的意思，意即診斷疾病須根據五臟之脈息來作判斷。

可見得《內經》視五臟為人體的核心，生理或病理狀況都以五臟氣的動態為觀察的焦點，所以立「藏象學說」為其最核心的醫學理論，各種診法乃依據核心理論發展而來，於是我們便可以明白《內經》在診法上為何要講求「聲合五音，色合五行，脈合陰陽」（《脈要精微論》）的道理了。所謂「脈合陰陽」，這個陰陽是五運陰陽的簡稱。五音、五行、陰陽，都是針對五臟氣而言，是無庸置疑的。五聲、五音、五色、五氣、五味等等，《內經》裡五的數字隨處可見，後人認為是受五行學說的影響，並以為理論奠基時期，古人的思維不離簡單素樸的五行框架，乃當世無可避免之常情。這種看法實際上錯了！五聲等概念都是根據《內經》的基礎理論——五運六氣發展而來，它們屬於基本原理，萬不可以等閒視之。請參考本書上篇基礎理論的相關說明。

脈診所要觀察的對象當然就是五臟氣的動態，而且是最直接貼近人體氣機活動的方法，所以說「切脈動靜：觀五臟有餘不足，六腑強弱。」（《脈要精微論》）望色、聞聲、問病人之所苦，固然是不可少的診斷程序，然而，四診當中唯有切脈能夠直接觸覺到五臟六腑微妙的氣息變化，這就是經上所諄諄囑咐的「至數之要，迫近以微」之精義所在。

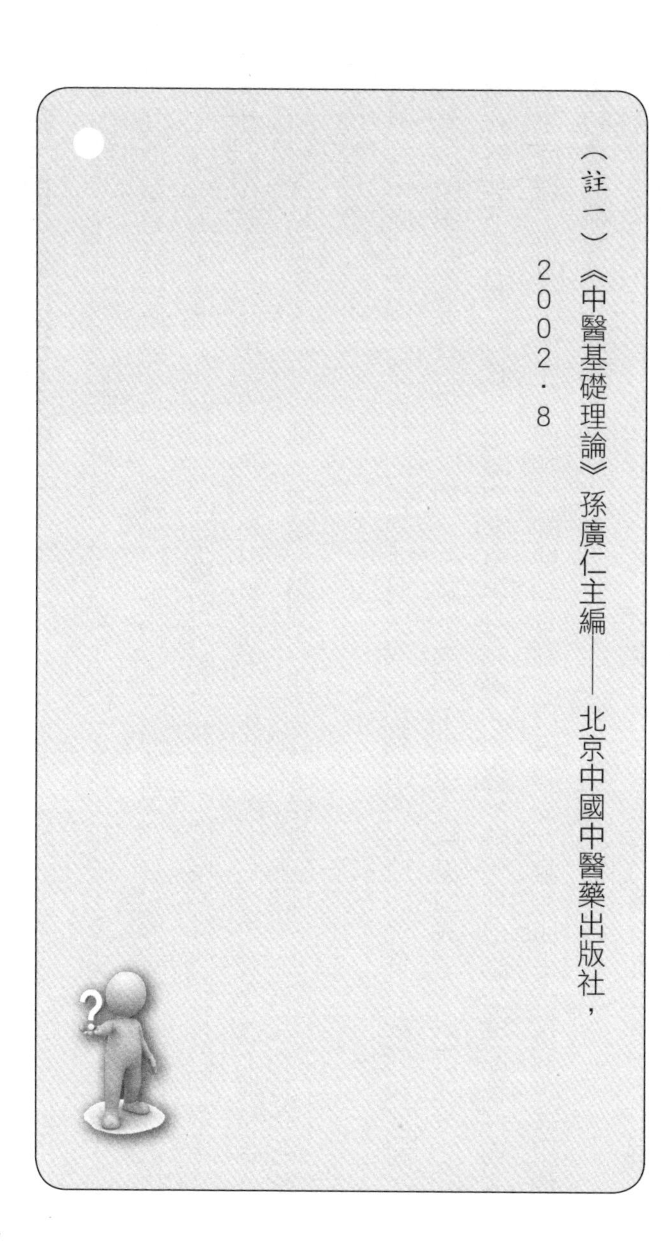

（註一）《中醫基礎理論》孫廣仁主編——北京中國中醫藥出版社，2002．8

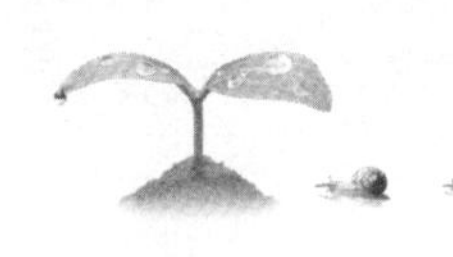

第二節　氣口獨為五臟主

《內經》介紹了數種診脈的方法，如三部九候法、診人迎法、診寸口法、人迎寸口比較法，其他還有針對衝陽、太衝、神門、太淵、太谿等單一脈穴的診法。《難經》主張「獨取寸口」，並確定了寸關尺三部與臟腑的配位關係，自此以後所謂脈診即專指寸口脈法而言，其對於後世脈學的發展可謂影響深遠；在此基礎上，晉太醫令・王叔和著《脈經》，歸納常見脈象為二十四種，並結合臨床病症，詳論脈證關係，寸口診法的內容遂逐漸趨於完整成熟。

雖然寸口脈法是因《難經》的推崇才發展成為切脈術的主流，但就時間先後而言，最早提到寸口脈法的還是《內經》，如《經脈別論》中說道：「氣口成寸，以決死生。」經文中還有為數不少與寸口脈診相關的資料，可見得《內經》時代寸口診法就已經存在。若論及脈學原理，更是不能與《內經》的理論分割，反而要從理論源頭上去探究，才可能認清脈理的基本精神。

手掌魚際腕橫紋之後，橈動脈搏動處，《難經》、《脈經》等均稱之為寸口，而《內經》經文中除有寸口之名外，也常以氣口稱之。由於寸口與寸關尺的寸部在敘述上常常夾纏不清，為了行文方便起見，本文以下除非特別需要，將一律改稱氣口。

前節討論過診脈的目的在於洞察五臟六腑的動靜狀態，臟腑之氣如何反映在氣口的脈動上？這是首先必須要弄清楚的問題。

「氣口何以獨為五臟主？」這是《五藏別論》中所談過的問題，它提供的答案是：「胃者，水穀之海，六腑之大源也。五味入口，藏於胃，以養五臟氣，氣口亦太陰也。是以五臟六腑之氣味，皆出於胃，變見於氣口。」這一段話裡主要牽涉到胃氣、太陰氣及五臟六腑之氣三者的關係。大意是飲食水穀入口，貯藏於胃，化生營養物質(五味)，通過足太陰脾經的轉輸，上注於肺脈，化而為血，以滋養五臟氣。氣口為手太陰脈氣之所過，其來源是胃中水穀精微之氣，因此五臟六腑的氣和味，都出於胃氣，而「變見」於氣口之上。前半段文意很容易理解，同時讓我們認識到脈以胃氣為本的道理，水穀精微透過太陰氣的敷布，氣口最先察覺的應當是胃氣，這點沒有問題。然而，末段「是以五臟六腑之氣味，皆出於胃，變見於氣口」，有點跳躍式的論述留下令人難解的疑惑，尤其「變見」兩字，意指五臟六腑之氣是經過轉折之後才出現於氣口的嗎？

是的，五臟之氣並不能自行到達手太陰氣口。上述問題可借用《玉機真藏論》談真藏脈的一段話來找到答案，該文曰：「五藏者，皆稟氣於胃。胃者，五藏之本也。藏氣者，不能自致於手太陰，必因於胃氣，乃至於手太陰也。故五藏者各以其時，自為而至於手太陰也。故邪氣勝者，精氣衰也。故病甚者，胃氣不能與之俱至於手太陰，故真藏之氣獨

上篇
下篇

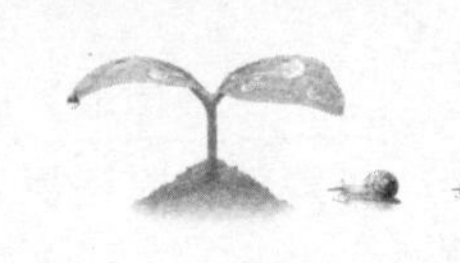

見。獨見者，病勝藏也。故曰死。」

五臟之氣必須借助胃氣才能到達氣口，而表現出正常的脈象。這又是何道理呢？這個問題須從幾方面來探討：

其一，「人以水穀為本，故人絕水穀則死，脈無胃氣亦死。」（《平人氣象論》）五臟精氣為生命之本，但不斷需要後天水穀之氣來充養，所以診氣口首先以有無胃氣為最重要的判斷。

其二，「經脈十二，而手太陰、足少陰、陽明，獨動不休，何也？岐伯曰：是明胃脈也。胃為五藏六府之海，其清氣上注于肺，肺氣從太陰而行之，其行也，以息往來，故人一呼脈再動，一吸脈亦再動，呼吸不已，故動而不止。」（《靈樞・動腧》）以上經文說明手太陰的太淵穴、足少陰的太谿穴、陽明的衝陽穴等處之動脈，其搏動不休的共同意義都代表了胃氣的存在。胃中之清氣上注于肺，肺氣從太陰而行，這是「胃氣」最具體的意涵。根據《營衛生會篇》：「其清者為營，濁者為衛，營在脈中，衛在脈外」，說明胃中之清氣即營氣，由水穀中之精粹變化而成。營氣能夠順理成章地行走於氣口，至少需要脾、胃、肺三者的協調運作才能達成。太陰氣之行以息往來，一呼脈再動，一吸脈亦再動，實際上是心氣推動著血液前進。可見氣口脈動直接反映了脾、肺、心三臟氣的活動。尤其重要的是肺氣的角色。肺為相傅之官，朝百脈而主治節，行呼吸，助心行血，令五臟六腑皆以受氣。診氣口手太陰脈氣具有上述之意義，所以《難經》以「寸口者，脈之大會」說明「獨取寸口」的理由所在。

其三，「脾主為胃行其津液者也」（《厥論》），所以「藏府各因其經而受氣於陽明」，因此胃氣其實包含了脾氣，完整的指稱應該是脾胃之氣。若取五臟為中心的觀點，脾氣可代表胃氣，所以《玉機真藏論》稱「脾為孤藏」，它的功能有如「中央土以灌四傍」。將脾視為位處中央的孤臟，具有什麼樣的意涵？《五運行大論》說「中央生濕，濕生土…在藏為脾」，這是脾土位於中央的理論來源。首先須弄清楚「中央」的意義為何？最理想的「中央」是一個圓的中心點，中心點在哪裡，圓就出現在哪裡，圓心以等距離相應於圓上任何一點，所以中心點也是平衡點。我們用圓規畫個圓，通常空間裡看到的是圓，看不到中心點，然而我們知道它確實存在，只要圓存在，它便存在，這就是中央的意義。脾臟的功能角色完全與此義相符，試看「其性靜兼，其德為濡，其用為化，其化為盈，其政為謐」等陳述；靜兼，靜與謐同義，兼是兼顧之意，安靜而兼顧其餘各臟器，這是對脾氣特性最精確的描述。人體五臟無有餘不足，內外調和，氣口所現的是不浮不沉、不大不小、從容和緩、柔和微滑的脈象，是謂脈有胃氣。肝、心、肺、腎四臟皆相應於季節變化而有弦、鈎、毛、石等脈象呈現，但脾臟沒有固定的脈象，《宣明五氣篇》說：「脾脈代」，意思是說脾脈沒有一

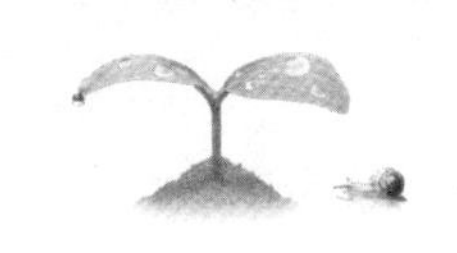

定的面貌，弦鉤毛石都可以是脾脈的體現。所以，所謂有胃氣之脈，其實也就是脾氣正常運作下的脈象表現。《玉機真藏論》說脾脈「善者不可得見；惡者可見」，正好用來說明「其性靜兼，其政為謐」的特性。

氣口主要可見的是脾胃之氣，那麼論中所說五臟六腑之氣味變見於氣口，究竟應該如何解釋？根據的理論又是什麼？我們認為其所據之理論有二，即氣交理論與承制理論。《營衛生會篇》說：「人受氣于穀，穀入于胃，以傳與肺，五藏六府，皆以受氣。」五臟六腑如何受氣？當然是透過氣交運動。氣交過程當中，五臟六腑的動態便反映到了氣口上。

氣口能夠保持恆常的平脈脈象，乃由於五運承制的緣故。五臟氣相互協調，相輔相成的運作，即五運正常承制關係下的結果。「承乃制，制則生化」（《六微旨大論》），所以氣口的脈象平和，體內生化運作正常，呈現的是脾氣靜謐的特性。相反的，一旦脈象有異常的擾動，即是邪氣的表現；「邪之所湊，其氣必虛」，端看邪氣在哪裡，那裡的精氣必衰，所以說「邪氣勝者，精氣衰也。」該處的生化狀況必定出了問題，所謂「亢則害，害則敗亂，生化大病」，無論是偏勝或偏衰，都是由於失於制衡之故，因此而發生五運氣相互傾軋的情況，這一切都會如實的反映在氣口上。這便是氣口作為診病手段的基本原理所在。

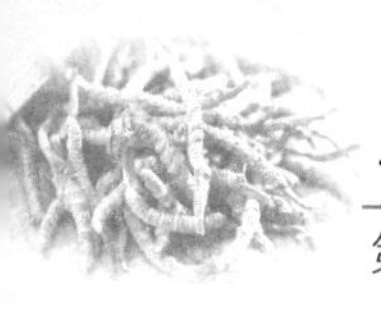

第三節　追陰陽之變，章五中之情

《方盛衰論》曰：「持診之道，先後陰陽而持之。」張景岳《傳忠錄》說：「診病施治，先審陰陽以為醫道之綱領，陰陽無誤，則治何差之有？」觀臟腑之動靜，診脈為要，《脈要精微論》強調診脈之道在於「脈合陰陽」，是以辨證論治皆不離乎陰陽之辨。然而辨陰陽畢竟只是一個總綱，必須進一步做到「追陰陽之變，章五中之情」（《方盛衰論》），才能夠對診斷有幫助。氣口位於魚際腕橫紋後橈動脈之上，長約一寸九分，在此方寸之地如何作細微的辨別，而達到「以決死生，以處百病，以調虛實，而除邪疾」的目的？這正是脈法上所需有的講究。

關於氣口辨臟腑陰陽等脈法，大要分為兩部分：一、氣口分別陰陽及其原理；二、氣口的臟腑配位及其原理。現在分別說明如下：

一、氣口分別陰陽及其原理

《內經》中不乏脈診的相關資料，但如何在氣口上分別陰陽，具體論述則付之闕如。儘管如此，實際上理論根據是存在的，陰陽論及運氣學說為其總的根本。《陰陽應象大論》裡談到天地、上下、內外、左右、寒熱的陰陽屬性，這些都是可以運用到氣口上分別陰陽的準則。相關說明請參考本書上篇相關章節之內容。本節要討論的是進一步更具體的

上篇
下篇

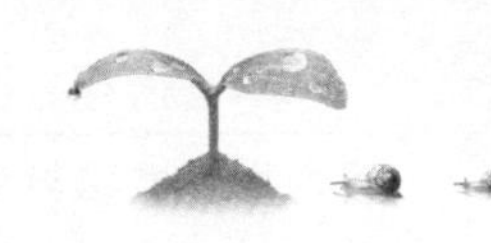

定位問題。

在原理方面，《素問・三部九候論》的「三部九候」診法可說是氣口脈法的原始依據。該論中將人體分為上、中、下三部，每部又各有天、人、地三候。上部：天，以候頭角之氣；人，以候耳目之氣；地，以候口齒之氣。中部：天，以候肺；人，以候心；地，以候胸中之氣。下部：天，以候肝；人，以候脾胃之氣；地，以候腎。這是《內經》「三部九候」診法的大概。天地人的意涵來自《六微旨大論》中的氣交理論，「天樞之上，天氣主之，天樞之下，地氣主之，氣交之分，人氣從之，萬物由之」。上與天為陽，下與地為陰，上下氣交之中，為人之所居，亦即生化發生的主要場所。「三部九候」的本意可以如此來理解。至於將「三部九候」的概念運用到氣口脈法上的是《難經》起的頭；《十八難》謂「脈有三部九候，三部者，寸關尺也；九候者，浮中沉也。」後世以此為宗，遂發展成為脈診的主流，此即氣口分陰陽方法之由來。該法雖載於《難經》，然其理論與《內經》屬於一脈相承，故可視為《內經》理論的發展與運用。

《難經・二難》曰：「尺寸者，脈之大要會也。從關至尺，是尺內，陰之所治也；從關至魚際，是寸口內，陽之所治也。」氣口上分寸關尺三部為《難經》創其始，目的是為了別陰陽之所在。

寸關尺三部，位於腕際橫紋後橈動脈上，長度約一寸九分。具體的位置，以橈骨莖突

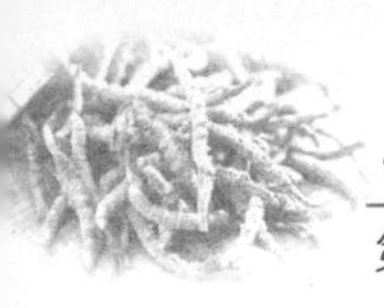

近端內側的橈動脈為關，關前為寸，關後為尺(圖6-3-3)。切脈時，食、中及無名指依序落於寸關尺三部的位置上，手指接觸脈管的部位恰恰各有一個脈波通過。《難經》將氣口分為寸關尺三部，每部又分浮中沉三候，這就是氣口診法的三部九候論，為《素問》三部九候診法原理的衍伸運用，在前面已經說明過了。

浮中沉三候是說下指時的輕重，輕取為浮，重按為沉，不輕不重為中取。輕重如何定位？意義為何？《難經・五難》在三候的基礎上再細分為五個層級：「如三菽之重，與皮毛相得者，肺部也；如六菽之重，與血脈相得者，心部也；如九菽之重，與肌肉相得者，脾部也；如十二菽之重，與筋相得者，肝部也；按之至骨，舉指來疾者，腎部也。」菽，是豆的總名。豆子種類不同，大小重量不一，有人說是大豆。其實何必執著於豆子的重量？一粒豆子能有多重？如三粒豆子般的重量，不過才觸及皮膚而已，可見一「菽」實在是有夠輕的了。經文的意思是浮取與沉取中須再分輕重，以進一步辨別五臟脈象的特徵；浮者為陽，心肺之氣當浮，而浮者莫過於肺氣；沉者為陰，肝腎之氣當沉，而最沉者當屬腎氣；不浮不沉中取而得者為脾氣。《五難》按照切脈時觸及的氣口組織部位給予明確的定義，將三候理論與具體操作結合，的確堪稱是脈法上的進步。

二、氣口的臟腑配位及其原理

《內經》經文裡還沒有寸關尺三部之名，《陰陽應象大論》有「按尺寸，觀浮沈滑

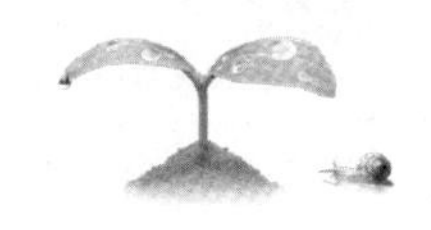

濇，而知病所生」等文字敘述，此處之「尺」很難認定它是指尺脈，多半指的是尺之肌膚。尺寸並稱，《內經》裡也僅此一處而已。經文中其他地方所見之「尺」，為前臂內側自肘關節至腕關節的部位名稱。像《靈樞》有《論疾診尺篇》，則是專門針對以尺膚為診斷方法的討論。由於沒有確立寸關尺三部之名，所以《內經》裡更不會有臟腑與三部配位的相關資料。可是並不表示《內經》裡沒有相關的理論可以運用到脈診上面。

《脈要精微論》有一段文字闡述尺膚切診的臟腑分布情況，內容為：「尺內兩傍，則季脅也，尺外以候腎，尺裏以候腹。中附上，左外以候肝，內以候鬲；右外以候胃，內以候脾。上附上，右外以候肺，內以候胸中；左外以候心，內以候膻中。前以候前，後以候後。上竟上者，胸喉中事也；下竟下者，少腹腰股膝脛足中事也。」後世寸關尺分候臟腑的方法，多以此為依據而略有變更。茲將歷代幾種氣口臟腑配位的學說列表如下，以供參考。(表6-3-1)

各家學說在五臟的分布方面完全一致，由於都是根據前面《脈要精微論》的論述而來，故較無爭議。在六腑的配位方面，看法上則頗有出入。《醫宗金鑒》大抵上以《脈要》為藍本。《難經》獨創命門學說，指「左為腎，右為命門」（《三十六難》），開啟後世腎分陰陽的理路。謂腎為水火之臟，基本上猶合於《內經》經旨，若以兩尺皆候腎而言，分陰陽而候之，似乎也頗為合理。《難經》謂「命門者，原氣之所繫」，三焦為「原

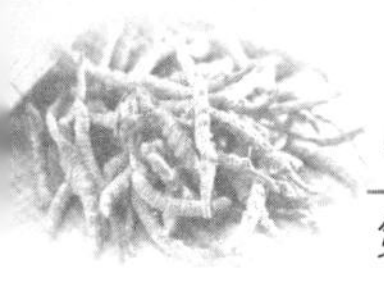

寸關尺分候臟腑的幾種學說比較表

學說	寸		關		尺		說明
	左	右	左	右	左	右	
難經	心	肺	肝	脾	腎	腎	右腎屬火為命門，故右尺候命門。
	小腸	大腸	膽	胃	膀胱	命門	
脈經	心	肺	肝	脾	腎	腎	
	小腸	大腸	膽	胃	膀胱	三焦	
景岳全書	心	肺	肝	脾	腎	腎	大腸配左尺，是金水相從；小腸配右尺，是火歸火位。
	心包絡	膻中	膽	胃	膀胱	三焦	
					大腸	命門	
						小腸	
醫宗金鑑	心	肺	肝	脾	腎	腎	小腸配左尺，大腸配右尺，是以尺候腹中的部位相配，故又以三焦分配寸關尺三部。
	膻中	胸中	膈膽	胃	膀胱 小腸	大腸	

表6-3-1

氣之別使」，命門的意涵似乎也含攝了三焦在內，是則《脈經》以三焦取代命門的位置，謂右尺以候三焦，其原理有可能根源於此。《景岳全書》似集眾家之說，大同而不無小異，然依據「金水相從，火歸火位」之說，以左右尺分候小大腸，實際上並無《內經》的理論根據。

如何才是《內經》理論下的臟腑配位呢？「陽化氣，陰成形」、「天地者，萬物之上下也，左右者，陰陽之道路也」、「金木者，生成之終始也」、「上下之位，氣交之中，人之居也」，根據上述理論：上為陽，下為陰，右為陽，左為陰，外為陽，內為陰，中為上下氣交之位。據此，人之右手以候陽，左手以候陰，寸以候陽，尺以候陰，關則位於氣交之分。並根據臟腑表裡關係，遂得寸關尺與五臟六腑合理的配位關係如下：左尺，腎、膀胱；左寸，心、小腸；左關，肝、膽；右尺，心包、三焦；右寸，肺、大腸；右關，脾、胃。（參考表

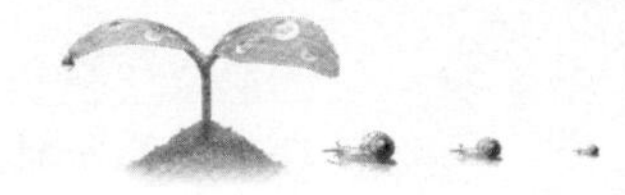

6-3-2・圖6-3-3）。

氣口三部分候五臟六腑參考表

學說	寸		關		尺	
左	心	小腸	肝	膽	腎	膀胱
右	肺	大腸	脾	胃	心包	三焦

表6-3-2

氣口臟腑配位圖

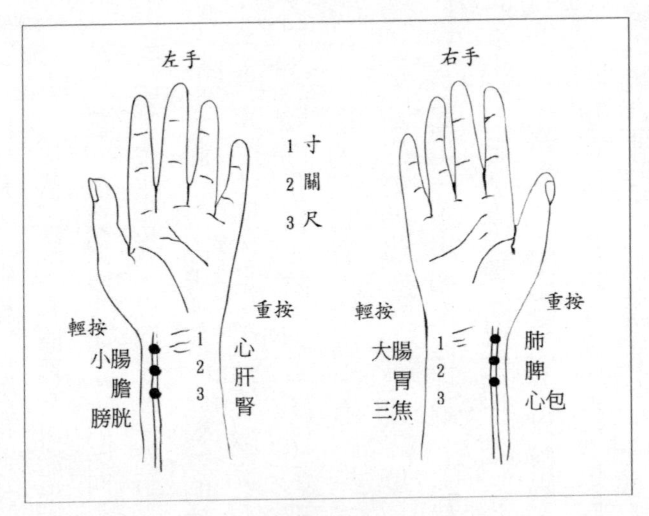

圖6-3-3

第七章　辨平脈與有過之脈

第一節　脈要綱領、脈象的基本要素

臨床與臨陣有某些相近之處，除了平時要作好準備以外，臨場必須隨機應變，不能刻板行事，原則是相同的。充實醫學知識並熟習各種診法，如同熟習軍事操典一般，目的都在求一旦派上用場時能夠揮灑自如；臨陣還死抱著操典照本宣科的，豈不是笑話？一項技能經過鍛鍊，運用上能夠靈活自如到存乎一心當然是最佳的境界，然而在此之前，相關知識必須通過一個融會貫通並轉化為個人智慧的過程，才有可能達到。就脈診而言，基本脈象有二十八種之多，加上兼脈則狀況更形複雜，有時還要克服辨認上的困難，學習起來有相當的難度。縱使基本脈象都記得滾瓜爛熟了，如果診脈技術不嫻熟，醫理不能圓通，臨症時指下恐怕還是茫然一片，如此肯定無法從脈診獲取寶貴的病機訊息。

以上說的是關於脈診在學習上以及實際運用時所常遭遇的難題。解決此一難題的方法中有一最高指導原則，就是以簡御繁。於是有人提出脈要綱領來作為解決之道，如《靈樞・邪氣藏府病形篇》說：「調其脈之緩急小大滑濇，而病變定矣。」便是其中最早的一種。歷來還有幾種不同的主張，且將它們列出來作為參考：

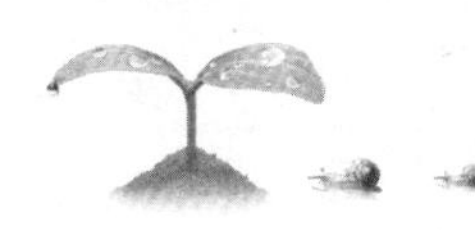
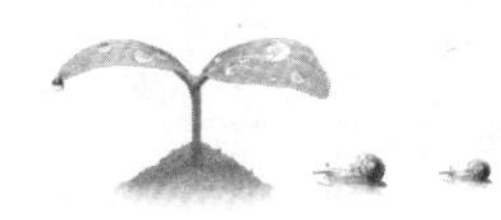

一、小大滑濇浮沈——《五藏生成論》
二、浮沈長短滑濇——《難經》
三、弦緊浮沉滑濇——張仲景
四、浮沉遲數滑濇——滑伯仁
五、浮沉遲數虛實——張景岳

這些綱領的意義在哪裡？舉《邪氣藏府病形篇》的主張來看：「諸急者多寒；緩者多熱；大者多氣少血；小者血氣皆少；滑者陽氣盛，微有熱；濇者多血少氣，微有寒。」六種脈象即能掌握住患者的寒熱與血氣盛衰狀況，著眼點在寒熱虛實四者，運用在針灸臨床方面具有充分的指導意義。

不同的綱領當然代表不同的思維與主張。再來看張景岳所舉的綱領又具有什麼樣的意涵？

「浮為在表，則散大而芤可類也；沉為在裡，則細小而伏可類也；遲者為寒，則徐緩濇結之屬可類也；數者為熱，則洪滑疾促之屬可類也；虛者為不足，則短濡微弱之屬可類也；實者為有餘，則弦緊動革之屬可類也。」張景岳主張以二綱統六變，二綱指的是陰陽，意即透過陰陽概念掌握表裡寒熱虛實的變化。從他的脈要綱領來看，其中有兩點重要的意義：其一，二綱六變其實就是他的辨證原則，切脈以此為探求目標，能使脈與證的判

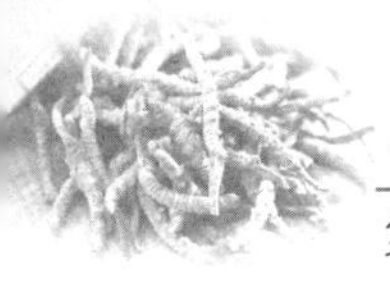

斷合一；其二是以六脈統領其餘諸脈象，如此即能化繁為簡。這樣具有目標與組織性的思維，還是相當難能可貴的。

王叔和作《脈經》最早提出二十四種常見脈象，被視為脈學發展史上極重要的貢獻之一。常見脈至明代已增加為二十八種，故現代診斷學多以二十八脈(註一)作為認識脈象的基礎。但二十八脈仍然過於繁雜，何況熟記二十八脈也不能盡賅所有脈象，因此張景岳所提的脈要綱領企圖將多種脈象化約為六種，其用心頗具啟發性。晚清醫家周學海在《脈簡補義》中說：「蓋求明脈理者須將位、數、形、勢講得真切，便於百脈無所不賅，不必立二十八脈之名也。」這種思維的發展比張景岳又前進了一步，已從脈象深入到基本要素的掌握上去了。後世醫家又在此基礎上提出五要素，即：位、數、形、勢、律。脈位是指脈動部位的深淺。脈率是指脈搏頻率的快慢。脈形是指脈動的形狀和性狀，具體是指脈形的粗細、長短，脈管的硬度及流利度。脈勢是指脈搏應指的強弱，與脈的硬度和流利度也相關。脈律是指脈動周期間隔時間的規律性。近代透過對脈學深入的研究分析，將構成各種脈象的基本要素，歸納為八個方面：部位、至數、長度、寬度、力度、流利度、緊張度、均勻度。

部位：指脈動顯現部位的深淺。

至數：指脈搏的頻率。

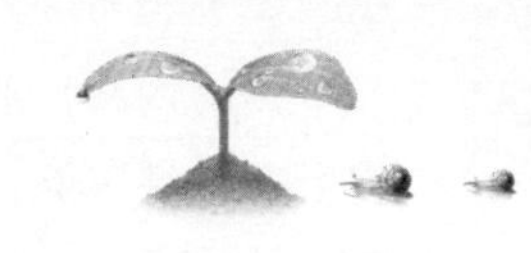

脈長：指脈動應指的軸向範圍長短。

脈寬：指脈動應指的徑向範圍長短。

脈力：指脈搏的強弱。

流利度：指脈搏來勢的流利通暢程度。

緊張度：指脈管的緊急或弛緩程度。

均勻度：包括兩方面，一是脈動節律是否均勻；二是脈搏力度、大小是否一致。（註二）

運用上述幾項基本要素，可以針對二十八種常見脈的形態特徵作更精確地描述，確實有利於脈象的學習與辨認。學習二十八種常見脈象方面變得比較容易了，但整體而言，脈診的難題仍然只解決了一小部分而已；脈象的臨床意義如何判斷？尤其是出現不同類型的兼脈，或在不同的部位出現時，又該如何來解讀？脈診最關鍵的是如何能切中病機，這是需要進行綜合判斷的。而這些問題如果沒有解決，臨床時遭遇困難還是一樣的。

「故善為脈者，謹察五藏六府，一逆一從，陰陽、表裡、雌雄，藏之心意，合心於精。」《金匱真言論》這一段話可以說是脈診的最高心法，其中道出了切脈應該專注的對象、採取的路徑與醫者之用心。唯一要關注的對象是：五臟六腑之逆從；路徑是：診陰陽、表裡、雌雄；尤其重要的提示是醫者的用心：須從精氣的角度來觀察。根據這個原則並綜合前人的學說成果，我們不妨將脈要綱領歸結成如下之三條：

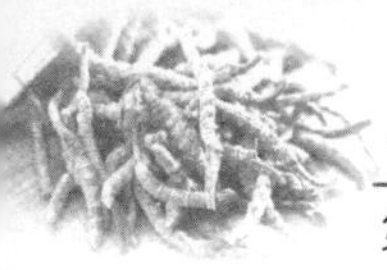

一、以浮沈(部位)、遲數(至數與均勻度)、長短(脈長)、小大(脈寬)、虛實(脈力)、滑濇(流利度)、緊緩(緊張度)等作為脈象的基本要素。

二、以四時平脈作為五臟氣有餘不足的衡量標準。

三、以六氣診有過之脈。

關於綱領中的二、三條兩條，將於後續的章節中再作詳細的說明。

（註一）《中醫診斷學》王憶勤主編——中國中醫藥出版社，2004．8

（註二）同（註一）。

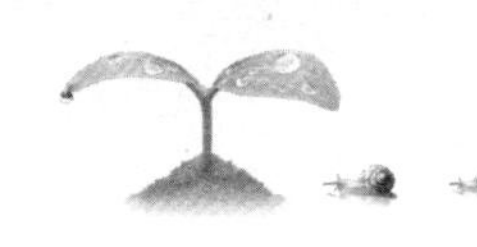

第二節　四時平脈與五臟脈象

無論何種診斷方法都必須先確立一個正常的標準，用這個標準去衡量診察對象的狀況，才能斷定其生病與否，再進一步了解病之深淺。以診脈搏至數為例，《平人氣象論》說：「人一呼，脈再動；一吸，脈亦再動。呼吸定息，脈五動。閏以太息，命曰平人。平人者，不病也。常以不病調病人。」正常人的呼吸頻率為每分鐘十六至二十次，人一息(一呼一吸)脈跳以4次計算，則一分鐘約有64~90次的脈搏跳動，屬於正常的頻率範圍。人一息四或五至，稱為平人至數，這便是一個衡量標準。同樣的，脈診也需要一個標準，稱為平人脈象(簡稱「平脈」)。

事實上「脈動無常」，有很多因素能讓脈象產生變化，這些因素包括四季氣候、地理環境、性別、年齡、體格、情緒、勞逸、飲食等。切脈時這些因素都要事先考慮進去，能夠排除的就須設法排除。因此，《脈要精微論》提出一個診脈最理想的狀況：「診法常以平旦，陰氣未動，陽氣未散，飲食未進，經脈未盛，絡脈調勻，氣血未亂，故乃可診有過之脈。」它的意思並不是說一天當中只有清晨剛起床的時後才可以診脈，重點是要儘可能排除干擾的因素，以便氣口能正常的顯示脈象。在這種情況下，正常人就能切得平脈，否則便是有過之脈。可見得即使有一個衡量的標準，使用時也需要有些講究。

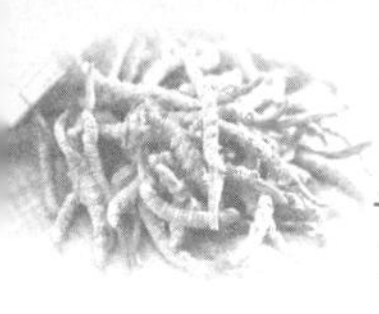

對於影響脈象的外在因素，《內經》裡論述最多的是自然環境因素，所謂「天地之氣」，也就是氣候與地理環境這兩項。關於氣候的影響，有四季與歲運氣兩方面；四季的影響，如《脈要精微論》所說的，「四變之動，脈與之上下」；歲運的影響，如《六節藏象論》所說的，「不知年之所加，氣之盛衰，虛實之所起，不可以為工矣。」至於地理環境的影響，則有《五常政大論》之說：「故治病者，必明天道地理，陰陽更勝，氣之先後，人之壽夭，生化之期，乃可以知人之形氣矣。」《至真要大論》的說法是所有論述的總結：「本乎天者，天之氣也，本乎地者，地之氣也，天地合氣，六節分而萬物化生矣。故曰：謹候氣宜，無失病機。此之謂也。」

診斷時自然環境的因素不可不知，其中首先須要考慮的是四季氣候的影響，因此所謂的平脈，可隨著季節的轉換而更代。換言之，《內經》裡的四時藏脈即是平人脈象。現將經文裡有關四時藏脈的資料節錄於下，以便於討論。

一、《玉機真藏論》

春脈如弦…春脈者，肝也…其氣來軟弱輕虛而滑，端直以長，故曰弦。

夏脈如鉤…夏脈者，心也…其氣來盛去衰，故曰鉤。

秋脈如浮…秋脈者，肺也…其氣輕虛以浮，來急去散，故曰浮。

冬脈如營…冬脈者，腎也…其氣來沉以搏，故曰營。

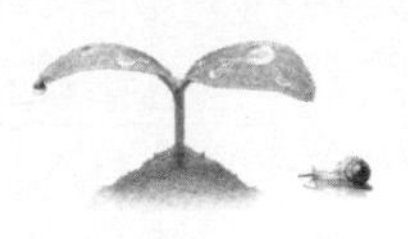

脾脈者，土也。孤藏以灌四傍者也。善者，不可得見，惡者可見。

二、《平人氣象論》

平人之常，氣稟於胃。胃者，平人之常氣也。人無胃氣曰逆，逆者死。

春胃微弦，曰平。夏胃微鉤，曰平。長夏胃微輭弱，曰平。秋胃微毛，曰平。冬胃微石，曰平。

根據以上經文，可歸納出幾點重要的認識：

(一)四時藏脈：春脈「如弦」、夏脈「如鉤」、秋脈「如浮」、冬脈「如營」。弦、鉤、浮、營為四季的脈象，但要注意，前面都有一「如」字。合併《平人氣象論》來看就明白了，它是指微弦、微鉤、微毛、微石的意思。

(二)四時藏脈事實上即代表了五臟的脈象：肝脈，弦；心脈，鉤；肺脈，浮；腎脈，沉；脾脈，代(註一)。切脈得弦、鉤、浮、沉，若其應時而至，又無太過與不及者，為正常無病的脈象。

(三)平脈必須具有胃氣。胃氣之見於脈，如《玉機真藏論》說：「脈弱以滑，是有胃氣。」又如《終始篇》說：「邪氣來也，緊而疾；穀氣來也，徐而和。」這些都是對於胃氣的描述。氣口之脈，無論如何變化，大凡脈來無太過或不及，呈現從容和緩狀態的，即是有胃氣之脈。

㈣《玉機真藏論》的重要性在於它具體描述了五臟脈象的特徵，這是值得我們留意的地方。

1春脈如弦：它的特徵是「端直以長」，三部脈連成一直線，《脈經》說：「舉之無有，按之如弓弦狀。」「端直以長，如按琴弦」遂成為對弦脈常見的描述。然而需要注意的是，《玉機真藏論》說的是平肝脈的脈象，所以，不要忽略了還有「其氣來輭弱輕虛而滑」的特徵。「春三月，此謂發陳，天地俱生，萬物以榮」（《四氣調神大論》），冬盡春來，冰雪消融，絕非發生於一日夜之間，大地由極深隱之處開始漸漸復甦，叫作「發陳」。所以說脈來「輭弱輕虛而滑」，意思是沉取其脈，應指有微微浮起流利滑動的感覺。《至真要大論》說：「春不沈，夏不弦，冬不濇，秋不數，是謂四塞。」可見四時脈動，變化有一定的連續性。

2夏脈如鉤：特徵是「來盛去衰」，這四字的描述比較費思量。先說「來去」，張景岳認為「凡脈自骨肉之分，出於皮膚之際，謂之來；自皮膚之際，還於骨肉之分，謂之去。」從實際觀察，氣口三部，寸陽尺陰，寸浮尺沉是一般常見的狀況，尤其進入夏季以後，萬物盛長，陽氣當旺的時候，寸浮尺沉更見明顯，所以脈自尺部深處透出，逐步上

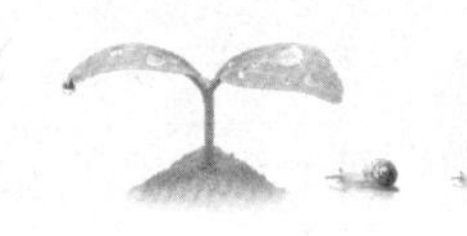

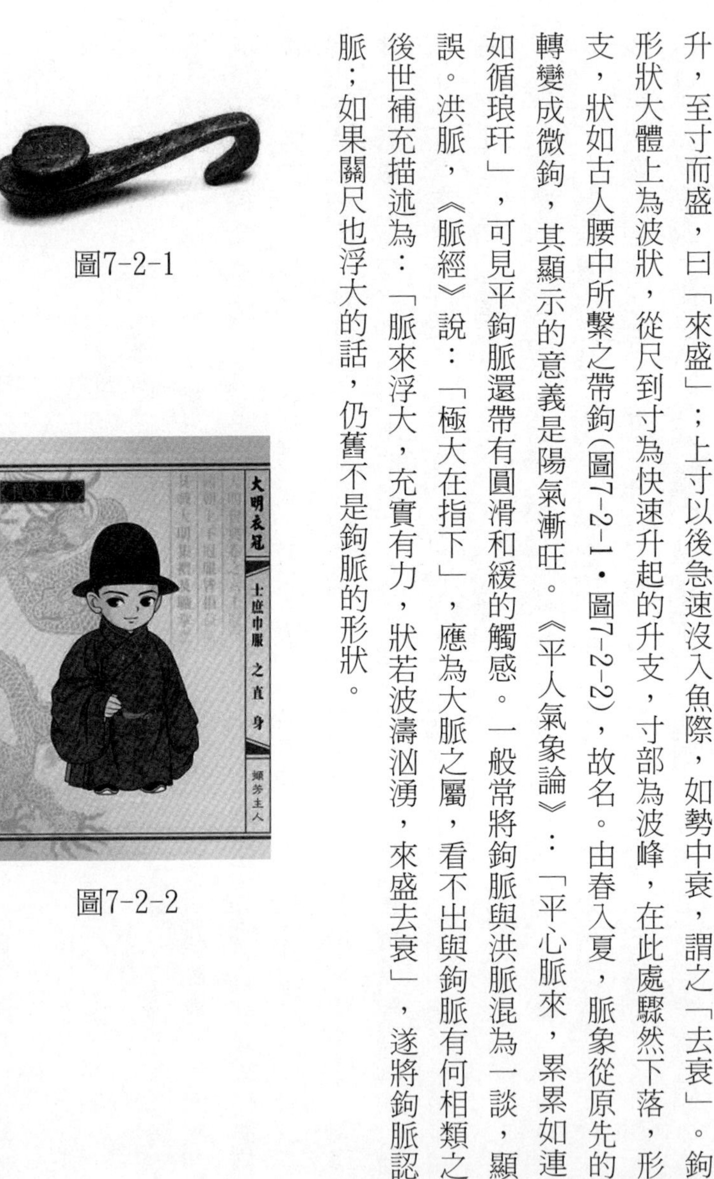

升，至寸而盛，曰「來盛」；上寸以後急速沒入魚際，如勢中衰，謂之「去衰」。鉤脈的形狀大體上為波狀，從尺到寸為快速升起的升支，寸部為波峰，在此處驟然下落，形成降支，狀如古人腰中所繫之帶鉤(圖7-2-1．圖7-2-2)，故名。由春入夏，脈象從原先的微弦轉變成微鉤，其顯示的意義是陽氣漸旺。《平人氣象論》：「平心脈來，累累如連珠，如循琅玕」，可見平鉤脈還帶有圓滑和緩的觸感。一般常將鉤脈與洪脈混為一談，顯然有誤。洪脈，《脈經》說：「極大在指下」，應為大脈之屬，看不出與鉤脈有何相類之處。後世補充描述為：「脈來浮大，充實有力，狀若波濤洶湧，來盛去衰」，遂將鉤脈認作洪脈；如果關尺也浮大的話，仍舊不是鉤脈的形狀。

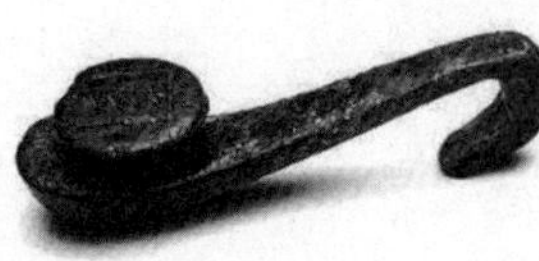

圖7-2-1

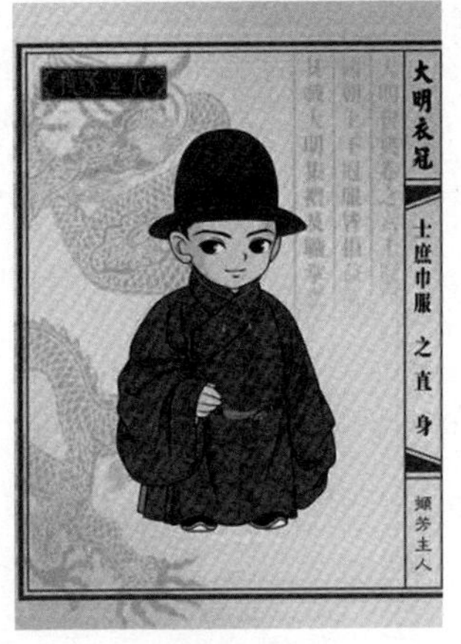

圖7-2-2

3秋脈如浮：《脈經》謂：「舉之有餘，按之不足。」真正的浮脈很容易辨識。但秋脈「如浮」的特徵是「其氣輕虛以浮，來急去散」，則不完全是浮脈。「輕虛以浮」就已經表達了微微浮起之意，也即是「微毛」的意思。「來急去散」才是針對脈象主體的描述。急，非緊急之義。緊則有寒，如經所說：「諸急者多寒」。秋時之平脈，肯定不應該是有寒邪的緊脈。所以「來急」的意思應該是：手指微微用力下按，則有脈搏來實的感覺。散，亦非渙散之意。散大無根，為元氣離散之脈，平脈不應有此現象。所以此處之散，只有浮的意思；舉指之際，感覺寸部微浮，即為「去散」之義。《平人氣象論》描述正常肺脈的脈象為「厭厭聶聶，如落榆莢」；「厭厭聶聶」是形容勢盛的樣子，「如落榆莢」是狀其輕浮和緩貌。可以作為參考。

4冬脈如營：營，謂如軍隊的營壘，沉靜而內含生動之力。「其氣來沉以搏」，此脈有兩個特徵，沉而搏。《脈經》說：「沉脈，舉之不足，按之有餘。」正常的沉脈，浮取不應，按至中部始應指，必重按才有力。《難經》的說法：「按之至骨，舉指來疾者，腎部也。」也值得參考。冬天的脈象要微沉，還要按之有柔和彈指的搏動感。《平人氣象論》說：「平腎脈來，喘喘累累如鉤，按之而堅。」這裡告訴我們正常的腎脈雖沉，也不能太沉，按之仍覺和緩圓滑，彈指有力，含有活潑生動的力量。如鉤，是指寸陽尺陰的特徵也仍舊分明。腎於五運屬水，同時也有少陰氣的屬性，所以有沉而微鉤之象。

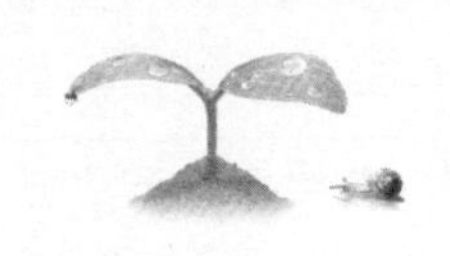

5脾脈者，土也：脾屬土，位處中央，孤藏以灌四傍。張景岳說：「土無定位，分王四季，故稱為孤藏。」《宣明五氣篇》說：「脾脈，代」，而《玉機真藏論》說其「善者，不可得見」，這些都說明了脾脈的特性；正常情況下，脾脈隨著四季變化，所以沒有固定的脈形。但是正常的脾脈仍有一定的特徵，如《平人氣象論》說：「長夏胃微輭弱，曰平。」又說：「平脾脈來，和柔相離，如雞踐地，曰脾平。」柔軟、從容、和緩為脾脈的特徵，此處可見其與胃氣的意義是一致的，因此，四時平脈都必須兼具脾脈的特徵。

最後仍舊回到「什麼是平脈脈象」的問題。綜合上述內容，可以將平脈的形態特徵歸納成以下幾點：

1三部有脈。

2一息四或五至，節律一致。

3不過於浮，也不過於沉，不大不小。

4從容、和緩、柔和。

5沉取應指有力，尺脈尤顯。

6應時變化。春，微弦；夏，微鉤；秋，微浮；冬，微沉。

現代診斷學認為平脈應有胃、根、神三個特點。今略述三者的脈學原理如下。

1脈有胃氣：從容、和緩、流利，是脈有胃氣的特徵。《平人氣象論》說：「人絕水穀則死，脈無胃氣亦死。」氣口之脈首先以察胃氣為主，相關的理論在前面已充分討論過了，此處不再重複。無胃氣之脈是所謂的「真藏脈」，真藏見者死。

2脈貴有根：主要表現為沉取應指有力，尺脈尤顯。脈來有力必須帶著彈性，也就是說不能犧牲柔和這一項條件，才算是正常有根的脈象。通常謂脈來有力為實，無力為虛，那麼決定虛實的因素為何？《陰陽應象大論》說：「陰在內，陽之守也；陽在外，陰之使也。」試看所謂「浮散無根，稍按則無」這樣的脈象，它是散脈的特徵，《脈經》析其脈理而謂之「有表無裡」。有表，非言其表實，乃浮陽於外之謂；無裡，是說它陰虛失守於內，可見陰虛即無根，無根則脈來無力。「藏者，中之守也」，整體來說，五臟精氣旺盛是脈來有力的保障。腎為「封藏之本」，藏精之處，人體臟腑組織功能動力的來源，《難經》稱為五臟六腑之本，十二經脈之根。因此，腎氣充足，又為脈象有根的首要條件。

3脈貴有神：主要表現是柔和有力，節律整齊。柔和，是陰陽相互制約下所顯現的特徵。有力，是五臟精氣充實的表現。以上兩者是神氣存在的先決條件。「兩精相搏謂之神」（《靈樞・本神》），兩精是指陰陽精氣而言。神氣的顯現，化約的說，是陰陽兩極的作用；精確言之，是五運氣循環運轉的結果，故《玉機真藏論》說：「神轉不迴，迴則不轉，乃失其機。」五運氣循環運轉的內部機制，同時存在著相互承制的關係，每一組承制關係都是陰陽兩極的作用，這是神氣得以產生的關鍵所在。節律整齊，表面上是心氣正常

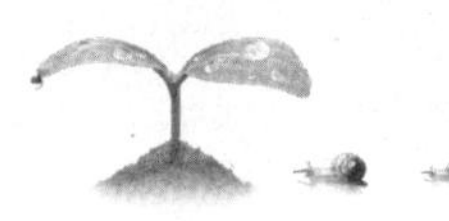

的表現，背後其實須倚賴五臟精氣無間的協調運作。所謂節律不齊，即脈來或結、或促、或代，不但與心氣有關，也是整體臟氣衰弱的象徵，如《靈樞‧根結篇》說：「五十動而不一代者，五藏皆受氣。四十動一代者，一藏無氣。三十動一代者，二藏無氣。二十動一代者，三藏無氣。十動一代者，四藏無氣。不滿十動一代者，五藏無氣。所謂五十動而不一代者，以為常也，以知五藏之期。予之短期者，乍數乍疏也。」無氣，則無神，是必然的道理，說明節律整齊則五臟運作正常。心之所以稱為「君主之官」，「五臟六腑之大主」，主要與主血脈的生理功能有關。血液循環與五臟運作之間有互為因果的關係；循環正常，五臟可以進行正常的氣交活動，反之亦然。其反映在脈搏上就是正常的節律。

（註一）《素問‧宣明五氣篇》

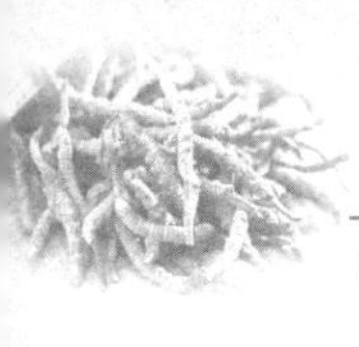

第三節　五臟太過與不及的脈象與病變

認識平脈之後，才能夠辨別有過之脈，也就是病脈。如何是有過之脈？五臟太過不及之謂是也。太過為實，不及為虛。《通評虛實論》說：「邪氣盛則實，精氣奪則虛。」所以，太過與不及都屬病脈。

《脈要精微論》談到切脈的入手處，開門見山即說：「觀五藏有餘不足」。五臟堅固，人體正氣充盛，雖有賊邪，也不能為害於人體。一旦發病，首先便須透過切脈觀察五臟氣的動靜，視其有餘不足以判斷病位之深淺所在。前節介紹了五臟平脈的脈象，本節將繼續依據《玉機真藏論》討論與五臟相關的病脈。

首先節錄《玉機真藏論》相關經文於下：

（一）　春脈如弦…反此者病。

其氣來實而強，此謂太過，病在外。其氣來不實而微，此謂不及，病在中。

太過，則令人善(忘)，忽忽眩冒，而巔疾。其不及，則令人胸痛引背，下則兩脅胠滿。

（二）　夏脈如鉤…反此者病。

其氣來盛，去亦盛，此謂太過，病在外。其氣來不盛，去反盛，此謂不及，病在中。

太過，則令人身熱，而膚痛，為浸淫。其不及，則令人煩心，上見咳唾，下為氣泄。

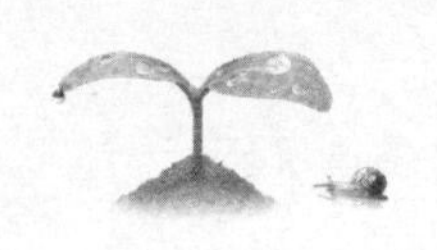

(三) 秋脈如浮…反此者病。

其氣來毛，而中央堅兩傍虛，此謂太過，病在外。其氣來毛而微，此謂不及，病在中。

太過，則令人逆氣，而背痛，慍慍然。其不及，則令人喘，呼吸少氣而咳，下聞病音。

(四) 冬脈如營…反此者病。

其氣來如彈石者，此謂太過，病在外。其去如數者，此謂不及，病在中。

太過，則令人解㑊，脊脈痛，而少氣不欲言。其不及，則令人心懸如病饑，䏚中清，脊中痛，少腹滿，小便變。

(五) 脾脈者，孤藏以灌四傍者也。

善者，不可得見。惡者，可見。

其來如水之流者，此謂太過，病在外。如鳥之喙者，此謂不及，病在中。

太過，則令人四支不舉。其不及，則令人九竅不通，名曰重強。

根據經文將重點整理分析如下：

(一) 肝的病脈與相應之病變

肝氣太過之脈，「其氣來實而強。」」肝的平脈：「輭弱輕虛而滑，端直以長」。「端直以長」是弦脈的第一特徵。因此，肝氣太過，其完整的脈象是「端直以長，來實而強」，不再是輭弱輕虛而滑的觸感。《脈經》論弦脈，謂：「舉之無有，按之如弓弦狀。」現代診斷學則描述為：端直以長，如按琴弦。《平人氣象論》也說「病肝脈來，盈實而滑，如循長竿。」全都意指脈來弦急有力的感覺。

肝氣太過之病變，「令人善（忘），忽忽眩冒，而巔疾。」（忘）疑是（怒）之誤。《靈樞・本神》曰：「肝氣虛則恐，實則怒。」《氣交變大論》曰：「歲木太過，甚則忽忽善怒，眩冒巔疾。」肝喜升散條達，氣鬱則易怒。肝氣上逆，多有神智恍惚不清、急躁易怒、失眠頭痛，甚至猝然昏厥等症狀。

肝氣不及之脈，「端直以長，其氣來不實而微」。微脈的特徵是「極細極軟，按之欲絕，若有若無」（註一）。不實而微，意即無力而微。可想見此脈象指下感覺必極為弦細，且按之無力。

肝氣不及之病變，「令人胸痛引背，下則兩脅胠滿。」足厥陰之脈，「上貫膈，布胸脅」；肝虛，無力升散，致氣鬱胸中，故胸痛引背；氣滯於下而不上，則病兩脅脹滿。肝木不及，燥金之氣侮而乘之，故「民病中清，胠脇痛，少腹痛，腸鳴溏泄」（《氣交變大論》），這是肝虛的病理表現。

論中說到脈來太過者，病在外；不及者，病在中。所謂「病在外」，指病位在五臟之外，可以是經脈、形體、官竅等處。「病在中」，有解釋為病在內的，意思其實不夠明

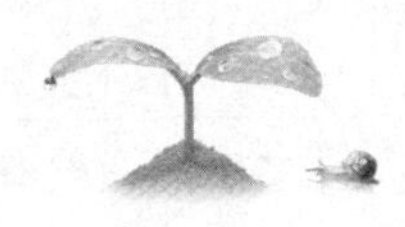

確。《脈要精微論》說：「藏者，中之守也」，毫無疑問，「中」指的正是五臟本身。病發在外？或在中？脈象上分辨得出來。太過之脈，五臟精氣猶充，脈來必定應指有力，即所謂的「實脈」，由於邪氣盛實之故。不及之脈，應指無力，即所謂的「虛脈」，由於五臟精氣內奪之故。

（二）心的病脈與相應之病變

心氣太過之脈，「其氣來盛，去亦盛。」首先必須識得：鉤脈，是代表心脈的基本脈象，如此才能正確解讀此一敘述；從《平人氣象論》的說法——「病心脈來，喘喘連屬，其中微曲」——可以得到應證。「其中微曲」正是對鉤脈形狀的描述，「喘喘連屬」則是形容脈來疾數的狀態。所以，「其氣來盛，去亦盛」所要表達的是——與「其氣來盛，去衰」比較，陽氣的來勢更加旺盛——這樣一個概念，基本上還是不離鉤脈的形狀。總的來說，「來盛，去亦盛」即來去皆數疾的意思。數、疾脈的特徵，都是脈來急促；數脈，一息五六至；疾脈，一息七八至，兩者都屬陽氣過旺的脈象，而疾脈更是凶險，已入於亢陽無制的地步。「夏脈者，心也。南方火也。萬物之所以盛長也」在陽氣暢旺的季節裡，微鉤脈是正常的脈象表現；鉤而數疾，來氣有餘，不折不扣地是個病脈。

心氣太過之病變，「令人身熱，而膚痛，為浸淫。」診斷上，脈與證合，為順；脈證相反，則為逆。一般脈證相合的情況較常見。鉤而兼數、疾之脈，陽氣亢盛，故而有如是之證。《平人氣象論》曰：「人一呼脈三動，一吸脈三動而躁，尺熱曰病溫。」《靈樞・論疾診尺篇》也說：「尺膚熱甚，脈盛躁者，病溫也。」鉤脈來，代表心火旺，再加上脈躁尺熱，體溫肯定升高無疑，用體溫計量一下，絕對不會錯。經曰：「氣有餘，則制己所勝」（《五運行大論》），心火太過，則肺金受邪，肺氣行於皮毛，因受制於心火，「熱傷氣，氣傷痛」，以致於皮膚感到疼痛。若邪熱久羈，皮膚表面出現斑、疹、瘡、瘍之類的病變，稱為「浸淫」。此處之「浸淫」，泛指一切因心火勝所致之皮膚病症，並不限於浸淫瘡(濕瘡)之類的病症。

心氣不及之脈，「其氣來不盛，去反盛。」這是對心氣虛所作的脈象描述，究竟應該如何解讀？《平人氣象論》有論及心氣將絕的脈象，可借來參考，謂：「死心脈來，前曲後居，如操帶鉤。曰心死。」前，指寸部；後，指關與尺。「前曲後居」是個什麼樣的形貌？關鍵在於對「居」字的理解。據《說文》解釋：居，為踞之原字，蹲也。也有坐的意思，如《論語・陽貨篇》中有「居，吾語汝」這樣的文句。無論是蹲，還是坐，身軀都處於低沉的狀態，與站立時的昂揚姿態相反。由此可見，「居」字其實在描述一個低沉的狀態。「前曲」是說寸部脈來屈曲如鉤，「後居」指關尺部低沉，狀如鉤柄，所以說「如操帶鉤」。這是心死的脈象，或稱為心之真臟脈。心氣不及的脈象與真臟脈有一定的距離，但鉤脈的基本形式不變。以此觀點回顧「其氣來不盛，去反盛」的敘述，筆者認為合理的

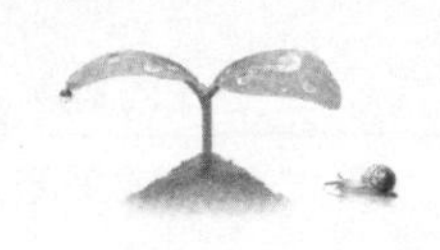

解讀如下：通常關尺部較寸部低沉，「來不盛」，謂脈來不躁盛，則意味與一般狀態相似，或者更加低沉；「去反盛」，謂寸部或獨大、或散大、或獨動搖之類，與關尺比較，其動態獨盛，所以用「反盛」來形容。

心氣不及之病變，「令人煩心，上見咳唾，下為氣泄。」心屬火臟，火不及，寒乃大行，煩心、胸中痛、兩脇痛、膺背肩胛間及兩臂內痛，都是可見之症狀。寒邪居於胸中，則咳喘唾出。陽氣不化，故鬱冒矇昧，胸腹脹大。復氣至，則病鶩溏腹滿，食飲不下，寒中腸鳴，泄注腹痛，故曰「下為氣泄」。(註二)

（三）肺的病脈與相應之病變

肺氣太過之脈，「其氣來毛，而中央堅兩傍虛。」毛，前面說過，即輕虛以浮的意思。「毛多胃少曰肺病」，從容、和緩、流利、按之柔和有力等是有胃氣的特徵。脈來輕取可得，謂之「毛」，但上述胃氣的觸感減少，則是肺的病脈。此外，《平人氣象論》又曰：「病肺脈來，不上不下，如循雞羽。」「如循雞羽」，仍是輕虛而浮的意思。「不上不下」，謂輕取其脈，有浮毛之象，中取可得脈之整體，重按則不見。這應該就是「中央堅兩傍虛」所描述的現象。

肺氣太過之病變，「令人逆氣，而背痛，慍慍然。」肺氣五運屬金，金性收斂，其變「肅殺」，其眚「蒼落」。肺氣太過，燥氣流行，肝木受邪。金性欲收，木性欲達，兩相

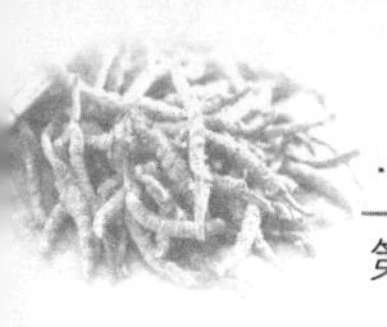

牴牾，收氣愈甚，肝氣愈急，此為逆氣之所由。氣逆，則可見喘咳、胸痛引背、兩脇滿且痛引少腹等病症。氣鬱不舒，故慍慍然，易發怒。

肺氣不及之脈，「其氣來毛而微。」微脈為虛脈，特徵是：極細極軟，按之欲絕，若有若無。肺氣不及之脈，輕取之，其氣輕虛而浮，重按至底，皆軟弱無力，近乎無脈。同樣屬於「毛多胃少」的病脈。

肺氣不及之病變，「令人喘，呼吸少氣而咳，下聞病音。」喘咳為肺病的特徵。呼吸少氣，由於腎不納氣之故，清・林珮琴《類證治裁・喘證》說：「肺為氣之主，腎為氣之根。」其脈重按微弱無力，脈來無根，故症狀相應如此。

(四)腎的病脈與相應之病變

腎氣太過之脈，「其氣來如彈石。」《平人氣象論》說：「冬胃微石，曰平。」用「石」這個字表示沉、堅、緊聚等意象。所以，微石而不失胃氣是冬天正常的脈象。過分沉堅，又有如石子彈丸般，撞擊手指有力，則是太過之病脈。《平人氣象論》還說：「病腎脈來，如引葛，按之益堅。」葛，是葛藤的根。葛根深埋在地裡，刨開地表，露出部分葛根來，按之堅硬，這便是「引葛」的意思。用彈石、引葛作比喻，都為了指出沉石太過的特徵。

腎氣太過之病變，「令人解㑊，脊脈痛，而少氣不欲言。」解㑊，指肢體困倦，消

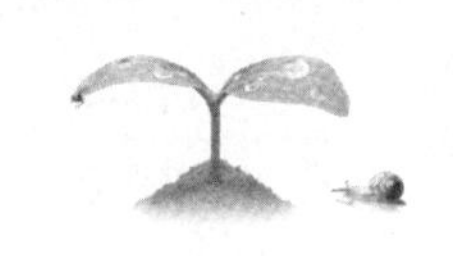

瘦，少氣懶言，骨肉懈怠的病症。腎主藏，脈來沉緊，表示藏氣太過。藏氣在天為寒，在地為水，其變為凝冽，其眚為冰雹，「陰勝則陽病」，陽氣不足，所以有如是之病。足少陰腎經貫脊屬腎，腰脊疼痛，轉動屈伸不便，亦為腎臟病的病徵之一。

腎氣不及之脈，「其去如數者。」數者，來去疾促。一息五六至為數脈；數脈，本屬有熱，但此處謂之如數者，則不是代表實熱之真數脈；其脈必沉而數，且按之無力，乃腎氣不及，真陰虧損的脈象。「陰不勝其陽，則脈流薄疾」（《生氣通天論》），藏氣不足，故愈虛，則愈數。

腎氣不及之病變，「令人心懸如病饑，䏚中清，脊中痛，少腹滿，小便變。」腎陰虛，陰不濟陽，心腎不交，故使人心虛空懸而驚懼，好像饑餓時的感覺。並且有兩脇肋下空軟處感覺清冷，脊背疼痛，少腹脹滿，小便異常等徵候。

（五）脾的病脈與相應之病變

脾氣太過之脈，「其來如水之流者。」謂脈來有如水流滑動的感覺。土運的特性，「其用為化」，脈滑表示化氣作用旺盛，其意義為人體內正蘊釀著變化。關於滑脈，《內經》中有幾種說法，如《平人氣象論》：「脈滑，曰風」，《靈樞‧邪氣藏府病形篇》則說：「滑者，陽氣盛，微有熱」，加上本篇的說法一共為三種，各自從不同的角度論述，合起來看更能解讀滑脈的意義。風木之氣，「其用為動」，所以說「脈滑，曰風」；「其性為暄」，所以說「陽氣盛，微有熱」。「土得木而達」，木氣旺帶動的是濕土之氣。反過來看，也可以說是濕氣盛導致木氣旺盛。濕遇熱則煎煉成痰，所以滑脈的臨床意義主痰、食、水飲等為病。

脾氣太過之病變，「令人四支不舉。」《氣交變大論》曰：「歲土太過，雨濕流行，腎水受邪。民病四肢不舉。」《太陰陽明論》論述更為清楚，該論曰：「四支皆稟氣於胃，而不得至經，必因於脾，乃得稟也。今脾病不能為胃行其津液，四支不得稟水穀氣，氣日以衰，脈道不利，筋骨肌肉，皆無氣以生，故不用焉。」四肢無力責之於脾，根本病因是濕勝；濕勝則困脾，脾氣受困則不能為胃行其津液，故曰脾病。

脾氣不及之脈，「如烏之喙者。」《平人氣象論》說：「弱多胃少，曰脾病。」《脈經》：「弱脈，極軟而沉細，按之欲絕指下。」弱脈的特徵：沉、細、軟，胃氣不充，所以是脾病。《至真要大論》說：「太陰之至其脈沉。」綜合來看，脾病脈象一個重要的特徵是脈沉。沉而滑，為風濕。沉而如烏之喙者，為脾氣極虛之脈象。

脾氣不及之病變，「令人九竅不通，名曰重強。」所謂「中央土，以灌四傍」與土運有幾項重要的特性有關，「其用為化，其德為濡，其化為盈，其性靜兼」。土運之用為化，故有化氣之稱，這是說它的功能。「夫變化之為用也，在天為玄，在人為道，在地為化」，化氣的本質其實就是陰陽變化，沒有陰陽變化就沒有化氣可言。因為有能化的氣，

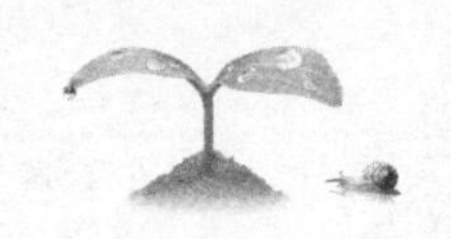

所以飲食可化作營衛，營衛可化作血氣，血氣可化作身體的組織結構，組織官竅可化生神氣，發揮生理功能，全部都是一個「化」的過程。所以化氣的德性稱為濡，漬染為濡；將物體浸泡在液體裡，於是液體滲透進入物體內部，與其結合成為一體，這是濡的意義。「其化為盈」，充滿為盈，盈則無匱乏之虞，這是化氣作用的結果。上述三項特性讓我們認識到：土運的內涵甚為廣泛，幾乎無所不包，它的作用無所不在，所以說「其性靜兼」。因此脾氣不及所代表的意義是相當廣泛的，表示體內神、精、氣、血、津、液全都匱乏。那麼，對於「肝受血而能視，足受血而能步，掌受血而能握，指受血而能攝」，《五藏生成篇》裡所謂的血，我們應能更深入地去理解其背後的生理意義，它不僅是指血液而已。人體有氣化，才有神、精、氣、血、津、液等事物產生，氣化才能有陽氣的表現。「陽不勝其陰，則五藏氣爭，九竅不通」（《生氣通天論》），所以脾氣不及會有如此的生理現象。強，筋不柔和，拘強之謂。「諸暴強直，皆屬於風」，「諸痙項強，皆屬於濕」，強直一般為風邪勝，濕病也會拘強，則與脾氣虛損有關，土不及，風氣大行之故。此處說「重強」，沉重拘強，脾氣極其虧虛所致。

以上介紹了五臟太過與不及的脈象與病變。切脈最重要的是如何辨別有過之脈，而以四時與五臟平脈為辨別標準。太過與不及須從季節時令與脈象特徵上去判別。

依季節判斷，如《六微旨大論》所說的：「至而至者和。至而不至，來氣不及也。未至而至，來氣有餘也。」可作為分辨的標準。例如，時令已屆立春，脈來應微弦，為正常脈象；脈仍沉石，是來氣不及；若見鉤脈，則為來氣有餘，都可能是病脈。時令節氣對於脈的變化影響，在《內經》的論述中頗受重視，由於中原地區四季分明，人體受氣候的影響相當顯著。對於位處亞熱帶的台灣而言，季節因素的影響相對不明顯，但無論如何，人氣與天地自然之氣相通相應的事實則並無二致。

除季節性的考慮以外，脈象本身的變化是辨別的重點，以平脈的特徵為衡量標準，太過與不及之脈自然可以明察於指下。臟氣的有餘不足，是診斷病性與病位極其重要的依據，所以掌握五臟太過不及的脈象是脈診基本而又十分重要的入門階。

（註一）《中醫診斷學》王憶勤主編。北京中國中醫藥出版社，2004．8

（註二）氣泄，即氣瀉。指氣鬱而泄瀉的病症。《實用中醫辭典》李永春主編。人民衛生出版社授權，臺北市知音出版社出版。

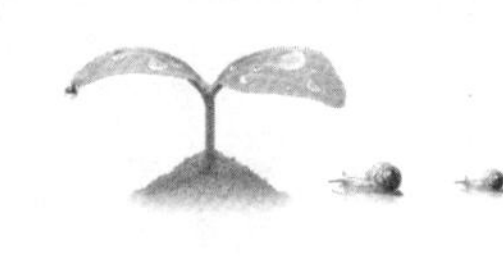

第四節　六氣下臨的脈象與病變

「夫百病之生也，皆生於風寒暑濕燥火，以之化之變也。」（《至真要大論》），此段經文明明白白指出：百病皆生於六氣，及其化變也始終不離六氣。一般的解讀卻只到六淫外感致病的層次上便打住了，因而錯失它的精義所在。其精義為何？質言之，這是《內經》全部理論宗旨——「治病必求於本」——的發揮；所謂「生之本，本於陰陽」，六氣者，天地之陰陽也，故謂百病皆生於六氣，實與生於陰陽同義。然而陰陽為總綱，如以陰陽為綱所發展的八綱辨證法，於病性病位的確定上，難免有空疏浮泛之弊；六氣則是陰陽的細目，以六氣辨證則意義大不相同。那麼，掌握六氣有何重要意義？經曰：「審察病機，無失氣宜」。依《內經》之旨，「六氣之至」不僅止於外感證候的意義，內發疾病同樣有六氣之辨，因此，明辨六氣即能「無失氣宜」，而實際上就等於精準地掌握住了病機。

據此可見六氣的脈象與主病原理是脈法與病理學上必須重視的課題。在這方面《至真要大論》有極其精要的內容，該論曰：「厥陰之至其脈弦，少陰之至其脈鉤，太陰之至其脈沈，少陽之至大而浮，陽明之至短而濇，太陽之至大而長。至而和則平，至而甚則病，至而反者病，至而不至者病，未至而至者病，陰陽易者危。」這段論述涉及六氣脈象，以及脈與疾病的關係。筆者不揣簡陋，大膽解析如下：

一、六氣之脈象

（一）厥陰之至其脈弦

經曰：兩陰交盡，謂之厥陰（註一）。厥陰的意義究竟應該如何來認識？天氣與地氣所主時段不同，陰陽作用也不同。「天以陽生陰長，地以陽殺陰藏。天有陰陽，地亦有陰陽。」（《天元紀大論》）兩陰交盡，意指天之陰與地之陰相繼而盡，但天地不可能獨陰而無陽，所以顯然是指天地之氣交盡的意思。論中又有「兩陰交盡故曰幽」的釋義。幽，有隱、微、深、闇等意。於是可知，兩陰交盡是用來表達幽深微闇等概念。須知陰盡則陽生，因此所謂「厥陰」，實質上為陽氣初生，其時微陽伏於極低下幽隱之處，乃以陽氣所在的位置為該氣的名稱。用《周易・乾・初九》爻辭「潛龍勿用」作為「厥陰」一詞的解釋，應該有助於理解其意義。

「厥陰之上，風氣主之」（《天元紀大論》）。厥陰之義既明，則厥陰代表風木之氣，自然也就能夠會意了。春風解凍為一漸進的過程，初時陽氣尚微，地面之景物容未更變，而陽氣已先發於地下，此為「萬物所以始生之氣」，稱為厥陰氣，即春之木氣。此時的脈象——「其氣來輭弱輕虛而滑，端直以長」，所謂「春脈如弦」，這是弦脈的正常表現。至於說「端直以長，如按琴弦」的脈象特徵，但凡見之必屬病脈無疑，因為弦脈為厥陰之至，代表風氣下臨。一般常以風寒並稱，其實風寒之氣，本質有異，象亦不同。只因為厥

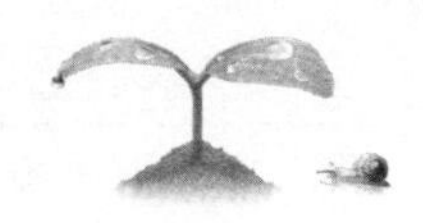

陰之陽氣微弱而屈伏在下，陰寒的勢力猶存，故病弦脈來伴有微寒，這是風證常有的現象。

（二）少陰之至其脈鉤

「少陰之上，熱氣主之」。熱與火同氣，心為君火，與夏氣相通，陽氣向上，萬物以榮，應於脈象則為鉤脈，「夏脈如鉤」，所以鉤脈代表陽氣暢旺。少陰正常的氣化為溫暖（暄），為榮、為形見。其氣來太過則為炎爍、燔焫，變則為災眚。

（三）太陰之至其脈沉

「太陰之上，濕氣主之」。太陰位於陰之極，故名，又有三陰或至陰之稱。太陰在氣為濕，於形為土。太陰為化氣，化之常為濡，其化為充盈，化之太過則為淫潰，其政靜謐，故太陰氣至為沉脈。

（四）少陽之至大而浮

陰陽表裡之間，為少陽之位，地氣由此上騰於天，為形化氣之始。少陽時化之常為炎暑，氣化之常為長、為蕃鮮，德化之常為火生，故少陽亦為火氣，與君火並稱二火。二火之性德不同，「君火以明，相火以位」。少陰氣為君火，其德為顯，其政為明，故手足少陰心腎之氣屬於君火。手足少陽為相火，以其界於陰陽表裡之間，為出入陰陽之所在，形化為氣，氣化為形，形氣轉化的過程當中有熱釋出，是為相火，所以說「少陽之上，相火主之」。少陰的脈象鉤，少陽的脈象大而浮，兩者並不難分辨。大而浮的脈象，謂氣口三部脈皆大而浮。關於脈大與浮的意義，經論中有所謂：脈「大者，多氣少血」(註二)，脈「麤大者，陰不足，陽有餘」，「諸浮不躁者皆在陽，則為熱」(註三)，以及「寸口脈浮而盛者，曰病在外」(註四)等論述，歸納以上諸論的重點，可得脈大而浮為陽氣盛、有熱、病在外等意義，即是少陽相火的特性。

(五) 陽明之至短而濇

「兩陽合明」謂之陽明(註五)。陽氣與陽分，為兩陽之義。陽外陰內，外顯本來即是陽之作用，顯與明同義，陽氣居於正陽之位，故稱之為兩陽合明。「兩陽合明故曰明」(註五)，可知所謂陽明，即正明之意。

「陽明之上，燥氣主之」。《天元紀大論》說：「金木者，生成之終始也。」生化的過程，木氣主生發，為生化之始，燥金之氣主收成，為生化之終。故經曰：陽明，氣化之常為收；德化之常為燥生，終為涼；布政之常為堅化。概言之，堅斂為陽明燥氣的特性，故其脈來短而濇。

按中醫診斷學，有關短、澀(同濇)脈的特徵描述，謂：短脈，首尾俱短，不及三部。澀脈，脈細而緩，往來艱澀不暢，如輕刀刮竹。正常脈來必定三部分明，其中有一或二部陷下者，即為短脈之象。脈來三部正常者謂之「長」，其中有部位陷下者謂之「短」，這

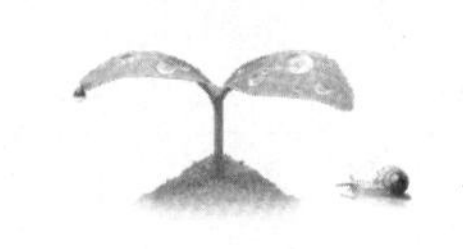

就是《脈要精微論》裡「長則氣治，短則氣病」所要表述的意思。一般現象，短多兼濇，原因是下陷之部位，雖重按尋之，仍難獲其脈，此即脈來艱澀之義。故此，筆者認為「短而濇」為一種脈象，並非短與濇二者之複合脈象。脈來短而濇，其氣必有所鬱滯，不通則痛，身體某部必病疼痛，究竟何處疼痛？則視脈出現之部位而定。陽明燥氣下臨，其性堅斂，故而有此現象。

（六）太陽之至大而長

一般人直覺地以為太陽即日的代稱，所以視太陽為大熱，這絕對是個錯誤的認知。此所謂之太陽，是指陽氣位於至高之處，意即陽氣上於高遠的天際。「太陽司化之常為寒府、為歸藏」，陽歸陽，陰歸陰，天歸地藏，謂之「歸藏」。這種狀況下，當然是寒氣降臨的時節，所以說「太陽之上，寒氣主之」。

「大脈：脈體寬大，但無洶湧之勢」，「長脈：脈形長，首尾端直，超過本位」（註六），大而長的脈象特徵基本上如此。本脈象極重要的特徵之一，是脈形作圓筒狀，按之如觸筆管，與前述所謂三部有脈的「長」意義不相同。脈形長而不大，為弦脈；脈大而不長，三部均浮，則是大而浮之脈象。三者之脈象不難分辨。

人氣正常的情況下，陰平陽秘，五臟調和，故所現之脈象，不浮不沉，不大不小，從容和緩。遇大脈來，為陽氣偏勝無疑。直統統的長脈為脈管繃緊的現象，同樣也屬陽氣

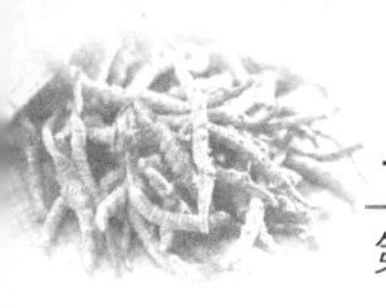

盛。脈管縱橫兩面都極度地擴張，為太陽氣至之象，所以脈來如此。

二、六氣與病變

六氣主司天、在泉與間氣，如何得知自然氣候與人氣之間能產生感應？答案是脈氣的感應最為靈敏。外來六氣對於人體的影響，正常與有病的狀況應如何判斷？經文所說的「至而和則平，至而甚則病，至而反者病，至而不至者病，未至而至者病，陰陽易者危」是賴以分辨的標準。六氣中無論何氣之至，貴在氣「至而和」，表示該氣出現於脈象上，未逾平和的尺度，只有這種狀況下是正常的。反之，「至而甚則病」，六氣太過，或陰偏勝，或陽偏勝，所以為病脈。「至而反者病」，例如陽脈不鼓，陰脈鼓甚而盛之類，即謂之反。「至而不至者病，未至而至者病」，都是指脈來不當時或不當位，所見之脈必為病脈無疑。「陰陽易者危」，陽病見陰脈，陰病見陽脈，脈與病反，其人必危殆。

人體的結構組成亦不外乎五運六氣，內發疾病自然也可見到六氣之至的脈象。前節所論的四時平脈與五臟脈象，其實也都在六氣的範疇內，因此都屬於六氣的顯現。一般而言，三陰脈——弦、鉤、沉，可見於四時平脈，太過不及則是有過之脈象；三陽脈——大而浮、短而濇、大而長等之見於氣口，必屬病脈無疑。

「謹候氣宜，無失病機」，所謂「氣宜」，指當權而能主導全局之氣。掌握氣宜，即能掌握病機，《至真要大論》對此強調再三。六氣下臨，其病變如何？其中有一定的發展

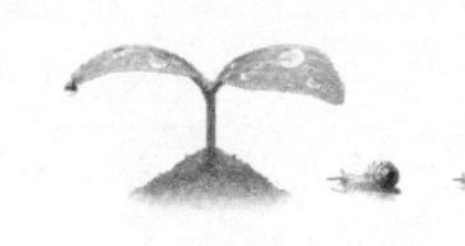

規律，此即所謂的病理。辨別脈象，認得脈氣是第一步，進一步須分析病理並抓緊病機，診脈的任務才算告成。

接下來，我們要探討六氣下臨的病理發展規律，茲簡述之如下：

（二）六氣大來，乘其所勝而致病

所謂「六氣大來」，即六氣為勝氣的意思。如何判斷六氣中為何氣之至？《至真要大論》說：「乘其至也，清氣大來，燥之勝也，風木受邪，肝病生焉。熱氣大來，火之勝也，金燥受邪，肺病生焉。寒氣大來，水之勝也，火熱受邪，心病生焉。濕氣大來，土之勝也，寒水受邪，腎病生焉。風氣大來，木之勝也，土濕受邪，脾病生焉。所謂感邪而生病也。」某氣大來，來者為勝氣。既然有勝方，必然有遭受陵侮而屈服的一方，這種關係稱為「乘」，受乘的一方即因此而發病。一般人認為乘侮關係是五行學說的運用，五行學說作為一種思維模型則可，作為病理論述則失之於簡化，不足以說明複雜的生理或病理變化，今日之學者也多持此種看法。然而《內經》的理論工具是以五運六氣為主體的陰陽論，不是陰陽五行學說；本書於上篇基礎理論裡曾以極大篇幅說明五運與五行概念之不同，若仍以五行概念來理解此段經文，必定無法探其究竟。其真義在於乘侮的發生代表陰陽和諧的關係遭到破壞，內裡牽涉到的是「承制理論」。此外，解讀此段經文，焦點要放在六氣的相互關係上，勝氣為有餘之氣，受乘之氣則相對不足，無論發病的部位在何處，

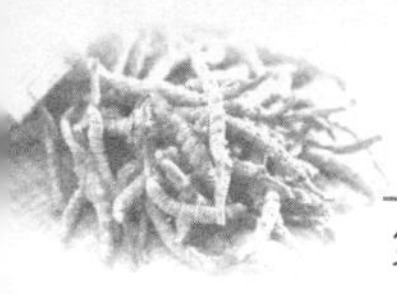

來氣之有餘不足決定是病機之所在。

（二）以所臨藏位命其病

論中所謂肝、肺、心、腎、脾病等不能直接看成是五臟病，其意涵應該屬於藏象系統的層次。《六元正紀大論》說：「夫六氣之用各歸不勝而為化。故太陰雨化，施於太陽，太陽寒化，施於少陰，少陰熱化，施於陽明，陽明燥化，施於厥陰，厥陰風化，施於太陰，各命其所在以徵之也。」這一段剛好可以說明前段「所謂感邪而生病」的道理。六氣之至，如果各安其位，各司其職，生化作用得以正常進行則不病，所以說：「自得其位，常化也。」如果某氣大來，必定為正常的氣化運作帶來干擾，此時的規律則變成「各歸不勝而為化」。例如，「太陰雨化，施於太陽」，太陰為勝氣，施於太陽，太陽不勝太陰，故歸於太陰而為化，太陽藏化的功能受到壓制而不能正常發揮，疾病就此產生。此時所犯何病？病名為何？「濕勝則濡泄，甚則水閉胕腫」，因體內濕盛，而時有泄瀉等病徵，濕化為水，嚴重的則成水腫。泄瀉多責之於脾失健運，病理因素主要為濕邪，這是一般的認識，故常稱為脾病。日久成為五更泄瀉，才認為是脾病及腎，腎陽虧虛所致。若按《內經》理論，「濕氣大來，土之勝也，寒水受邪，腎病生焉」，則自始至終都歸咎於腎病，腎氣因感濕邪而生病，不必等到腎陽虛才說是腎病，這完全是從氣病為出發觀點所獲得的結論。如《氣交變大論》有「歲土太過，雨濕流行，腎水受邪」的病理論述，而將「腹滿

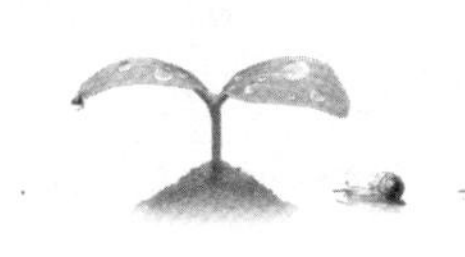

溏泄腸鳴」等病徵歸因於「藏氣伏，化氣獨治之」，可以清楚說明《內經》的理論觀點。所以《至真要大論》有言：「以所臨藏位，命其病者也。」姑且不論病名為何，以六氣分析病理，絕對是中醫理論的極致。

(三) 由象見而知氣之所在

治病若能抓住病機，無論是行針，還是用藥，其效果必如「桴鼓相應，拔刺雪汙」般快速而明顯。病機為何？勝氣是其中最主要的因素。氣至必有象可見，一者是脈象，其次是體徵與症狀。分辨何者為勝氣，仍須從象上著手。五運六氣的脈象前面已介紹過了，病體所呈現的體徵與症狀複雜而多樣，但也都不離六氣的變化。因此掌握六氣的特性與特徵，便等於抓住了辨證的要領，綱舉目張，則可以達到以簡御繁的目的。所以，經曰：

「氣高則高，氣下則下，氣後則後，氣前則前，氣中則中，氣外則外，位之常也。故風勝則動，熱勝則腫，燥勝則乾，寒勝則浮，濕勝則濡泄，甚則水閉胕腫，隨氣所在以言其變耳。」（《六元正紀大論》）（「木之用為動」以下都是筆者之說明文字。）

○風勝則動：木之用為動，其變摧拉。如眩暈、抽搐、痙攣、癲癇、嘔吐等都有風動的現象。所以說「諸風掉眩，皆屬於肝」、「諸暴強直，皆屬於風」。

○熱勝則腫：火之用為躁，其變炎爍。熱傷氣，氣傷痛，氣傷必致形傷，形傷則腫。所以說「諸痛癢瘡，皆屬於心」、「諸病胕腫疼酸驚駭，皆屬於火」。

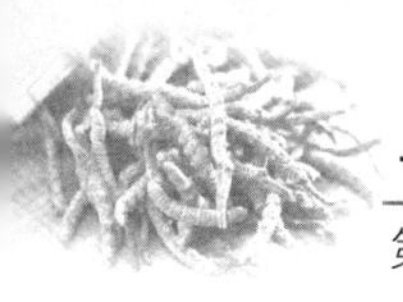

◯燥勝則乾：金之用為固，其變肅殺。因燥而渴，甚至於咽乾舌燥，這已是常識。其他如陰虛、瘡瘍內陷、疔瘡走黃、各種皮膚病的苔蘚樣病變等都可見到燥氣的存在。

◯寒勝則浮：水之用為藏，其變凝冽。藏氣至，則天地不氣交，陰陽分離，形歸形，氣歸氣，可見虛陽浮散的現象；形體上無論何處，或虛胖，或微腫，甚或潰爛，顏色淡白或淡紅，所謂的陽虛證候，實際上是寒勝的現象。

◯濕勝則濡泄，甚則水閉胕腫：土之用為化，其變動注。泄瀉都因於濕邪之故，嚴重時則變成水腫。《水熱穴論》說：「腎者，胃之關也，關門不利，故聚水而從其類也，上下溢於皮膚，故為胕腫，胕腫者，聚水而生病也。」關門不利乃因「藏氣伏，化氣獨治之」的緣故。

勝氣在哪裡，病變就在哪裡；反之亦然，所以說「隨氣所在以言其變耳」。

(四) 明虛實逆從

氣至而象見，是必然的因果關係。六氣下臨，可見六氣之脈象。六氣中勝氣之所在，即病變之所在，其致病原理已如前述。六氣主病，氣、脈、病之間的對應關係分毫不爽，在脈象上的反映尤然。風暑濕火燥寒六氣，寒熱性質分明，一旦確定勝氣誰屬，則寒熱之辨易如反掌。一般而言，脈與病合為常見狀況，脈病不合，甚或相反者較為特殊而少見。脈病相合，謂之從，從者易治；脈病相反，謂之逆，逆者難愈。這即是《平人氣象論》所說的「脈從陰陽，病易已；脈逆陰陽，病難已」的道理。病至而有逆從，主要與病體的虛

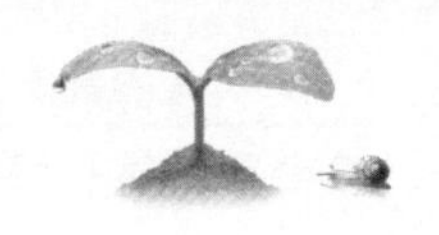

實相關。「邪氣盛則實，精氣奪則虛」（《通評虛實論》），邪氣盛極或精氣衰極之下即可出現實際病性與現象相反的病況，如真熱假寒、真寒假熱、真實假虛、真虛假實之類的病證。這些狀況下，脈與病似乎相反；那麼，來氣呢？六氣與病的關係如何？

脈與病反，然而氣與脈則不可能相反。所以《至真要大論》談到這個問題的時候，它的提法是「脈從而病反者，其診何如？」意思是脈從其氣，然而病則與脈反，診法應如何？經文提供的答案分陰陽脈象而言，其一是：「脈至而從，按之不鼓，諸陽皆然。」此處說的是陽脈；陰脈呢？「脈至而從，按之鼓甚而盛也。」陽脈不鼓，陰脈鼓甚而盛，真實的情況是當盛而虛，當虛而實，這便是癥結之所在。所謂的陽脈、陰脈，當然是指六氣下臨的脈象而言。一言以蔽之，明辨六氣之至與虛實脈象，真偽逆從之辨可立於不敗之地。

（五）二或三氣雜至須當細辨

六氣之至，有勝必有復。「夫所勝者，勝至已病，病已慍慍，而復已萌也。夫所復者，勝盡而起，得位而甚。」又：「勝至則復，無常數也，衰乃止耳。復已而勝，不復則害，此傷生也。」（《至真要大論》）勝復之作是基於陰陽變化而有的常態發展，屬於正常病理現象，也是病情轉化的規律。因此，疾病一旦發生，隨著病情發展，有時勝復之氣異時互見，也有時發展為二氣或三氣同時參見，臨床診斷上，如此複雜難辨的脈象，遇見的機率並不算小，是須要仔細觀察分辨的，掌握病機真正吃緊之處便在於此。如經文所說的，「沈甚曰病，弦甚曰病，濇甚曰病，數甚曰病，參見曰病，復見曰病。」參見者，病況複雜；復見者，病情有所轉變，都是診斷及治療上要多加留意的情況。據此可知，除了病情單純，一方即愈之病以外，治療因遷延日久而形成的複雜病證，實在沒有一劑方藥能夠一成不變直用到底的道理，治療期間因應勝復之氣的轉變，隨機調整方藥是不可避免的處置，而且是最正確的治病方法；這樣的作法就是「三因制宜」這個原則所講求的，但若非有切脈辨證作為憑藉，恐怕也很難辦到。

掌握病機永遠是治病成功的鎖鑰，六氣則是辨一切證的根本，「本立而道生」。所以，明辨六氣脈象，可以察知勝復之氣往來的時機。熟悉六氣特性，以及六氣致病的規律，則可以知病之所主及其所在。審察虛實，則可以辨別真偽逆從，而免於困惑。六氣變化不離陰陽，若能善用陰陽法則，即能化腐朽為神奇。總之，「謹守病機，各司其屬，有者求之，無者求之，盛者責之，虛者責之，必先五勝，疏其血氣，令其調達，而致和平。」這是有關於辨證論治《內經》所揭示的最高指導原則。

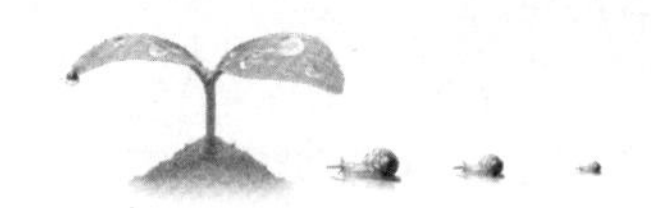

（註一）《素問・至真要大論》

（註二）《靈樞・邪氣藏府病形篇》

（註三）《素問・脈要精微論》

（註四）《素問・平人氣象論》

（註五）《素問・至真要大論》

（註六）《中醫診斷學》／王憶勤主編。——北京：中國中醫藥出版社，2004・8

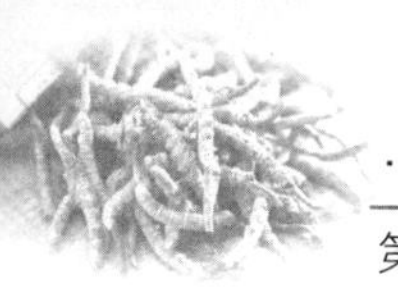

上篇　下篇

第八章　脈診相關經文摘要解析

《內經》中有若干篇以論述脈診為主的經文，都是研究脈學不可不讀的資料。本章以下乃自經中摘要，並以五運陰陽的觀點進行剖析，期能透過脈象與疾病關係的探討，闡明前述的脈學原理，而使得理論更能夠落實於操作層面。

第一節　《素問．脈要精微論》摘要之一

原文：「夫脈者，血之府也。長則氣治，短則氣病，數則煩心，大則病進，上盛則氣高，下盛則氣脹，代則氣衰，細則氣少，濇則心痛。渾渾革至如涌泉，病進而色獘（弊）；緜緜其去如弦絕，死。」

〇夫脈者，血之府也。

《內經》裡有數種不同的診脈方法，如三部九候法、診人迎、診寸口等，此處經文雖未明指何種脈法，但所診察的部位無一例外，都是人體動脈搏動之處。因此，「脈」的意義是一致的。

腦、髓、骨、脈、膽、女子胞六者稱為奇恆之府，脈為其中之一。形態中空有腔與六腑相類，功能上貯藏精氣與五臟相同，是「奇恆之府」的意義。府，原始字義指藏文書的

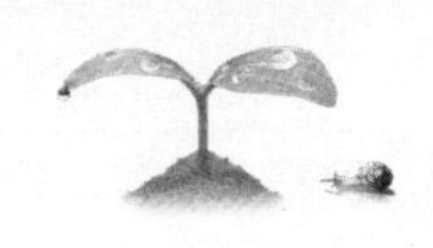

地方；藏聚財賄之處，也稱為府。「壅遏營氣，令無所避，是謂脈。」（《靈樞・決氣》）脈之所藏為血，所以說脈為「血之府」。

脈本身為少陰氣所化，少陰在上則陽明在下，少陰為本，陽明為標，「本標不同，氣應異象」，脈以陽明為標氣，所以有壅遏血液的功能。脈中的血液以營氣、津液以及腎精為其化生之源，具有濡養和化神兩方面的功能，則是脈的本氣。「少陰之上，熱氣治之」，應地之氣為火，其用為躁，其化為茂，少陰氣的特性完全說明了血脈的意義。

○長則氣治，短則氣病。

長，若是氣口診法，指的是三部有脈，但不是真正的長脈。三部有脈，表示五臟氣化正常。張景岳說：「氣充和也。」這個「氣」，是什麼氣？不用說，當然是少陰氣。少陰為君火，心為君主之官，「主明則下安，以此養生則壽，歿世不殆」（《靈蘭秘典論》）。氣治，則五臟安也。

短，指脈來短，不滿三部。「陽明之至短而濇」，為燥氣下臨的脈象。「燥氣下臨，肝氣上從」，厥陰歸於陽明而為化，所以會有肝氣鬱滯的徵象。木氣之性柔，其化為榮，其政主散，生氣不得舒展，所以是「氣病」。

○數則煩心，大則病進。

「遲者為陰，數者為陽。」（《陰陽別論》），「數則為熱，遲則為寒。」（《難經》）

遲脈：一息不足四至，數脈：一息五六至，都是從脈率方面來作判斷的脈象。數脈較正常脈率快，顯示脈搏躁動。躁，動也，急疾也。火之用為躁，所以數脈來表示火氣作用太過，而且是來自心、腎之火。身體有熱，自然感到煩躁難安，謂之煩心。煩，是躁悶的意思。

脈「大者，多氣少血。」，脈「麤大者，陰不足，陽有餘」，六氣脈象裡，少陽與太陽之至均屬大脈，故大脈屬於陽脈。「陽氣者，煩勞則張」（《生氣通天論》），正常狀況下，不會出現陽脈脈象，見到陽脈必屬病脈無疑。陽勝則陰病，脈大為邪氣盛，故曰「病進」。

○上盛則氣高，下盛則氣脹。

就氣口三部而言，寸為上，尺為下。寸陽尺陰，一般狀況下，寸與尺比較，相對較盛，為無過之脈。此所云上盛，指寸部之來氣盛而超過正常狀況；陽氣盛而逆上，故有氣逆於高處的現象。高處指頭面頸胸等處。

氣脹是因氣作脹，有膨脹不適的自覺症狀，肝硬化的鼓脹則不在此範圍之內。關於脹病形成的原因，《靈樞・脹論》有曰「厥氣在下，營衛留止，寒氣逆上，真邪相攻，兩氣相搏，乃合為脹也。」脹病的根本原因當然歸咎於臟腑、血脈運作上所產生的問題。直接的原因與氣逆有關，而且主要是衛氣循行出了差錯。氣口之脈，正常時候關尺部不應盛於

上篇
下篇

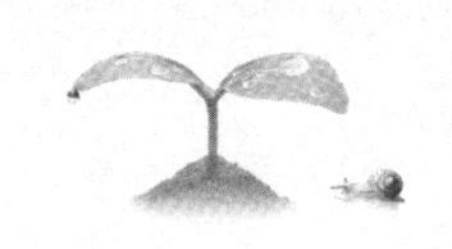

寸部，有兩種狀況相反，一者是關尺浮大（或尺部獨大）而寸沉，另者是寸部沉伏異於常態。前者是因腹裡有熱而脹，所謂「諸脹腹大，皆屬於熱」，屬於此類。後者因陽氣不上行，陰寒之氣滯留於上焦，以致於「濁氣在上，則生䐜脹」。無論上盛或下盛，都屬於氣的厥逆現象。

〇代則氣衰。

代，更也。更者，改也，見《說文》。脈診裡，代有兩義：一、指正常的脈象變更，如「脾脈代」（《宣明五氣篇》）、「黃者，其脈代」（《邪氣藏府病形篇》），為脈象隨著四時而起的相應變化。二、指代脈而言。其脈象為「脈來中止，止有定數，良久方來。」（註一）如《靈樞・根結篇》所說的「五十動而不一代者，五藏皆受氣。四十動一代者，一藏無氣⋯」等等，即是代脈的定義。代脈，表示五臟氣漸漸衰竭，動而中止的頻率越高，氣衰情況越嚴重，最後「不滿十動一代者，五藏無氣」便步上了生命的終期。代脈所揭示的意義相當重要，它說明脈動節律是切脈時不容疏忽的訊息之一。張仲景曾在《傷寒雜病論原序》裡感慨地批評當時的醫生，不好探求經旨，只是「各承家技，終始順舊，省疾問病，務在口給，相對斯須，便處湯藥」，對於切脈，「按寸不及尺⋯三部不參，動數發息，不滿五十，短期未知決診⋯所謂窺管而已。夫欲視死別生，實為難矣！」醫聖也特別提到了觀察脈律的重要性。

○細則氣少。

細脈又稱小脈。脈細如線，但應指明顯。(註二)《瀕湖脈學》謂：「細脈，小於微而常有，細直而軟，若細絲之應指。」但《脈經》卻說：「細脈，小大於微，常有，但細耳。」一者說脈形小於微，一者說稍大於微。究竟孰是孰非？且看微脈的特徵：極細極軟，按之欲絕，若有若無。(註三)既然微脈已到了極細極軟的地步，如何能比它更細更軟？所以王叔和應該是對的。細脈的特徵「如線」，或謂「細直而軟」，其形狀頗類於弦脈。春氣始發，平脈來微弦而帶沉，曰春脈如弦；若肝氣不及，「其氣來不實而微」，脈形弦細不實，則與細脈的特徵一致。生化之氣不足，所以氣少是很明顯的。

○濇則心痛。

濇，亦作澀。不滑也，見《說文》。《內經》經文當中，濇與澀常互見通用。故濇脈即澀脈。按《中醫診斷學》，謂：「澀脈者，脈細而緩，往來艱澀不暢，如輕刀刮竹。」《陰陽應象大論》曰：「按尺寸，觀浮沈滑濇，而知病所生。」浮與沈、滑與濇，皆為相對之情狀。濇脈主要的特徵是脈無流利感，倒不一定脈細，如「大以澀者，為痛痺。」(《靈樞‧邪客篇》)可以為證。其實，伏、微、遲等脈都可以是濇脈的一類，因為都有沉濇遲滯的現象。

《邪氣藏府病形篇》說：「滑者陽氣盛，微有熱；濇者多血、少氣，微有寒。」滑濇

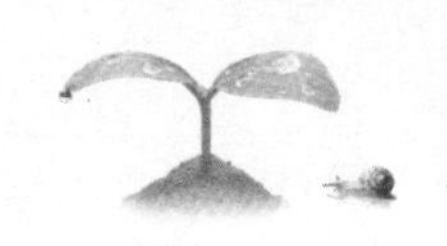

相對，可見濇脈所謂的「少氣」，為缺少陽氣之推動作用，所以說「微有寒」，合情合理。從五運六氣的觀點來看，「濇」屬於秋冬之氣，如《至真要大論》中有「春不沈，夏不弦，冬不濇，秋不數，是謂四塞」的論述，「四塞論」主要是說明四時陰陽變化的延續性，冬季應該還持續秋時微濇的脈象為正常，否則即屬「四塞」的情況。此外，還有「陽明之至短而濇」也說明了燥氣與脈濇的關係。「於春夏而脈沈濇，秋冬而脈浮大，名曰逆四時」（《玉機真藏論》），病在秋冬而脈沉濇者，以其從於四時，猶可治；春夏時候見之，則謂之逆四時，根據經論，脈逆四時為不可治。

濇脈的病理意義主要是氣滯，或氣滯血瘀。氣滯或血瘀是病痺的主因，《靈樞·陰陽二十五人》說：「切循其經絡之凝濇，結而不通者，此於身皆為痛痺，甚則不行，故凝濇。凝濇者，致氣以溫之，血和乃止。其結絡者，脈結血不和，決之乃行」，所以有「脈濇曰痺」的說法（《平人氣象論》）。「脈者，血之府也」，心與脈為一體，假設脈至皆「懸絕沉濇」，如《玉機真藏論》所描述的，當然會導致心痛，這可是胸痺的見症哪！

○渾渾革至如涌泉，病進而色獘（弊）。

渾，《說文》作溷流聲。溷，亂也。革，獸皮治去其毛曰革；人膚肉之厚皮亦曰革。唐·王冰注曰：「渾渾言脈氣濁亂也。革至者謂脈來弦，而大實而長也。如涌泉者言脈汩汩，但出而不反也。」脈氣濁亂，意指脈氣動盪，不循正軌。王注基本上是可取的。其實更簡明的描述就是：脈大而長，按之堅如皮革，且脈滑如水之流。大而長為太陽之至，代表寒氣下臨，按之堅如革，寒氣加甚，無須有半點懷疑。另一方面，脈滑如流水，表示陽氣盛，「陽盛則外熱」（《調經論》），其人必多汗而膚熱，但絕不可視為外感病。此一脈象來氣複雜，前言「大則病進」，此則較之尤甚，故「病進而色弊」。相關病理按照前述第八章所介紹的六氣致病原理推斷可得，茲不贅述。

○緜緜其去如弦絕，死。

王冰注：「緜緜，言微微似有而不甚應手也。弦絕者，言脈卒斷如弦之絕去也。」脈氣細若游絲，似有若無，軟弱無力，如按斷弦，全然無胃氣之脈，豈能有生機？

（註一）《中醫診斷學》王憶勤主編北京：中國中醫藥出版社，２００４．８
（註二）同（註一）
（註三）同（註一）

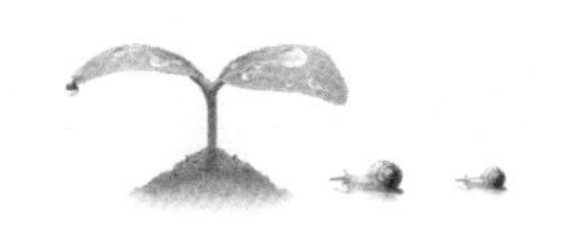

第二節 《素問・脈要精微論》摘要之二

原文：「麤大者，陰不足，陽有餘，為熱中也。來疾去徐，上實下虛，為厥巔疾。來徐去疾，上虛下實，為惡風也。故中惡風者，陽氣受也。有脈俱沉細數者，少陰厥也。沉細數散者，寒熱也。浮而散者為眴仆。諸浮，不躁者，皆在陽，則為熱。其有躁者在手。諸細而沉者，皆在陰，則為骨痛。其有靜者在足。數動一代者，病在陽之脈也。洩及便膿血。諸過者，切之。濇者，陽氣有餘也。滑者，陰氣有餘也。陽氣有餘，為身熱無汗。陰氣有餘，為多汗身寒。陰陽有餘，則無汗而寒。推而外之，內而不外，有心腹積也。推而內之，外而不內，身有熱也。推而上之，上而不下，腰足清也。推而下之，下而不上，頭項痛也。按之至骨，脈氣少者，腰脊痛而身有痹也。」

〇麤大者，陰不足，陽有餘，為熱中也。

麤，通粗；大也（註一）。麤大者指大脈而言。脈管張大變粗為陽氣盛，如大而浮、大而長之脈。陰守內，陽使外，陰陽互動，「陽勝則陰病」，故其病為陽有餘而陰不足。「陽盛則外熱」（《調經論》），熱自裡出，故曰「熱中」。

〇來疾去徐，上實下虛，為厥巔疾。

張景岳曰：「來疾者，其來急也。去徐者，其去緩也。上實者，寸盛也。下虛者，尺弱也。皆陽強之脈，故為陽厥，頂巔之疾。」厥者，氣逆之謂。氣逆上衝，邪氣壅滯於

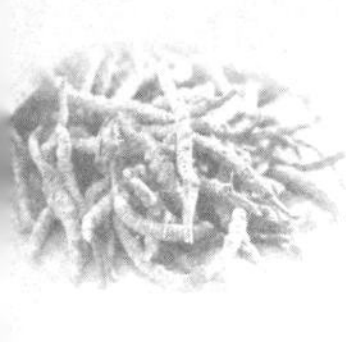

上，故能引起巔頂部的疾患。

〇來徐去疾，上虛下實，為惡風也。故中惡風者，陽氣受也。

徐，《說文》釋為安行；緩步的意思。脈來時徐緩正常，去時急伏於魚際，為陽氣不足的表現。《厥論》說：「陽氣衰於下，則為寒厥。」陽虛則易感風邪，因其正氣本虛，內外相召，感邪必重，故為「惡風」。「惡風」者，厲害之風邪也。風性輕揚開泄，易襲陽位，「傷於風者，上先受之」（《太陰陽明論》），故「惡風」之中人，亦必陽氣受之也。

〇有脈俱沉細數者，少陰厥也。

這是兼沉、細、數三者的複合脈象。「太陰之至其脈沉」，「濕氣大來，土之勝也，寒水受邪，腎病生焉」，這是說明為何是腎病的原因。細脈類於來氣不實而微的弦脈，木不及，燥乃大行，生氣失應，收政嚴峻；久之，則有炎火之復，所以脈來數。「太陰雨化，施於太陽」，太陽受邪，膀胱與腎同屬寒水，脈沉主病在裡，風火氣逆，是為足少陰之厥氣。出現如此的脈象，應該辨為何證？何病？必須做到這一步，切脈的目的才算達成。透過望、聞、問、切四診合參的方式，完成確診其實並非難事。

〇沉細數散者，寒熱也。

與前者比較，此脈多一個散的脈象。散脈，「浮散無根，稍按則無」（註二）。《脈

上篇　下篇

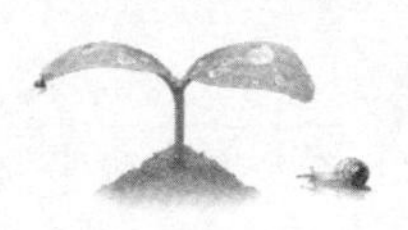

經》曰：「大而散。散者，氣實血虛，有表無裡。」相關資料都謂散脈基本上必見浮大，此處散與沉並見，似乎矛盾。如果略去浮大的條件，則此處之散代表虛，亦即無根之義。浮取無脈，按至中部以下始微現細而數之脈，重按之下，脈體空軟無力，若有所失，如此之脈象則有之。脈沉細者主病在內，數散者真陰虛，所現熱象無非是虛熱之假象，其本質則是精氣虛極之真寒，風寒濕熱數氣雜至，病情頗為複雜。所謂之寒熱，應該指的是這種病況，而不是邪在少陽所見之往來寒熱。

○浮而散者為眴仆。

根據散脈的定義，浮而散者即是所謂的散脈。元氣離散為散脈的臨床意義。其機理為陰虛無以斂陽，陽氣浮散，有陽無陰，《脈經》謂其「氣實血虛，有表無裡」，所以為元氣離散。「陽氣盛於上，則下氣重上而邪氣逆，逆則陽氣亂，陽氣亂則不知人也。」（《厥論》）這便是突發眴仆的病理機制。與上條比較，沉細數散之脈，雖然已是陰氣極虛之脈，然沉細為陰，陽氣尚有一絲微陰以為羈絆；反觀浮而散之脈，陰氣完全失守，陽氣浮散於外而成獨陽之勢，陽極之脈象，故易引發急性腦血管病變。

○諸浮，不躁者，皆在陽，則為熱。其有躁者在手。

浮，指脈位表淺，輕取即得。此條單論脈浮，不及其他，如虛實、緊軟、長短等盡皆不論，目的在於突出浮的意義。諸浮脈來，即使無躁動之象，也代表氣在陽位，而陽位多陽氣，若邪在陽位，則不免為熱。脈來數動者謂之躁，脈躁者，陽邪盛實；浮躁之脈，則陽邪盛於手之三陽經。手三陽經從手走頭，其氣向上，可知所謂「其有躁者在手」指邪氣在於頭面頸胸等處。《平人氣象論》也說：「寸口脈浮而盛者，曰病在外」。

○諸細而沉者，皆在陰，則為骨痛。其有靜者在足。

脈細而沉，燥寒濕三氣皆盛，陽氣沉微，邪在於陰，故病在內。骨痛為腎病，相關病理，請參考前述之討論。「其有靜者在足」，謂沉細之脈，若無躁動之象，則邪在足之三陰經。足三陰經從足走腹胸，其氣內行，故知邪之所在必責之於內。

○數動一代者，病在陽之脈也。洩及便膿血。

數動一代者，類於促脈。「脈來急數，時而一止，止無定數」，這是促脈的特徵。數動者，脈率急速，陽盛熱實，鉤脈為此中之典型。「少陰熱化，施於陽明」，手足陽明因於熱邪而病泄瀉及便膿血。動而中止，為血氣受傷，脈氣阻滯的現象。

○諸過者，切之。濇者，陽氣有餘也。滑者，陰氣有餘也。陽氣有餘，為身熱無汗。陰氣有餘，為多汗身寒。陰陽有餘，則無汗而寒。

此條經文諸家解讀多不相同，眾說紛紜，依舊難解讀者心頭之困惑。

「諸過者，切之」，意謂凡切得有過之脈；此句為引言，導入以下主題，概論滑濇二脈之機理與見象。

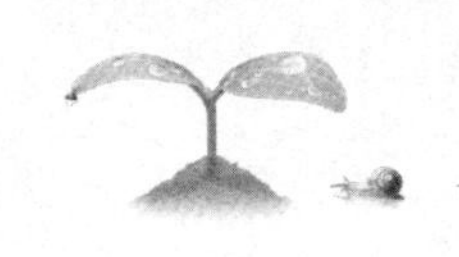

滑濇的性質與氣的清濁有關。《靈樞・陰陽清濁篇》曰：「受穀者濁，受氣者清。清者注陰，濁者注陽。」所以陰陽氣的性質是陰清而陽濁；五臟之氣清，六腑之氣濁。五臟六腑中以「手太陽獨受陽之濁，手太陰獨受陰之清」，諸陰皆清，唯有「足太陰獨受其濁」。氣之清濁與滑濇何干？「清者其氣滑，濁者其氣濇，此氣之常也。」以上是論臟腑氣之清濁。此外，營衛之氣也有清濁之分，《營衛生會篇》說：「其清者為營，濁者為衛，營在脈中，衛在脈外」，《衛氣篇》說：「其浮氣之不循經者，為衛氣；其精氣之行於經者，為營氣。」所以又有營陰衛陽之說。總之，陰清陽濁，清者氣滑，濁者氣濇，這個是結論。

正常情況陽氣盛實乃因於衛外，如《生氣通天論》所說的「是故陽因而上，衛外者也。」遭受六氣侵襲，人體反應也因來氣不同而有陰陽性質的變化，如寒氣襲表，人體陽氣盛實，則病身熱而無汗；不但如此，如太陽病傷寒證，還有惡寒，體痛，嘔逆，頭項強痛等症狀。是什麼道理而有以上諸症？太陽氣「令行之常為剛固、為堅芒」，「寒則血凝泣」，這種條件下，表氣如何能不濇滯？氣滯於行，如何能不頭痛、項強、體痛？太陽傷寒脈象曰「陰陽俱緊」，緊，即無流利舒緩之感，不就是濇的意思嗎？

厥陰與少陰氣襲於人體，都有汗出的體徵；如太陽病中風證，汗出，惡風；其次如「因於暑，汗煩則喘喝」（《生氣通天論》）等例證。太陰氣致病，汗出與否則視狀況而

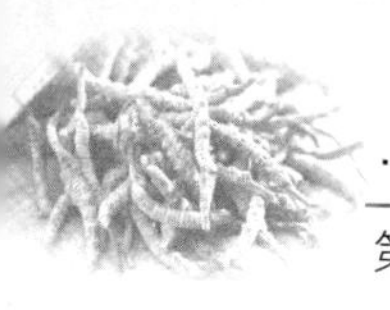

定，如風濕表虛之證，有身重、汗出、惡風等症狀；又如水濕襲表，熱邪內鬱，濕熱交蒸下形成黃汗。可見濕與風、熱合邪，就有汗出的現象。以上諸證所以致汗有一共同原因，就是邪氣波及營分。因外邪致病而汗出者，常伴發熱症狀。身無熱象而常汗出不止的則是自發的自汗或盜汗證，其病理是陰陽失調，腠理不固，營衛失和。《平人氣象論》說：「脈滑曰風」，此為內發之風邪，風邪擾動營氣，其人必多汗而身無熱象。

由上述之分析來看，似乎可以總結為少陽、陽明、太陽三陽邪之至為陽氣有餘，厥陰、少陰、太陰三陰邪之至則為陰氣有餘。太陽與太陰氣並至合而為寒濕之氣，所以是「陰陽有餘，則無汗而寒」。

○推而外之，內而不外，有心腹積也。推而內之，外而不內，身有熱也。推而上之，上而不下，腰足清也。推而下之，下而不上，頭項痛也。

此條文諸家皆認為是論切脈診病之法。「推」字，有人認為是推求的意思，有人認為是指推按的動作。後者的解釋似乎比較具體而生動。

按脈至內，然後舉指徐徐向外，脈來應指惟見於內，外之而無脈者，是心腹有積聚的脈象，如沉細、伏、微等脈。推指向內，輕取即應指，重按之下，脈受擠壓須臾消失，但放指即來，脈來應指在外而不在內的，為陽氣盛，身必有熱，如大而浮之脈。以上說明如何透過切脈辨內外陰陽與可能的病變。

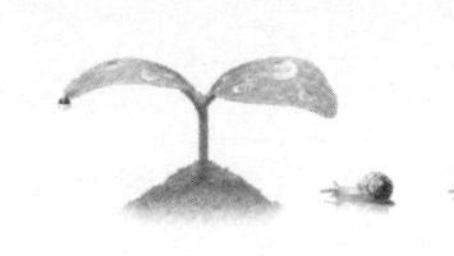

按脈從尺向寸順序上推，脈來衹應於寸部，關尺陷下者，為陽氣滯上而不下，故腰部以下至足感覺清冷。從寸關尺依序下推，尺部(或關尺)有脈，寸部陷下者，為氣羈於下，陽氣不足，陽虛則陰乘，故病頭項痛。以上說明透過切脈辨上下陰陽與相關病徵。

○按之至骨，脈氣少者，腰脊痛而身有痹也。

按脈至骨，脈體幾近伏行於橈骨上，如此之脈象，脈氣必然微少，氣血津液不足以營身，痰濁、瘀血、水濕等阻滯經絡，經脈閉阻，不通則痛，甚至於不仁不用，所以有如是等病。脈者，血之府，少陰之氣也；少陰火氣不及，寒乃大行，長政不用，可有心痛，暴喑，胸腹大，脇下與腰背相引而痛，甚則屈不能伸，髖髀如別，暴攣痿痹，足不任身等病變(註三)。嚴重到病人不能起床了。

(註一)《辭海》臺灣中華書局印行
(註二)《中醫診斷學》王憶勤主編北京：中國中醫藥出版社，2004·8
(註三)《素問·氣交變大論》

上篇
下篇

第三節　《素問・平人氣象論》摘要之一

原文：「人一呼脈三動，一吸脈三動而躁。尺熱曰病溫，尺不熱脈滑曰病風，脈濇曰痹……欲知寸口太過與不及，寸口之脈中手短者，曰頭痛。寸口脈中手長者，曰足脛痛。寸口脈中手促上擊者，曰肩背痛。寸口脈沉而堅者，曰病在中。寸口脈浮而盛者，曰病在外。寸口脈沉而弱，曰病寒熱及疝瘕少腹痛。寸口脈沉而橫，曰脅下有積，腹中有橫積痛。寸口脈沉而喘，曰寒熱。」

〇人一呼脈三動，一吸脈三動而躁。尺熱曰病溫，尺不熱脈滑曰病風，脈濇曰痹。

脈率是審察脈象的重點之一，切脈時醫者以呼吸往來量測病人脈率的方法極為簡便易行，不需動用計時器，可靠度不容懷疑。當然，前提是醫者的呼吸頻率必須正常均勻，所以說「醫不病，故為病人平息以調之為法」。

「人一呼脈再動，一吸脈亦再動，呼吸定息脈五動，閏以太息，命曰平人。」用呼吸法測定正常人的脈搏頻率大概是這樣：一次呼氣脈跳動兩次，一次吸氣脈也跳動兩次，在呼氣與吸氣之間短暫的停頓時間內，脈又跳動一次，如此一息為五次。此外，偶而間夾一次長息，脈又會多跳一次。說到此，如果仍為脈率感到迷惑的話，筆者建議不去管長息的那一次跳動，多半時間內脈來一息四至五次，即可判定為正常的脈動速度。

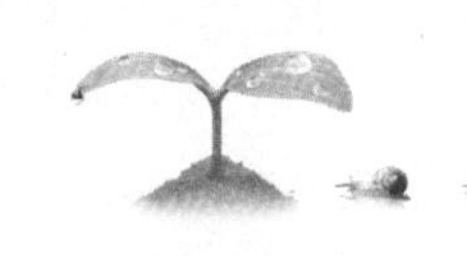

有了上述的脈率作為衡量標準，「一呼脈三動，一吸脈三動而躁」，顯然速度是快了。脈來躁動的條件下，必須配合其他診法來作進一步判斷。論中是診察尺部皮膚的溫度，尺膚發熱的是溫病的表現；如果尺膚不發熱，脈躁而兼滑利之象的，是內發風邪為病；如果躁而兼濇滯的脈象，則是患痹證的表現。

○欲知寸口太過與不及，寸口之脈中手短者，曰頭痛。寸口脈中手長者，曰足脛痛。寸口脈中手促上擊者，曰肩背痛。

寸口即氣口。短脈必濇，短而濇為陽明之至。厥陰肝經與督脈會於巔，陽明為勝氣，表示氣機收斂，肝經之氣濇於上行，故易患頭痛之疾。

應指之脈長者，若非弦脈，即大而長之脈。其病徵為足脛痛，則以大而長太陽之至為最可能的脈象。足太陽膀胱經行於背，下貫腨內，太陽經氣有餘，則有「髀不可以曲，膕如結，踹如裂」等病徵，以足太陽經主筋所生病（《靈樞・經脈》）。

脈來急促而搏擊手指，為陽氣盛實的表現，論中未言發熱，而只說肩背痛，可能的脈象是寸部獨大而急疾，陽邪盛於上的結果。心肺主於寸部，心肺之氣有餘，都有肩背痛的病徵，如《氣交變大論》說：「歲金太過，燥氣流行，肝木受邪⋯甚則喘咳逆氣，肩背痛」，以及「歲火太過，炎暑流行，肺金受邪⋯膺背肩胛間痛」。

○寸口脈沉而堅者，曰病在中。寸口脈浮而盛者，曰病在外。

脈沉而堅，與冬脈太過之意相同，陰邪盛，為病在人體內部的反映。脈浮而盛，如大而浮、大而長、鉤脈之類均屬之，陽邪盛，病多反映在體表或人體外部。沉而堅與浮而盛相對，各主病在內外之候。

〇寸口脈沉而弱，曰病寒熱及疝瘕少腹痛。

據《中醫診斷學》，弱脈的特徵：極軟而沉細。弱脈本就歸屬於沉脈一類，因此所謂沉而弱即指弱脈而言。弱脈不但沉細，而且按之無力。沉細脈代表寒濕燥三氣俱盛於裡，無力為精虛，氣血衰少，推動無力，寒濕邪氣更盛，鬱久化熱，則為寒熱。

如果單獨討論疝病，歷代論疝，包括多種病證，名目繁多，眾說不一。而此條文所說的是疝瘕病，據《實用中醫辭典》（註一）的解釋，疝瘕有兩義，一、因風邪化熱傳於下焦，與濕相結而致。其症小腹部熱痛，溺竅流出白色黏液，類似前列腺炎。二、因風寒與腹內氣血相結而致。其症腹皮隆起，推之可移，腹痛牽引腰背。有關疝瘕形成的過程，《玉機真藏論》說：起因是風寒客於人體，邪在表時沒治好，於是入舍於肺，由於都沒在適當的時機治愈，從此之後邪氣經肺、肝、脾、腎輾轉相傳，「脾傳之腎，病名曰疝瘕，少腹冤熱而痛，出白」，這便是《內經》所論述的疝瘕病。從經論來看，疝瘕的病位在下焦，病理因素是風寒濕熱等氣雜至；時而寒濕，時而濕熱，這是經文所謂「寒熱」的由來；風氣來復時，則感覺熱而痛，所以為少腹痛。從證反觀脈象，脈證是相契合的。

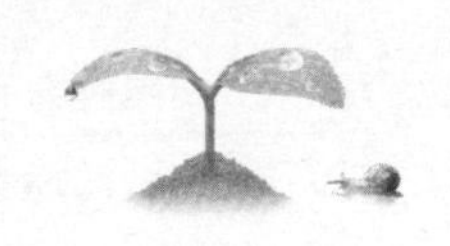

○寸口脈沉而橫，曰脅下有積，腹中有橫積痛。

積，為積聚的簡稱，指腹內結塊，或脹或痛的病證。一般以積塊明顯，痛脹較甚，固定不移的為積；積塊隱現，攻竄作脹，痛無定處的為聚（註二）。《靈樞・百病始生》曰：「積之始生，得寒乃生，厥乃成積也。」說明積的形成條件：一是有寒邪，二是有厥逆之氣。外感或內傷種種病因都可能導致積的形成，然而無論何者，痰濁、食滯、瘀血等與寒相遇，併合凝聚不得散，氣機阻滯，瘀血內結，是積聚得以成形的病理機制，一如經文所言：「溫氣不行，凝血蘊裹而不散，津液濇滲，著而不去，而積皆成矣。」肝主疏泄，司藏血；脾主運化，司統血。氣血濇滯，壅塞不通，腹內形成結塊，導致積聚，故病位主要在肝脾。

從病理機制回顧脈象，脈與證是否相應？首先探討沉而橫的意義。橫，闌木也，見《說文》。段注：「闌，門遮也，引伸為凡遮之稱。」又，東西為橫，南北為縱（註三）。試想什麼樣的脈能像闌木一樣橫遮於前？唯弦脈能作橫亙狀，所以為最可能。因此，「沉而橫」很可能即是「沉而弦」之脈象。沉而弦代表寒濕風三氣雜至，引起脅下或小腹脹痛是有可能的，但還未必就能形成結塊積聚。

關於積聚，《金匱要略・五臟風寒積聚病脈證并治》所提供的資料可以借來參考。所謂「積者，藏病也，終不移。聚者，府病也，發作有時，展轉痛移。」該書所作的概念闡釋，簡明扼要，影響十分廣泛。「諸積大法，脈來細而附骨者，乃積也。」其所揭示的脈象更值得參考。細脈，可視為無力的弦脈，木不及，燥乃大行，為結塊形成的主導勢力。脈來附骨，沉之甚也，寒濕內蘊，溫氣不行，為氣血凝滯提供了有利的環境條件，從脈象分析病理亦能完全契合，或者可作為本條文「沉而橫」脈象的具體說明。

〇寸口脈沉而喘，曰寒熱。

沉主濕邪在裡。喘，指脈來數疾。如果單單是脈沉，寒濕而已。脈來數疾，則為有熱，即寒濕轉變為濕熱的現象。濕與寒相遘，雖曰濕熱，也是寒熱的表現。沉而喘，有力者為實邪，無力者為虛邪；總之，兩者都不違寒熱的事實。

（註一）《實用中醫辭典》李永春等主編。人民衛生出版社授權，知音出版社印行。
（註二）同（註一）。
（註三）《辭海》臺灣中華書局印行。

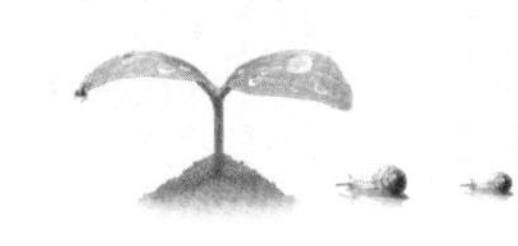

第四節 《素問・平人氣象論》摘要之二

原文：「脈盛，滑堅者，曰病在外。脈小，實而堅者，病在內。脈小，弱以濇，謂之久病。脈滑，浮而疾者，謂之新病。脈急者，曰疝瘕，少腹痛。脈滑曰風。脈濇曰痹。緩而滑，曰熱中。盛而緊，曰脹。」

○脈盛，滑堅者，曰病在外。脈小，實而堅者，病在內。

外與內相對，所以盛與小也應為相對的形容詞。脈盛者，陽氣盛。陽盛之脈如大而浮、大而長及鉤脈等脈象都是。滑者，流利也。堅者，剛也。此處堅的意思值得推敲，如果將堅解釋為緊，則是有寒邪之象。但此條文大義主要在說明病在內或在外的脈象特徵，堅緊不是必要條件；而且如果是寒邪脈象，經文也多以急或緊表示，所以堅不應是緊的意思。陽剛而陰柔，堅字所要表現的應是陽氣鼓動的現象，即脈來應指搏動的意思。脈微滑，是胃氣正常之象；異常的滑利則顯示陽氣盛。總而言之，盛、滑、堅三者相加，都是病在外的特徵。

脈小相對於脈盛而言，即脈不盛之意，並非專指小脈。脈小者，陰氣盛。凡是脈來沉小者都屬陰盛之脈。實而堅，都是脈來應指搏動之謂。小、實、堅與盛、滑、堅相對，一者病在內，一者病在外，還都是指內外實邪之為病。

○脈小，弱以濇，謂之久病。脈滑，浮而疾者，謂之新病。

上條意在顯示病在內外的脈象特徵，本條則欲說明久病新病之脈象區別。脈小者，病已入裡。弱者，極軟而沉細，精虛之象；濇為滑之反，胃氣少也。精虛，氣血不足，此皆裡虛的表現；正氣不足，防禦能力及調節能力低下，即使無立即之病痛顯現，決定也是久病之軀。

滑者，胃氣有餘，或為陽氣盛。脈浮者，病在外；疾者，邪盛勢張。浮、滑、疾三個特徵表示病在外，邪盛而正氣未衰，所以謂之新病。

○脈急者，曰疝瘕，少腹痛。

急，為弦急之意。「諸急者多寒」，弦急為風寒之象。疝瘕「因風寒與腹內氣血相結而致。其症腹皮隆起，推之可移，腹痛牽引腰背。」（註一）風氣大來，乘於脾土，脾受風氣而病，脾病多位於腸胃。經文說「脈急」，所強調的是脈來緊急的面向，所以風邪以外，還有寒邪，寒氣流行，邪害心火，其病理意義是氣滯血瘀，「上臨太陽，則雨冰雪，霜不時降，濕氣變物，病反腹滿腸鳴，溏泄食不化」（註二），寒邪太甚導致寒濕內蘊，就會有如此之現象。

疝瘕與肝經的關係密切，風邪盛代表肝經之氣有餘。足厥陰之脈，「是動則病腰痛不可以俛仰，丈夫㿗疝，婦人少腹腫……是肝所生病者，胸滿，嘔逆，飧泄，狐疝」（《靈樞・

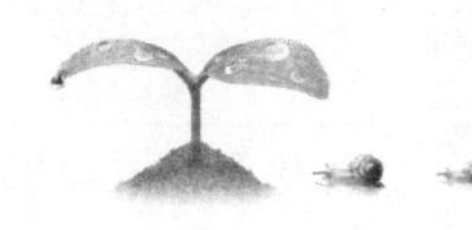

經脈》），所以脈來弦急為疝瘕少腹痛之病證。

〇脈滑曰風。

脈來微滑是有胃氣的象徵，是沒病的正常狀態，「脈滑曰風」則是病態現象，所以病滑脈來不再是和緩流利狀，而是「往來流利，如珠走盤」的滑動感覺。為什麼「脈滑曰風」？王冰注曰：「滑為陽，陽受病則為風。」例如身受外邪侵襲，陽氣起而衛外，脈氣多有滑動現象，所謂「風勝則動」（《六元正紀大論》），風性主動，動者為風，所以「脈滑曰風」主要著眼於流利滑動的特性。其實滑脈並不單見於外感病，久病或內傷疾病都可見到。木為變化之始（註三），風為百病之長，風性善行而數變，體內有風，代表陰平陽秘的調和狀態開始發生了傾覆現象，這是「風」字所要表達的意義。

體徵或脈象上微滑的現象，或者代表氣血充盈，或者是有胃氣之徵。前者如《靈樞・營衛生會篇》所說「壯者之氣血盛，其肌肉滑，氣道通，營衛之行不失其常。」後者如《玉機真藏論》裡「脈弱以滑，是有胃氣」的說法。即使是疾病的狀況下，滑利還是比濇滯好；如《靈樞・論疾診尺篇》說：「尺膚熱甚；脈盛躁者，病溫也。其脈盛而滑者，病且出也。」又如《通評虛實論》討論「重虛」這個問題，脈虛、氣虛、尺膚虛叫作「重虛」，三者皆虛的情況下，結論仍是脈「滑則生，濇則死」。總之，其中的道理也即是該論所說的，「夫虛實者，皆從其物類始，故五藏骨肉滑利，可以長久也」。

本條文所討論的脈滑屬於病態的脈象。「滑者陽氣盛，微有熱」（《靈樞・邪氣》）點出了滑脈的性質；「陽因而上，衛外者也」（《生氣通天論》），陽氣盛是因為抵禦邪氣使然，它所代表的生理意義即是邪正相搏，邪實而正未衰的狀態。正氣奮力抗邪，由於陽氣活躍而有少量的熱釋出，這純粹是自然現象。陽氣盛有一個先決條件，那就是人體的陰氣必須足以支援陽氣的活動，換言之，病人的體質尚維持在陰陽可以相互調節的狀態下，前述有「脈滑，浮而疾者，謂之新病」足以說明這個觀點。

尺膚滑或氣口脈滑是何氣使然？《靈樞・陰陽清濁篇》有曰：「受穀者濁，受氣者清。清者注陰，濁者注陽。」可知五臟之氣清，六腑之氣濁。又曰：「清者其氣滑，濁者其氣濇，此氣之常也。」因此，於特性的比較上，五臟之氣滑，六腑之氣濇。另外，《營衛生會篇》提到「穀入于胃，以傳與肺，五藏六府，皆以受氣，其清者為營，濁者為衛」，營氣是水穀之精氣，行於脈中，和調於五藏，灑陳於六府，衛氣是水穀之悍氣，不入於脈，循皮膚之中，分肉之間，熏於肓膜，散於胸腹（註四），因而有營陰衛陽之說。論臟腑、營衛氣的特性，總歸是陰清而陽濁，陰者之氣滑，濁者之氣濇。《營衛生會篇》說「奪血者無汗，奪汗者無血」，因為血與汗同屬營衛氣所化，稱為「異名同類」。據此可知，多汗、尺膚滑而淖澤等體徵，正確的論點應該是陰氣動所致，所以《陰陽別論》說：「陽加於陰謂之汗。陰虛陽搏謂之崩。」滑脈的道理與此相通，雖說是陽氣盛，其實是陰

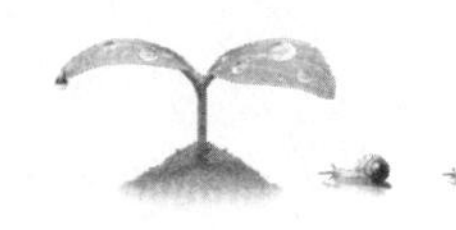

氣動，因此出現流利滑動之象。本來陽躁陰靜為正常，如今陰氣被邪氣鼓動，所以成了病態，這也是被稱為「風」的原因。

地氣的陰陽作用總稱為化氣(註五)，整體來說，五運氣都是化氣的作用，土之用為化，所以五運屬土的太陰、陽明氣既是脾胃之氣，又是整體臟腑之氣的代表。為什麼春脈來必須是「輭弱輕虛而滑，端直以長」？春風送暖，地氣始發，萬物始生；經過了冬脈微濇的季節，「輕虛而滑」正是化氣活潑動態的表現。因此，氣口脈滑，可以視為脾氣有餘，也可視為臟陰之氣外顯。這讓我們想起了《玉機真藏論》中所述脾脈太過的脈象：「其來如水之流者」，程度嚴重的滑脈就是如此。「變生得位，藏氣伏，化氣獨治之」，《氣交變大論》這幾句話正好可以用作它的注腳。總結以上所論，說明了什麼？說明滑脈代表化氣有餘，也意味著濕中帶熱之氣有餘。

〇脈濇曰痹。

《痹論》說：「風寒濕三氣雜至，合而為痹也。」該篇所論者，為泛指邪氣閉阻肢體、經絡、臟腑所引起的多種疾病(註六)。「痹證是由於風、寒、濕、熱等邪氣閉阻經絡，影響氣血運行，導致肢體、筋骨、關節、肌肉等處發生疼痛、重著、酸楚、麻木，或關節屈伸不利，僵硬腫大變形等症狀的一種疾病。輕者病在四肢關節肌肉，重者可內舍於臟。」(註七)《中醫內科學》則將痹病歸類於肢體經絡病證的範疇。肢體經絡病理上都因瘀滯或失養而為病；所以，痹，有閉阻不通之意。

關於濇脈，前面已多次討論過了，此處不擬重複。總之，濇脈的病理意義是氣滯，或氣滯血瘀。氣滯或血瘀即是病痹的主導因素。

在《內經》裡，滑、濇是一對陰陽性質相反的狀詞；「按尺寸，觀浮沈滑濇，而知病所生」（《陰陽應象大論》），「調其脈之緩急小大滑濇，而病變定矣」（《靈樞・邪氣藏府病形》），「審其尺之緩急小大滑濇，肉之堅脆，而病形定矣」（《靈樞・論疾診尺》），「按脈動靜，循尺滑濇，寒溫之意，視其大小，合之病能，逆從以得，復知病名，診可十全」（《方盛衰論》）等等，諸如此類的例子很多，滑濇都列為必要觀察的情狀之一。滑濇還決定用針的方法，如「氣滑即出疾，其氣濇則出遲；氣悍則鍼小而入淺，氣濇則鍼大而入深，深則欲留，淺則欲疾。」（《靈樞・根結》）滑濇的重要性於是可知。據此我們可以獲致一個結論：濇與滑相反，凡是不滑的現象就是濇，因此脈濇就是脈來不夠流利滑動。

〇緩而滑，曰熱中。

王冰曰：「緩為縱緩之狀，非動之遲緩也。」緩急也是一對陰陽性質相反的狀詞。緩是弛緩，急是繃急。「寒則皮膚急而腠理閉；暑則皮膚緩而腠理開」（《靈樞・歲露論》），可見緩急與寒熱直接相關。《靈樞・邪氣藏府病形篇》說：「緩者多熱；滑者陽氣盛，微有熱。」若見緩而滑之脈，必定有熱無疑。前曾述及脈滑為脾氣有餘，故該脈象多

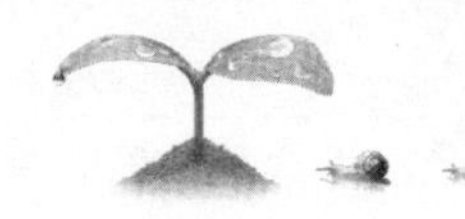

濕熱為病。至於病位，須視脈來所現的位置而定。本條文所說的「熱中」，意同裡熱，未必是脾胃中焦之病。

○盛而緊，曰脹。

脹，作為病名，又名脹病，以腹部膨大脹滿為主症，如鼓脹病。也指膨脹不適的自覺症狀，如頭脹、脅脹、腹脹等（註八）。鼓脹為腹內積水，病因病理都比較複雜，基本病理總屬肝、脾、腎受損，氣滯、血瘀、水停腹中。《內經》裡水腫也稱為水脹，《靈樞・水脹》討論了水脹與膚脹、鼓脹、腸覃、石瘕、石水等病之區別。腸覃、石瘕屬於積聚病，為腹內結塊，或痛或脹的病證。喻家言《醫門法律・脹病論》認識到「凡有癥瘕、積塊、痞塊，即是脹病之根」。綜合言之，鼓脹、水腫、癥瘕積聚等病都與脹有關。《靈樞・脹論》認為脹病的形成與血脈、臟、腑三者都有關係，大凡氣的運行不暢都可以使人發生脹病。但病位卻不在三者之中，脹病發生在臟腑之外，它向內壓擠臟腑，向外擴張胸脅，使皮膚發脹，所以稱為「脹病」。該論指出「厥氣在下，營衛留止，寒氣逆上，真邪相攻，兩氣相搏」是為脹病的發病原理。值得注意的是：寒氣逆上與兩氣相搏；寒邪羈留使營衛不能暢行，兩氣相搏因而邪氣盛實，這是膨脹不適自覺症狀的由來，而且不論該病病性的本質虛實所屬為何。

脈盛而緊，緊為繃急狀，「諸急者多寒」，寒邪為病，殆無疑義。「盛」之一字，可以是陰盛，也可以是陽盛，究竟所指為何？若為陰盛，則為沉脈。《金匱要略・水氣病脈證并治》曰：「脈得諸沉，當責有水。」沉脈主水腫病，其邪氣充斥者為水，而非氣，與本條文所述不符。因知此所謂「盛」，當為陽盛，「大者多氣少血」，顯然大脈較符合條件要求。故盛而緊即大而緊，大而緊即大而長之脈，太陽勝氣之至，寒自內生，頗能與上述之病理相應。證諸《靈樞・脹論》，有謂「其脈大堅以濇者，脹也」，此說當可確定無疑。

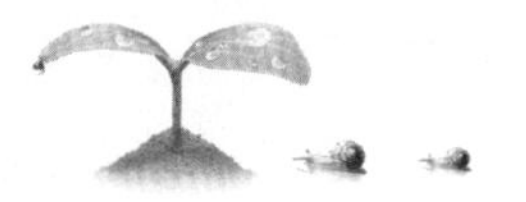

（註一）《實用中醫辭典》李永春等主編。人民衛生出版社授權，知音出版社印行。

（註二）《素問・氣交變大論》。

（註三）《素問・天元紀大論》：「金木者，生成之終始也。」

（註四）《素問・痹論》

（註五）《素問・天元紀大論》：「夫變化之為用也，在天為玄，在人為道，在地為化。」

（註六）《實用中醫辭典》李永春等主編。人民衛生出版社授權，知音出版社印行。

（註七）《中醫內科學》／周仲瑛主編。——北京：中國中醫藥出版社，2003・1

（註八）《實用中醫辭典》李永春等主編。人民衛生出版社授權，知音出版社印行。

第五節　《靈樞・邪氣藏府病形篇》摘要之一

《靈樞・邪氣藏府病形篇》主要論述了診斷學上望色、按脈、問病三者合參的重要性，強調色、脈、形肉之間必能相互應證，宛「如桴鼓影響之相應」，甚少有相互違失的情形。原因是形氣之間的對應，就如同根本與枝葉的關係，氣旺形充，本固枝繁，是必然的道理；反之，即是「根死葉枯」的狀況。篇中舉「色青者，其脈弦；赤者，其脈鉤；黃者，其脈代；白者，其脈毛；黑者，其脈石」色脈相應為例。五色見五脈為臨床上的正常狀況，醫者很容易作出決斷，雖病也易治；色脈相從即是所謂的「脈從陰陽」，故病易已。色脈不相應的狀況也有，此時必須仔細推敲，小心求證，假設「見其色而不得其脈，反得其相勝之脈，則死矣；得其相生之脈，則病已矣。」氣口之脈氣顯現，與形體所現之顏色本該相應；若兩者不相應，則要審視當來之脈為何？色脈相生或相勝便成了決定死生預後差異之所在。由此可見望色問病，知病之所苦是一回事，辨證論治以及決病之難易安危，則是另外一回事，切脈卻是決定性的手段。五色五脈相應是辨別五臟所生病的基本步驟，首先辨清色脈，再進一步觀察脈之緩、急、小、大、滑、濇，就可以完全確定病變為何。這一部分是該篇最重要的論述。

弦、鉤、毛、石、大而浮、短而濇、大而長等五運六氣之脈象是辨證的根本憑藉。

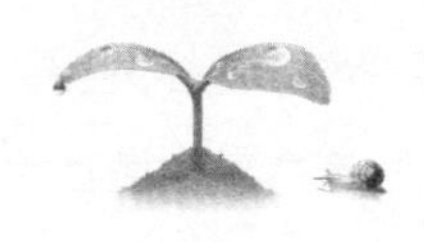

緩、急、小、大、滑、濇著眼於脈象上陰陽性質的變化。前者決定病因與病變所屬之臟腑，後者則關乎病性，兩者於切脈斷證的先後步驟上都須運用到，所以該篇明確指出「先定其五色五脈之應，其病乃可別也」，色脈已定，亦即病屬何臟既經確定，然後「調其脈之緩、急、小、大、滑、濇」，而「病形」可定。「病形」是五臟病變下更具體的病況，乃透過五臟脈象與六種性狀交錯推斷而得。

以上所介紹的內容，簡稱「臟脈六變」，本來屬於該篇針刺理論中的一部分，就脈學理論而言，它也是《內經》當中極具參考價值，彌足珍貴的系統論述資料。本文只擬摘取該篇中與脈法相關的部分進行討論。並且為了顧及內容陳述上的條理性，所節取之經文片段將視需要而略作先後次序上的調整。

本節先從脈的六種性狀變化談起。

原文：「諸急者多寒。緩者多熱。大者多氣少血。小者血氣皆少。滑者陽氣盛，微有熱。濇者多血少氣，微有寒。」

○諸急者多寒。

急，與緊同義。如「多食辛則筋急而爪枯」、「病筋脈相引而急」、「死肝脈來急益勁」等等，都是因繃急而緊。人體組織，皮膚、筋肉等可因寒而緊縮，故《舉痛論》說：「寒氣客於脈外，則脈寒，脈寒則縮踡，縮踡則脈絀急」，以及「寒氣客於脈中，則血泣

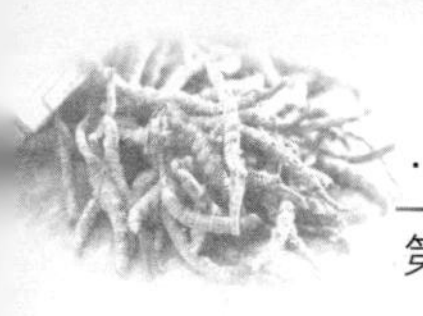

脈急」。

從陰陽的角度看，急、緊、堅三者，義近而相連，都代表陰寒之氣。以二十八宿畫分陰陽，「房至畢為陽，昴至心為陰」（《靈樞・衛氣行》），以二十四節氣來說，則大約從驚蟄至處暑為陽，從白露至雨水為陰。《至真要大論》說：「陽之動，始於溫，盛於暑，陰之動，始於清，盛於寒。」因此，溫熱是一類，寒涼為一類。《四氣調神大論》有云：「秋三月，此謂容平，天氣以急…冬三月，此謂閉藏，水冰地坼」，「天氣以急」表示陽氣收斂而急，「水冰地坼」則非堅字不能盡其意。秋時燥金之氣流行，其政為勁，為堅化(註一)；冬季寒水之氣盛，其令行為剛固，為堅芒(註二)。總之，從白露以後，到驚蟄以前，大致上從秋末至春初，都是陰寒之氣流行的時期，急、緊、堅則為此期間內物象上的正常反應。

脈急是一種什麼狀況？如前《舉痛論》所說，「脈寒則縮踡，縮踡則脈絀急」，脈絀急，即脈來繃緊的現象。所以，脈急或緊，其所反映的是寒氣之至。至少有二種脈象與急有關，即弦與大而長之脈。弦脈多主風寒，尤其是弦緊的脈象，寒邪更重。動脈血管硬化，觸手之脈大長而緊，則是內生之寒邪所致。

○緩者多熱。

緩之字義，在《內經》裡有正常與病態兩種。如「脾欲緩，急食甘以緩之」、「緩則

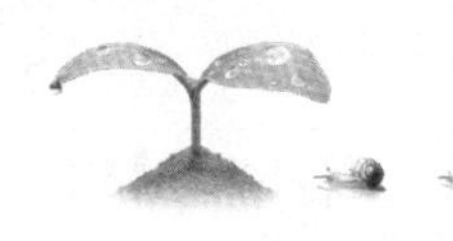

生，急則死」、「喜則氣緩」、「形充而皮膚緩者則壽」等為正常狀態，此之緩為和緩義。如「有熱則筋弛縱，緩不勝收，故僻」、「中熱胃緩則為唾」、「骨繇者，節緩而不收也」等，以及本條文所用的緩字都是病態，為弛緩之義。本篇所謂之緩，與至數之遲緩無關。

脈來和緩是榮衛通利的正常現象，所以說脈貴和緩。然而弛緩的脈象卻是病脈，應指鬆軟無力為脈緩的情狀。人體皮膚肌肉等組織會隨著溫度變化作收縮與放鬆的調整，氣血遇溫則行，遇寒則凝泣，所以「寒則皮膚急而腠理閉；暑則皮膚緩而腠理開」。可見緩與溫熱相關，過於緩則為弛緩，當然絕對還是個有熱的現象。

緩脈不但多熱，也多濕，因為弛緩之脈必軟，應指無力表示陰不足，其病理是「水不及，濕迺大行，長氣反用，其化迺速，暑雨數至。」（註三）

〇大者多氣少血。

六氣之中，少陽及太陽之至，二者均脈大。是故脈大者，為陽氣有餘。陽有餘，則陰不足，所謂「多氣」，其意義表現在脈管的擴張上，故多氣與少血為相對而言。

大而長之脈，必定三部皆大，而且一氣相連，脈管渾圓洪大。大而浮之脈，若為整體脈大，仍然三部分明，脈波起伏有致。也有某部獨大且浮的情況，則以所在部位論病。大脈來，邪氣必盛，故《脈要精微論》曰：「脈大則病進」。進一步結合虛實脈象，可以判

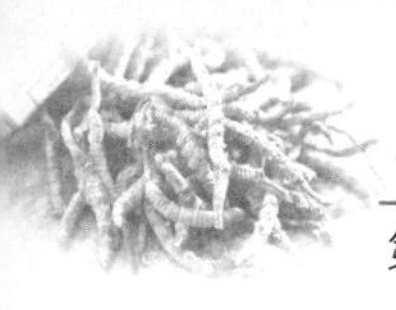

斷邪氣之虛實。

〇小者血氣皆少。

「脈細如線，但應指明顯」（註四），這是小脈的特徵。《脈要精微論》說：「脈者，血之府也」，又云「細則氣少」，故脈小者，血氣皆少。請參閱本章第一節相關條文內容。

〇滑者陽氣盛，微有熱。

滑脈，「往來流利，如珠走盤，應指圓滑」（註五）。觸指流利滑動，甚者如水之流，這是稱為「陽氣盛」的道理所在。化氣獨盛，或曰臟陰之氣外露，是滑脈所顯現的生理意義。氣血動態活潑旺盛，體內陰陽狀態產生變革，此一狀態稱之為「風」。請參閱本章第四節·「脈滑曰風」條。

〇濇者多血少氣，微有寒。

推動血液前進是氣的功能之一，少氣所以導致脈濇，氣病未必有損於血分，故曰「多血少氣」，兩者亦相對而言。所謂「少氣」，究為何氣之少？「陽氣者若天與日，失其所，則折壽而不彰，故天運當以日光明。是故陽因而上，衛外者也。」（《生氣通天論》）衛氣逆則濇滯，濇滯則病，氣從則衛外營內，陰陽相隨，周而復始，循環無端，衛外者非衛氣莫屬，故《痹論》曰：「衛者水穀之悍氣也，其氣慓疾滑利，不能入於脈也；故循皮

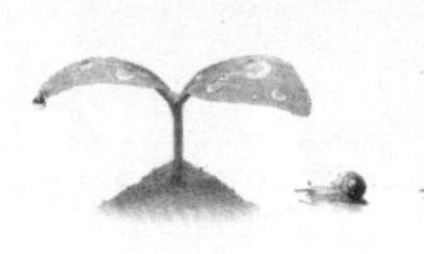

膚之中，分肉之閒，熏於肓膜，散於胸腹，逆其氣則病，從其氣則愈。」六淫外感多自衛分始，稱為表病；表病者，衛氣之行濇所致。無論起於外感或內傷，衛氣衰少或濇滯，導致風寒濕三氣雜至，榮衛之行濇，是痹病形成的病理機制。濇脈由於陽氣不活躍，所以說「微有寒」。請參閱本章第四節・「脈濇曰痹」條。

（註一）《素問・氣交變大論》及《素問・五常政大論》
（註二）《素問・五常政大論》
（註三）《素問・氣交變大論》
（註四）《中醫診斷學》王憶勤主編北京：中國中醫藥出版社，2004・8
（註五）同（註四）

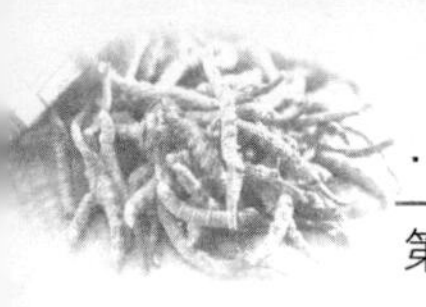

第六節　《靈樞·邪氣藏府病形篇》摘要之二

上節討論脈象的六種性狀變化，本節起將按照肝、心、脾、肺、腎的順序分段討論臟脈六變的內容。

所謂「臟脈六變」，乃以五臟脈為經，六種性狀變化為緯，論述可能發生的病理現象。六種性狀變化曰緩急大小滑濇，每種變化下又有微甚之別，如急甚與微急等，故實際上每一臟脈總共討論了十二種病變狀況。論中脈來微與甚之意義有何區別？《六元正紀大論》有言：「太過者暴，不及者徐，暴者為病甚，徐者為病持。」從病變角度分析，脈來甚者多偏於急性發病，微者則偏於久病不愈的狀況。

篇中所論之五臟脈應如何界定？按該篇有云「先定其五色五脈之應，其病乃可別也」，色脈已定，然後「調其脈之緩、急、小、大、滑、濇，而病變定矣」，其脈診之步驟以辨五臟脈象為先，故以肝脈為例，所指應即是弦脈。其餘四臟脈的解釋理應相同，即心脈鉤、脾脈代、肺脈毛、腎脈石。然而其中仍不免有矛盾疑惑之處，如腎之脈象沉石，然則腎脈大甚又當如何看待？因此也不排除以氣口上的五臟部位來作解釋。總而言之，確定病變之所在，辨證的原則始終以四診合參為依歸，方可萬全。

原文一：「肝脈急甚為惡言。微急為肥氣在脅下，若覆杯。緩甚為善嘔。微緩為水瘕痹

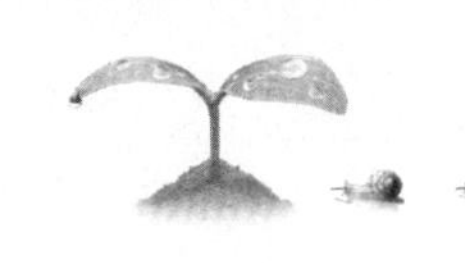

也。大甚為內癰，善嘔、衄。微大為肝痹，陰縮，欬引小腹。小甚為多飲。微小為消癉。滑甚為㿗疝。微滑為遺溺。濇甚為溢飲。微濇為瘛攣，筋痹。」

○肝脈急甚為惡言。微急為肥氣在脅下，若覆杯。

「肝病者，兩脇下痛引少腹，令人善怒」（《藏氣法時論》），《玉機真藏論》亦曰：肝脈太過，「其氣來實而強」，「太過則令人善怒」。肝脈急甚者，風寒合邪，寒邪尤重，肝喜條達，因寒而苦急，是故易怒而口出惡言。

《平人氣象論》有曰「弦甚，曰今病」，可見肝脈急甚者病在當下。又曰「弦多胃少，曰肝病」，故微急為久病在肝之徵。肝病日久，脈見微急表示有寒邪久住，寒主收藏凝滯，故病肥氣在脅下，若覆杯狀。肥氣，乃脅下之痞塊，由肝氣鬱滯，瘀血凝結所致。

○緩甚為善嘔。微緩為水瘕痹也。

緩甚者多濕熱。濕熱內蘊，肝氣逆上，故善嘔。

肝脈微緩，謂脈來弦而輭弱無力；木不及，燥乃大行，「上臨陽明，生氣失政，草木再榮，化氣迺急」（註一），故有水積於胸脅而結聚成形，同時有小便不利等病症。痹者，閉也。加一痹字，謂肝氣閉塞也。

○大甚為內癰，善嘔、衄。微大為肝痹，陰縮，欬引小腹。

肝為厥陰風木之氣，功能主疏泄與藏血，木氣之德為和，故厥陰之至脈象本應輭弱輕

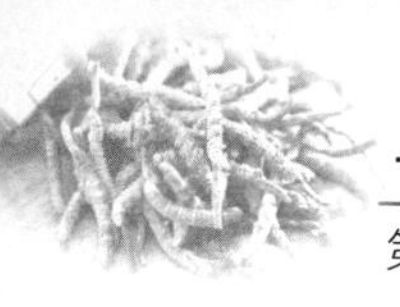

虛而滑，今見肝脈大甚，其所反映的實際意義為木氣極端之不足。木不及，燥乃大行，收政嚴峻，則有火氣來復，「復，則炎暑、流火、濕，性燥柔脆，草木焦槁，下體再生，華實齊化。病寒熱、瘡瘍、疿、胗、癰、痤」（註二），此火為相火，少陽、厥陰相表裡，相火為表象，實際則為肝氣不足。此為內發癰瘍之病理。肝氣暴逆，疏泄失職，血液與津液的運行輸布不循常軌，所以可見嘔吐及出鼻血等病徵。

「風寒濕三氣雜至，合而為痺。」「筋痺不已，復感於邪內舍於肝，則為肝痺。」（註三）肝痺的症狀，夜臥多驚，口渴多飲，小便頻數，脅痛，腹部膨大作脹。肝脈弦而微大，確定為肝病無疑，然而肝氣久失厥陰之性，燥金之氣乘至，故可見如上肝痺諸症狀之外，陰縮，欬引小腹，亦皆燥氣之所為。

〇小甚為多飲。微小為消癉。

脈弦細而小，生氣不足，燥氣因而乘之。肝功能失調，血液與津液的運行輸布發生問題，以致於口渴多飲。此種狀況下，雖渴而欲飲，飲亦不多。

「癉成，為消中。」（《脈要精微論》）、「熱氣留於小腸，腸中痛，癉熱焦渴，則堅乾不得出。」（《舉痛論》）癉亦通疸，指黃疸病；如《玉機真藏論》有謂「肝傳之脾，病名曰脾風，發癉，腹中熱，煩心，出黃。」疸亦從發癉而得。從以上諸例證來看，癉為熱邪內盛之意。消癉即「癉成為消中」之病，內熱是其主要病機。《靈樞・五變》：「五藏

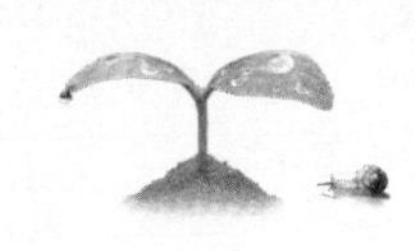

皆柔弱者，善病消癉。」指出五臟虛弱，是引起消癉的原因。《內經》當中消癉一詞運用較消渴普遍，後世在《內經》的基礎上發展為消渴病，消癉反而成了少見的病名。

內熱是消癉的病機。內熱的成因為何？「邪之所湊，其氣必虛，陰虛者，陽必湊之」，《評熱病論》這段話將內熱形成的病理機制交代得很清楚，「其氣必虛」是指五臟氣虛，五臟陰虛則不藏，「陰虛者，陽必湊之」，這是陰虛生內熱的機理。現代對於消渴病的認識，確定為陰津虧損，燥熱偏勝，而以陰虛為本，燥熱為標，兩者互為因果為其發病原理。

肝脈微小，肝氣虛衰，長期影響血液與津液的運行輸布，以致於不免要步上消癉之途。久病及臟，陰精耗損，致五臟陰虛者，即為消癉。因此，本篇凡是脈微小者皆曰消癉。

○滑甚為㿗疝。微滑為遺溺。

㿗疝，疝氣的一種。少腹部拘急疼痛，牽引睪丸，或下腹部有包塊，內裹膿血。由於牽涉少腹、陰囊，㿗疝歸屬於足厥陰肝經之病，病名見於《靈樞‧經脈》：「肝足厥陰之脈…是動則病腰痛不可以俛仰，丈夫㿗疝，婦人少腹腫。」至於㿗疝的成因，一般認為是因於寒邪侵犯肝胃二經，內蓄瘀血所形成(註三)。而《內經》的理論曰：「陽明司天，燥淫所勝…心脅暴痛，不可反側，嗌乾、面塵、腰痛，丈夫㿗疝，婦人少腹痛。」(《至真要

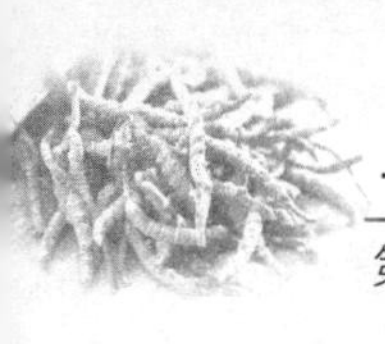

大論》）從六氣的角度來看，真正的病機在於燥淫所勝。

病見弦而滑甚的脈象。脈弦，已知其病在肝經，兼見滑甚，代表濕熱內盛。「傷於濕者，下先受之」，濕邪易傷人體下部，足厥陰經環陰器，抵小腹，濕熱內聚於肝經，故為㿗疝之病。

遺溺，指小便不能隨意控制而自遺，又稱小便失禁。睡眠中小便遺出，則多見於小兒，俗稱尿床。遺溺有肺脾氣虛、腎氣不足、肝經鬱熱、膀胱火邪妄動等多種虛實證，也有於中風或外感熱病等病程中，出現溲便自遺，神昏譫語，反目直視，屬於危急性的症候。本條文所論者，從弦而微滑的脈象分析，微滑顯示有濕熱在經，故應屬於肝經因濕熱鬱結所致。

〇濇甚為溢飲。微濇為瘛攣，筋痹。

溢飲，四種飲證之一。飲邪泛溢於體表肌膚，肢體疼痛、沉重、無汗為主症。如何是濇甚之脈？《內經》中有所謂「懸絕沉濇」（註四）之脈，懸為虛的意思，虛而絕，沉而濇，都可謂濇甚之脈。肝能促進津液輸布與代謝，今見肝脈濇甚，代表肝氣濇滯，氣滯導致濕積為飲，最終必泛溢於體表肌膚。

肝脈微濇，氣滯血瘀，血不足以養筋，故為瘛攣，筋痹。瘛者，筋脈相引而急。瘛攣與拘攣相近，謂四肢牽引拘急，活動不能自如。筋痹，指筋脈拘攣，關節疼痛，有礙於行

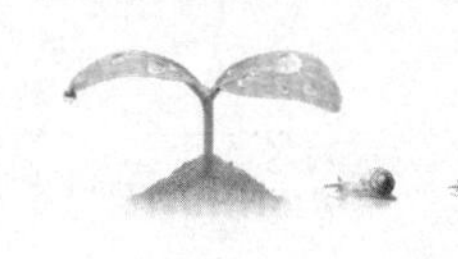

的病症，由風寒濕邪侵襲於筋肉所致。

原文二：「心脈急甚者為瘛瘲。微急為心痛引背，食不下。緩甚為狂笑。微緩為伏梁在心下，上下行，時唾血。大甚為喉吤。微大為心痹引背，善淚出。小甚為善噦。微小為消癉。滑甚為善渴。微滑為心疝引臍，小腹鳴。濇甚為瘖。微濇為血溢、維厥、耳鳴、顛疾。」

○心脈急甚者為瘛瘲。微急為心痛引背，食不下。

《平人氣象論》曰：「平心脈來，累累如連珠，如循琅玕，曰心平。病心脈來，喘喘連屬，其中微曲，曰心病。」心平與心病來者都是鉤脈，只是微甚不同。鉤脈代表熱，脈急者有寒，二者南轅北轍，不可能并見。同篇在討論心病的段落中有云：「石甚曰今病。」石為冬脈，屬水。「病腎脈來，如引葛。按之益堅」，可見石甚之脈必定也具有堅硬的觸感。心脈急甚者，似乎可作如下之推論：脈來不鉤，反見石甚之脈，此為可能的脈象之一。脈大而長則是另外一種可能。總之，心脈急甚的病理意義無非是寒害心火。

瘛瘲，為手足搐搦的現象。石甚之脈，寒邪盛行，「火得水而滅」（註五），其病理意義為心火不足。「歲火不及，寒迺大行，長政不用」，久之，濕土之氣來復，「復則埃鬱，大雨且至……暴攣痿痹，足不任身」（註六），心陽虛衰，加上寒濕之氣侵擾下，可出現暴攣的症狀。

大而長為太陽脈象，「太陽司天，寒氣下臨，心氣上從…火氣高明，心熱煩，嗌乾善渴」，初期可見發熱的現象。「熱氣妄行，寒乃復…寒客至，沉陰化濕，氣變物…皮肉苛，筋脈不利」（註七），太陽氣下臨，寒邪客於足太陽膀胱經，可出現「髀不可以曲，膕如結，踹如裂」等與筋肉相關的病症；又因該經入絡腦，也可出現狂、癲一類的疾病。癲，為癲癇。癲癇發作也有手足抽搐的現象。

心脈微急，意謂寒邪較輕，但無論如何仍屬寒害心火。寒邪犯心，心痛症狀是必然發生的。舉例為證，「歲水太過，寒氣流行，邪害心火…民病…譫妄心痛」；「歲火不及，寒迺大行，…民病…鬱冒朦昧，心痛」（註八）；太陽司天，寒邪甚的時候，同樣也會引起心痛。

〇緩甚為狂笑。微緩為伏梁在心下，上下行，時唾血。

「少陰所至為語笑」（註九），心屬少陰之氣，本質為溫，其人若心氣和暢，精神愉悅，必然和顏笑語，此為常態表現，所以說心「在志為喜，在聲為笑」。心脈緩甚者，心氣熱盛，「心氣實則笑不休」（註十），熱邪攻心，嚴重者可為神志病之狂證。《靈樞・癲狂病》曰：「狂者多食，善見鬼神，善笑而不發於外者，得之有所大喜。」精氣并於心則喜，喜則神氣憚散而不藏，故而喜笑不休，「笑不休」意與狂笑相同，為精神異常的神志病症。《靈樞・經脈》也說到手厥陰心包經之病，「是動則病手心熱…面赤，目黃，喜笑

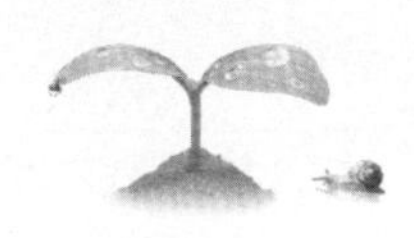

不休」。可見這些論述在病理上都有一定的聯繫關係。

伏梁，是古病名，指心下的積聚，屬五臟積病之一。心下，通常指胃脘部位。心脈微緩，顯示心氣常熱，熱雖不甚，但盤桓不去，「少陰熱化，施於陽明」（註十一），胃脘部因長期受病而形成積聚。「聚者，陽氣也，其始發無根本，上下無所留止，其痛無常處」（《難經》），本條文說「伏梁在心下，上下行」，狀況頗類於「聚」。「上下行」應為脹氣時或上或下的滯塞感覺。「少陰司天，熱淫所勝⋯唾血血泄⋯甚則瘡瘍胕腫」（註十二），因熱邪羈留，導致長期患潰瘍不愈，故有時而唾血之症。

〇大甚為喉吤。微大為心痺引背，善淚出。

吤，有芥蒂之意。喉吤，形容喉中如有物梗阻的感覺。「喉主天氣」（註十三），為呼吸出入的管道，屬於肺系組織。心脈大甚者，陽氣盛於上，熱傷肺金，故病徵出現於喉部。張景岳謂其「喉中吤然有聲」，並未能詳明其原因。根據脈象判斷，當病喉腫嗌乾，故而如有物芥然梗塞之感。

「所謂痺者，各以其時，重感於風寒濕之氣也。」心痺乃由脈痺不已，復感於邪內舍於心逐步發展而來，病程長，屬慢性久病之症。「心痺者，脈不通」（註十四），一般可見胸中窒悶，心悸，心痛，突發氣喘，易驚恐，咽乾，噯氣等症狀。脈大者，為少陽相火之至，「火勝則地固」，熱盛傷津以致於滯礙不通。今見心脈微大，仍屬心經火旺，脈氣充大，顯示脈道有所不通，此正當心痺發作之時，故可見心痛引肩背，並時時淚出之症。

〇小甚為善噦。微小為消癉。

噦，即呃逆。指胃氣衝逆而上，呃呃有聲，聲急短促。該病的病位多責之於脾胃，經云：脾土之氣，其「在變動為噦」（註十五），又云：「胃為氣逆為噦為恐」（註十六）。《靈樞・口問篇》指其發病的機制為「穀入于胃，胃氣上注于肺。今有故寒氣與新穀氣，俱還入于胃，新故相亂，真邪相攻，氣並相逆，復出於胃，故為噦。」病理因素主要是寒邪，常因脾胃虛寒所致者為多。然而因他臟生病所起的變動，影響脾胃的運化功能時，也可引發呃逆。心陽虛衰便是其中之一例。心脈小甚者，心火必衰，寒濕盛行，脾土鬱結難化，即成就了上述機制發動的契機。

心脈微小為消癉。（略）

〇滑甚為善渴。微滑為心疝引臍，小腹鳴。

心脈滑甚的表現無過於鉤脈而滑，「歲火太過，炎暑流行，肺金受邪」，嗌燥而善渴是必然的症候。原因是熱甚而血行躁急。

心疝，症見腹部疼痛，腹皮隆起，自覺有氣自臍上衝心，因心經受寒而致。心與小腸相表裡，心經雖中於寒邪，因心氣旺不受邪，寒邪移至小腸，著於小腸而為病，病名「心疝」，而且少腹當有形；《脈要精微論》的解釋是：「心為牡藏，小腸為之使，故曰少腹

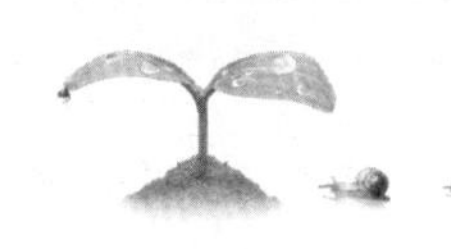

當有形也。」根據經論，心疝的原始脈象為「心脈而急」。如今診得心脈微滑，「滑者陽氣盛」，顯示邪正相搏之勢方殷，心疝病發作，引臍疼痛，小腹腸鳴為當見之症狀。

○濇甚為瘖。微濇為血溢、維厥、耳鳴、顛疾。

瘖者，不能言。心脈濇甚，病情危重，不可等閒視之。瘖，乃指「瘖痱」之病，症見「舌瘖不能語，足廢不為用」（註十七）。心脈濇甚表示血液循環出現嚴重障礙，有可能為腦血管梗塞等病變。以六氣觀點來看，即經所謂「歲火不及，寒迺大行，長政不用：民病胸中痛，脇支滿，兩脇痛，膺背肩胛間及兩臂內痛，鬱冒矇昧，心痛，暴瘖」之病理發展，以上都是可能發生的症狀，暴瘖是其中之一。中風病急性發作後，恢復期之初期可見此濇甚之脈象。

心脈微濇，情況與濇甚相近，病情稍緩。血溢、維厥、耳鳴、顛疾等症，說明全身氣血收束的狀況。「顛疾」點出了病位之所在，「血溢」並非指吐、衄血之類症狀而言，正指腦溢血之病。耳鳴、四肢厥冷等現象，在發病過程中隨時可見，它們是心血管病的部分常見症候。

原文三：「脾脈急甚為瘛瘲。微急為膈中，食飲入而還出，後沃沫。緩甚為痿厥。微緩為風痿，四肢不用，心慧然若無病。大甚為擊仆。微大為疝氣，腹裡大膿血，在腸胃之外。小甚為寒熱。微小為消癉。滑甚為㿉癃。微滑為蟲毒蛕蝎，腹熱。濇甚為腸潰。微濇為內癀，多下膿血。」

○脾脈急甚為瘛瘲。微急為膈中，食飲入而還出，後沃沫。

脾脈隨時而變，故曰「脾脈代」。其正常的表現不外乎柔和、微軟的觸感，除此以外都是有病之脈象。脾脈急甚者，脈象當見弦緊(或兼沉)，風寒邪氣乘於脾土而為病。「太陰所至為濡化」，脾土功能正常時，筋肉滑利，動作靈活自如。若因風寒邪盛，濕土濡潤的功能嚴重受制，「厥陰所至為撓動，為迎隨」，「太陽所至為屈伸不利」(註十八)，因而呈現出風寒邪氣侵擾下的病態現象——拘攣。還有一種情況是「歲土不及，風迺大行，化氣不令…民病…筋骨繇復，肌肉瞤酸」，脾氣虛弱至極，也能引發瘛瘲。

此處所謂的「膈中」，非指噎膈病，乃食入即吐的意思。後沃沫，指大便多下水液涎沫。這些都是風寒邪氣據於中焦腸胃經常發生的症狀，此時相應的脈象照理是脾脈微急。發生食入即吐的症狀，顯示風邪忒盛，如經所言：「歲木太過，風氣流行，脾土受邪…化氣不政，生氣獨治…反脇痛而吐甚」，「厥陰所至為脇痛嘔泄」。

○緩甚為痿厥。微緩為風痿，四肢不用，心慧然若無病。

痿，指肢體筋脈弛緩，軟弱無力，不能隨意運動，或伴有肌肉萎縮的一種病症。亦稱「痿躄」。該病成因複雜，病變部位在筋脈肌肉，根柢在於五臟虛損。各種致病因素耗傷五臟精氣，五臟受損，功能失調，生化乏源，精血津液不足，筋脈肌肉失養而縱弛，不能

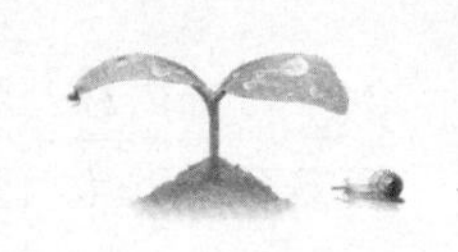

束骨利機關，逐漸消瘦枯萎而形成痿病。緩脈多熱，脾病多濕，脈來極弱極輭，為脾脈緩甚之脈象，故知其所患為痿病中的濕熱浸淫證，症見起病緩，逐漸出現肢體困重，痿軟無力，以下肢兩足為甚，又且微腫。厥者，陰陽不相順接之謂，既成痿病，陰陽氣必成厥逆，是故本條文以痿厥並稱。從六氣的觀點談痿的病理，可從「歲土太過，雨濕流行，腎水受邪。民病腹痛，清厥，意不樂，體重煩寃⋯甚則肌肉萎，足痿不收，行善瘈，腳下痛，引發中滿食減，四肢不舉」這段經文來思考。

脾脈微緩，雖有濕熱為病，病在經絡而不及內臟，故為風痿。風痿者，僅四肢痿弱不用，神志清楚明白，宛若無病一般。

〇大甚為擊仆。微大為疝氣，腹裡大膿血，在腸胃之外。

擊仆，指猝然昏仆，宛如遭重擊而倒地。脾脈大甚，可以是大而長的脈象，其實陽氣盛極多見於肝陽上亢，故亦多呈現大脈。其意義是氣實血虛（註十九），上實下虛易發展成厥證，各經的厥逆，以太陽厥證易發生僵仆症候，如《厥論》有謂「巨陽之厥，則腫首頭重，足不能行，發為眴仆。」脈大者多浮陽（註二十），故易於突然仆倒不省人事。《脈要精微論》所說的「浮而散者為眴仆」，浮而散亦即大脈之終極表現。

疝病經過歷代醫家的論述，實際上包括多種病證，內容頗為繁雜。然而關於疝病最初始的定義應屬《長刺節論》所論述者，該論曰：「病在少腹，腹痛不得大小便，病名曰

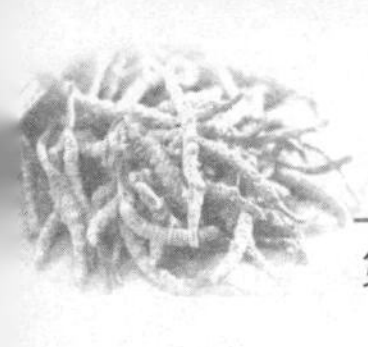

疝，得之寒。」將疝病的病因、病位、症狀交代得很清楚。病因為寒邪，而且寒邪嚴重的程度還非比尋常，因為「腹痛不得大小便」。

疝的病因為寒邪，故其病程初期應該表現為弦急的脈象。由急脈轉變為微大之脈，顯示病情有所轉化，脈見微大可以是少陽氣來復之徵，「少陽之復，大熱將至，枯燥燔爇」（註二十一），疝病內外在寒熱交爭之下，所以有大膿血出現於腸胃之外。

○小甚為寒熱。微小為消癉。

脾脈小甚，主濕氣盛，濕與寒相遘，多寒濕為病；濕盛蘊熱，又成濕鬱熱蒸之病，體內常見寒熱交變的現象，故稱「寒熱」。

脾脈微小為消癉。（略）

○滑甚為㿉癃。微滑為蟲毒蛕蝎，腹熱。

㿉，指陰囊腫大。癃，指小便不利。脾脈滑甚，主濕熱內盛，濕性趨下，小便當頻數，若原本即病㿉疝者，此時當見陰囊腫大，小便反見不利的癃閉現象。

脾脈微滑，濕熱熏蒸，腹中熱也。腹中濕熱的環境極適合各種邪毒與蟲病的孳生。

○濇甚為腸㿉。微濇為內㿉，多下膿血。

「邪之中人也。無有常，中于陰則溜于府，中于陽則溜于經。」（註二十二）以胃乃脾之外府，故脾病多在於胃腸。脾病則運化失常，濕邪滯於胃腸，脈來濇甚者，陽明收斂之

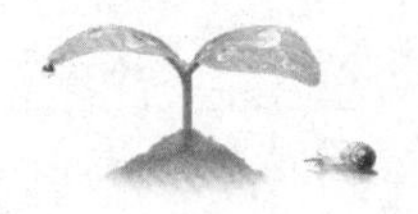

象，氣血澀滯，熱自內生，濕熱合邪，則成腸潰。脈來微澀，則是腸腑潰爛腐敗，以致於大便多下膿血。

（註一）《素問・氣交變大論》
（註二）《素問・氣交變大論》
（註三）《實用中醫辭典》李永春等主編。人民衛生出版社授權，知音出版社印行。
（註四）《素問・玉機真藏論》
（註五）《素問・寶命全形論》
（註六）《素問・氣交變大論》
（註七）《素問・五常政大論》
（註八）《素問・氣交變大論》
（註九）《素問・六元正紀大論》
（註十）《靈樞・本神》
（註十一）《素問・六元正紀大論》
（註十二）《素問・五常政大論》

（註十三）《素問・太陰陽明論》
（註十四）《素問・痹論》
（註十五）《素問・陰陽應象大論》
（註十六）《素問・宣明五氣》
（註十七）《奇效良方》／明・董宿等輯錄
（註十八）《素問・六元正紀大論》
（註十九）《傷寒論・辨脈法》：「若脈浮大者，氣實血虛也」
（註二十）《景岳全書》／明・張景岳著
（註二十一）《素問・至真要大論》
（註二十二）《靈樞・邪氣藏府病形》

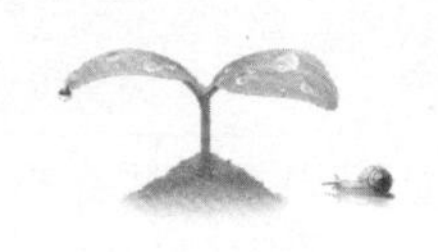

第七節 《靈樞‧邪氣藏府病形篇》摘要之三

原文四：「肺脈急甚為顛疾。微急為肺寒熱，怠惰，欬唾血，引腰背胸，苦鼻息肉不通。緩甚為多汗。微緩為痿、瘻、偏風，頭以下汗出不可止。大甚為脛腫。微大為肺痹，引胸背，起惡日光。小甚為泄。微小為消癉。滑甚為息賁，上氣。微滑為上下出血。濇甚為嘔血。微濇為鼠瘻，在頸支腋之間，下不勝其上，其應善痠矣。」

○肺脈急甚為顛疾。微急為肺寒熱，怠惰，欬唾血，引腰背胸，苦鼻息肉不通。

本句諸本多作「肺脈急甚為癲疾」，然據《四庫備要》版本為「顛疾」（註一）。顛，頂也，見《說文》。顛疾，指頭部有疾。應作「顛疾」為正確。

「秋胃微毛曰平」，肺主氣，外合皮毛，肺部居於右寸，脈來微浮，為正常脈象。風邪初中，表氣先傷，人體頭面、陽經、肌表等處先行受病，肺脈急甚者，風寒邪盛，客於體表氣分，頭痛常為表證症候之一。

久病肺脈微急，風寒入客於肺，發為肺寒熱之病。肺病為咳，咳甚而唾血，並引腰背胸而痛。風寒邪氣客於肺系日久，鼻中漸生息肉，阻塞鼻腔而致呼吸不暢。「諸氣者，皆屬於肺」（註二），肺病傷氣必感倦怠乏力。

○緩甚為多汗。微緩為痿、瘻、偏風，頭以下汗出不可止。

肺脈緩甚，熱邪盛於氣分。「炅則腠理開，榮衛通，汗大泄，故氣泄」（註三），此乃因於熱邪客於氣分，汗出氣泄，衛氣不固，故令表虛而多汗。

痿、瘻、偏風等病因病理各不相同。痿病成因複雜，根本病理因素是五臟虛損，本條文所述者乃因「肺熱葉焦」所致之痿躄（註四）。肺主一身之氣的生成與運行，肺脈微緩，表示熱邪長期據於肺部，熱盛陰傷，氣津枯竭，五臟失於濡潤而導致痿躄，肺熱是該病的病機所在。

瘻病，如鼠瘻，為頸腋部淋巴結結核。該病的成因，據《生氣通天論》的說法，是因為陽氣虛，汗孔開合失當，寒邪乘機而入，深陷在脈裡所形成；所謂「開闔不得，寒氣從之…陷脈為瘻」。寒邪易使經脈阻滯，氣血津液凝結為痰，陽氣虛則是寒邪得以乘虛而入的先決條件。此外，《靈樞・寒熱》還認為「鼠瘻之本，皆在於藏，其末上出於頸腋之間」，兩者都極具參考價值。鼠瘻現代病名為瘰癧，主要的病理因素是痰濕。肝氣鬱結，氣鬱傷脾，痰濕內生，或素體肝腎陰虧，陰虛火旺，灼津為痰，痰火凝結等都是該病可能的形成原因。肺為宗氣之所出，肺陰虛則衛氣不固，營氣失衡，津液遇火化而為痰，故肺脈微緩可致瘻病。

偏風，又名偏枯，即半身不遂。通常為中風後遺症；亦有先覺手足麻木，逐漸形成者。多由營衛先衰，絡脈空虛，風寒濕邪及痰瘀等乘虛而入；或因於氣虛；或肝腎虧虛等

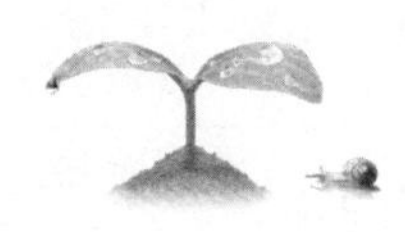

所致。肺熱陰虛，宗氣必衰，上述種種外感內傷因素都可能致病。「金得火而缺」(註五)，肺熱則氣不斂降，濕熱鬱於下，故頭以下汗出不可止。

〇大甚為脛腫。微大為肺痹，引胸背，起惡日光。

肺脈大甚，陽氣逆上而不下，因此而現脛腫症狀，有兩種可能：一種是風水膚脹；一種是虛脹。風水是因肺「通調水道，下輸膀胱」(註六)的行水功能失常，水液不能正常布散，嚴重者水溢肌表而成腫脹。虛脹者，是因氣滯不行，氣鬱而脹，是為氣脹；與水腫之區別在於無按之沒指、小便不利等症。

肺痹由皮痹日久不愈，復感外邪，或悲哀動中，使肺氣受損所致。症見心胸煩悶，胸背痛，咳嗽氣急，或見嘔噁(註七)。《至真要大論》曰：「少陽司天，火淫所勝，則溫氣流行，金政不平…煩心胸中熱，甚則鼽衄，病本于肺」，肺脈微大，相火乘於肺金，久病氣鬱，故為肺痹。火盛於氣分，陰精虛衰，故而「起惡日光」。

〇小甚為泄。微小為消癉。

肺主一身之氣，肺脈小甚顯示陽氣極虛，與之相表裡之足陽明大腸氣亦衰而不固，寒濕內盛，故有泄瀉之為病，所謂「清氣在下，則生飧泄」(註八)。

肺脈微小為消癉。(略)

〇滑甚為息賁，上氣。微滑為上下出血。

息賁，原為肺積之名，屬於五積之一；此處指喘急而言。上氣，即氣逆。脈滑者，化氣有餘，濕勝而有微熱；肺脈滑甚，肺部痰濕充斥，故而喘息氣逆。

肺脈微滑為久病，陽勝則陰傷，陰傷則不藏，而有血溢諸症狀，在上為咳唾出血，在下為血泄，謂之上下出血。

○濇甚為嘔血。微濇為鼠瘻，在頸支腋之間，下不勝其上，其應善痠矣。

肺脈濇甚，顯示肺的行氣功能嚴重失常。氣行則血行，宗氣貫注心脈以助心推動血液運行，肺氣滯濇則血行瘀滯，導致心血逆流入胃而為嘔血。

肺的功能亦有太陰氣之屬性，肺脈微濇，氣津敷布失常，燥氣獨勝，此是瘻病、瘡、癰等的主要成因。肺與大腸相表裡，其氣一脈相承，肺主氣，大腸主津液，肺之經脈從肺系橫出腋下，大腸經從缺盆上頸，故鼠瘻發於頸與支腋之間。宗氣生成不足，不能下資丹田先天之元氣，其人之元氣日衰，陽氣不足，以致於下肢痠軟無力，不能承擔身體的重量。

原文五：「腎脈急甚為骨癲疾。微急為沉厥、奔豚，足不收，不得前後。緩甚為折脊。微緩為洞。洞者，食不化，下嗌還出。大甚為陰痿。微大為石水，起臍已下，至小腹腄腄然，上至胃脘，死不治。小甚為洞泄。微小為消癉。滑甚為癃㿉。微滑為骨痿，坐不能起，起則目無所見。濇甚為大癰。微濇為不月、沉痔。」

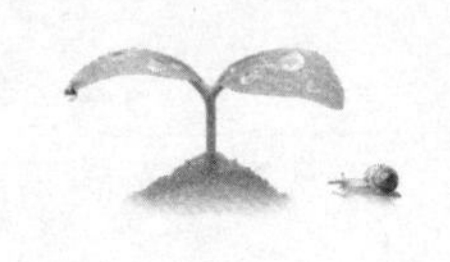

○腎脈急甚為骨癲疾。微急為沉厥、奔豚，足不收，不得前後。

骨癲疾是癲疾分類裡的一種，根據《靈樞・癲狂》之論述，另外還有筋癲疾與脈癲疾，乃以發病部位與體徵不同所作之區別。《脈要精微論》說：「衣被不斂，言語善惡，不避親疏者，此神明之亂也。」癲、狂同屬精神失常之疾病。癲病以精神抑鬱，表情淡漠，沉默痴呆，語無倫次，靜而多喜為特徵。狂病以精神亢奮，狂躁不安，喧擾不寧，罵詈毀物，動而多怒為特徵。二者在臨床症狀上不能截然分開，又能相乎轉化，故以癲狂并稱。癲狂多因情志因素致病，《靈樞・癲狂》明確指出「得之憂飢」、「大恐」、「有所大喜」，以及「少氣」數項病因。現代中醫學認為：病理因素以氣、痰、火、瘀為主，四者有因果兼夾的關係，且多以氣鬱為先。痰氣互結，則蒙蔽神機；如氣鬱化火，煉液為痰，或痰火蓄結陽明，則擾亂神明。病久氣滯血瘀，凝滯腦氣，又每兼瘀血為患。癲與狂的病機特點各有不同。癲為痰氣鬱結，蒙蔽神機；狂為痰火上擾，神明失主。但癲證痰氣鬱而化火，可轉化為狂證；狂證日久，鬱火宣泄而痰氣留結，又可轉化為癲證，故兩者可視為一種疾病（註九）。

「所以任物者謂之心」，意、志、思、慮、智等都是心神的流轉變化（註十），喜怒悲憂恐等原為五臟氣所生，情緒常與心意相隨，起心動念之際，精氣即隨之鼓盪，「喜怒不節則傷藏」（註十一），故神志方面的疾病多得之於七情內傷。雖說癲狂乃精神方面的疾病，病本仍與五臟有密切的關係，是以《通評虛實論》說：「癲疾厥狂，久逆之所生也。五藏不平，六府閉塞之所生也。」說明了中醫學視心理與生理為一體的基本觀點。「心者，君主之官也，神明出焉」，所謂心為人身之大主，同時具有生理與精神兩個層面的意義，極深層的意識對於人的思想觀念能夠產生不易察知的影響，思想觀念決定人的心理狀態，心理狀態又能影響人的生理狀況。神志一類的疾病之所以難治，道理在此，故俗語有云：心病仍需心藥醫。《素問・上古天真論》首揭「恬惔虛无，真氣從之，精神內守，病安從來」的道理，正告世人真正的健康必須是「形與神俱」。從心理方面入論健康長壽之道，再先進高明的醫學理論想必亦無過於此。

從《內經》理論得知癲疾為久逆之病，與五臟不平、六府閉塞有關，因此脈象上必然亦有跡可循。腎氣屬水主藏，腎脈急甚，寒邪居腎，伏藏太過，精氣不能上濟於心，因而所發之癲疾稱為「骨癲疾」。據《靈樞・癲狂》，骨癲疾有「顑、齒諸腧分肉皆滿而骨居，汗出、煩悗，嘔多沃沫，氣下泄」等如是之見症。

腎脈微急，寒邪在經，仍屬腎氣潛藏之脈象。沉厥，沉指元氣沉潛；厥為厥逆。陰陽氣不相順接為厥，四肢逆冷、甚或昏厥，皆屬厥逆之見症。「陽氣衰於下，則為寒厥」（註十二），腎水太過，陽氣潛藏，則可能發為此症。奔豚，腎之積，為五積之一。症見有氣從少腹上衝胸脘、咽喉，發時痛苦劇烈，或有腹痛，或往來寒熱，病延日久，可見咳逆、

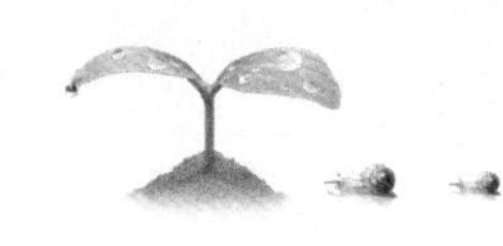

骨痿、少氣等症（註十三）。多由腎臟陰寒之氣上逆，邪害心火所引發。足不收，謂兩足難以屈伸，或為足痿之義。不得前後，為大小便不通。所有這些見症都因於腎之寒邪太過。《氣交變大論》的病理論述可資參考，其一曰：「歲水太過，寒氣流行，邪害心火。民病身熱煩心躁悸，陰厥，上下中寒，譫妄心痛，寒氣早至⋯甚則腹大脛腫，喘咳，寢汗出，憎風。」氣至有太過與不及，「有餘而往不足隨之，不足而往有餘從之」，這是大自然的規律，太過也可以是不及。因此，「歲水不及，濕迺大行，長氣反用，其化迺速⋯民病腹滿身重，濡泄，寒瘍流水，腰股痛發，膕腨股膝不便，煩冤，足痿，清厥，腳下痛」，也可以有如此的轉變。何時病情會發展成大小便閉？「上臨太陰，則大寒數舉，蟄蟲早藏，地積堅冰，陽光不治，民病寒疾于下，甚則腹滿浮腫」，「腹滿浮腫」即為癃閉的狀況。

○緩甚為折脊。微緩為洞。洞者，食不化，下嗌還出。

足少陰之脈貫脊，循脊內。腎脈緩甚，濕熱下盛，藏氣不政，則有脊背痛不可俯仰之症，此即《玉機真藏論》所說的冬脈不及之病證（註十四）。

洞，中空的意思，如「心氣內洞」（《四氣調神大論》）；又如「故人之鼻洞，涕出不收者」（《靈樞・憂恚無言》），均為此義。一般常用「門戶洞開」表示通行無阻，所以「洞」字乃形容完全無管制的狀態。腎脈微緩，仍屬腎氣虧虛，「歲水不及，濕迺大行」，體內濕邪反盛，脾氣為濕所困，運化無力，所以食物下咽之後，還來不及消化便吐

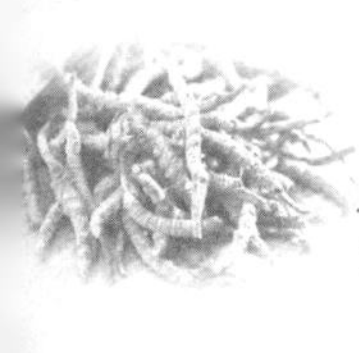

出來，好像門戶洞開，沒有管制一樣。

○大甚為陰痿。微大為石水，起臍已下，至小腹腄腄然，上至胃脘，死不治。

陰痿，即陽萎。指男子未到性功能衰退時期，出現陰莖不舉，或舉而不堅、不久的病證。大甚之脈為太陽之至，陽氣至極，地氣反寒，陽盛陰虛，陰虛則不藏，即使有火也是虛火，故實際為陰精虛衰。治療此等腎虛證宜滋陰制陽，即所謂「壯水之主，以制陽光」的治法，知柏八味丸或大補陰丸之類正是該證適用之方劑。

腎脈微大，也是腎陰虛的脈象表現。腎陰久虛，藏氣不足，腎氣調節全身水液代謝的功能不能發揮，濕滯於內，結果必導致水液泛濫而成水腫病。石水，為水腫病的一種。症見少腹腫大，堅如石，脅下脹痛，腹滿不喘。水液瀦留，泛濫肌膚，與肺失通調，脾失轉輸，腎失開闔，三焦氣化不利等都有關係，而關鍵在腎。石水之病從肚臍以下先腫，其腫勢下至少腹，而使少腹脹滿下墜，其病位則正在於腎。下先腫之病，若腫勢不歇，往上發展，病情持續惡化，上至於胃脘則可能發展為水氣凌心不易治愈的死證。

○小甚為洞泄。微小為消癉。

腎在五運主水，於經脈則為少陰氣。火不及為寒中；水不及，濕乃大行，「民病腹滿身重，濡泄」。前言洞者若無管制約束之狀，因於寒中，泄瀉不禁者謂之洞泄，此即所謂脾腎陽虛之證。

上篇
下篇

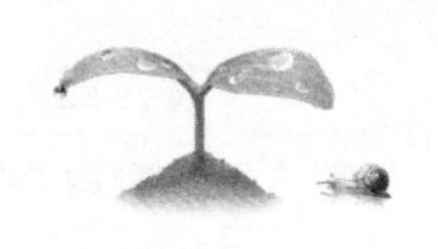

微小為消癉。（略）

○滑甚為癃𤻮。微滑為骨痿，坐不能起，起則目無所見。

癃，為小便癃閉；排尿困難，點滴而下，甚則閉塞不通。𤻮，為陰囊腫大之病。脈滑者陽氣盛，亦為風動之象。腎脈滑甚者，顯示下焦邪氣正盛。下焦濕邪積滯，腎氣生尿與排尿作用受制，初期為頻尿，甚則為癃，進而為閉。肝主疏泄，肝氣受困於濕邪，仍奮力發揮其疏泄之功能，因而導致𤻮病發作。

《痿論》說：「腎氣熱，則腰脊不舉，骨枯而髓減，發為骨痿。」骨痿的病因主要是骨枯髓減。腎脈微滑，長期陽氣內伐，熱舍於腎則能令骨枯而髓虛，以致於足不任身，而必須臥床了。由於腎精虧虛，視力也必然衰退。

以上所述同屬「歲水不及，濕迺大行」狀況下的病理發展，濕邪太甚，則有木氣之復，「復則大風暴發，草偃木零，生長不鮮，面色時變，筋骨併辟，肉瞤瘛，目視䀮䀮，物疏璺，肌肉胗發，氣并膈中，痛於心腹。」（註十五）

○濇甚為大癰。微濇為不月、沉痔。

腎脈濇甚，腎氣完全閉塞，獨缺促進水液代謝臟腑氣化的功能，也無力參與生尿與排尿作用，邪毒內閉，自然身體易發大癰惡瘡，其勢在所難免。一如上段之引述，「肌肉胗發」是腎氣及腎精虧虛狀況下必然的病理發展。

腎藏精，主生殖，為天癸之源，衝任之本，氣血之根，與胞宮相系，與腦髓相通，總為五臟陰陽之本，所以《傅青主女科》謂：「經本於腎」，「經水出諸腎」。腎脈微濇，表示腎氣遲滯，或為氣滯血瘀，或為痰濕阻滯，抑或為腎氣虧虛，須隨證觀察，以確定月經不調的直接病因，然而總的病根在腎。

沉痔，為日久不愈的痔疾。為何遷延難治？由於與腎精、腎氣的缺失有關。痔疾大分有內外二類。內痔指肛門齒線以上，直腸末端黏膜下的內靜脈叢擴大曲張和充血所形成的柔軟靜脈團。內痔的發生，主要是由於先天性靜脈壁薄弱，遇有血行不暢，血液瘀積，熱與血相搏，氣血縱橫，筋脈交錯，結滯不散而成。外痔發生於齒線以下，是由痔外靜脈叢破裂或反復發炎纖維增生而成的疾病。其形成與肛裂、內痔反復脫垂、經產或排便努掙、用力負重等因素有關。整體而言，痔疾易發於濕熱下注、氣血運行不暢、瘀結不散等狀況下。腎脈微濇，腎氣遲滯，寒濕聚於下焦而不化，故而可使痔疾日久不愈。

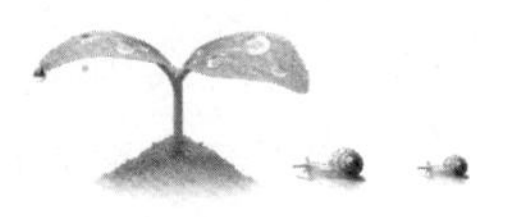

（註一）《四庫備要》子部《靈樞經》／臺灣中華書局據醫統本校刊發行。
——中華民國六十六年十一月臺六版。

（註二）《素問・五藏生成》

（註三）《素問・舉痛論》

（註四）《素問・痿論》

（註五）《素問・寶命全形論》

（註六）《素問・經脈別論》

（註七）《素問・痹論》：「皮痺不已，復感於邪，內舍於肺，所謂痺者，各以其時，重感於風寒濕之氣也。」，「肺痺者，煩滿喘而嘔。」

（註八）《素問・陰陽應象大論》

（註九）《中醫內科學・第二章・心系病證・癲狂》／周仲瑛主編。——北京：中國中醫藥出版社，2003・1

（註十）《靈樞・本神》：「所以任物者謂之心；心有所憶謂之意；意之所存謂之志；因志而存變謂之思；因思而遠慕謂之慮；因慮而處物謂之智。」

（註十一）《靈樞・百病始生》

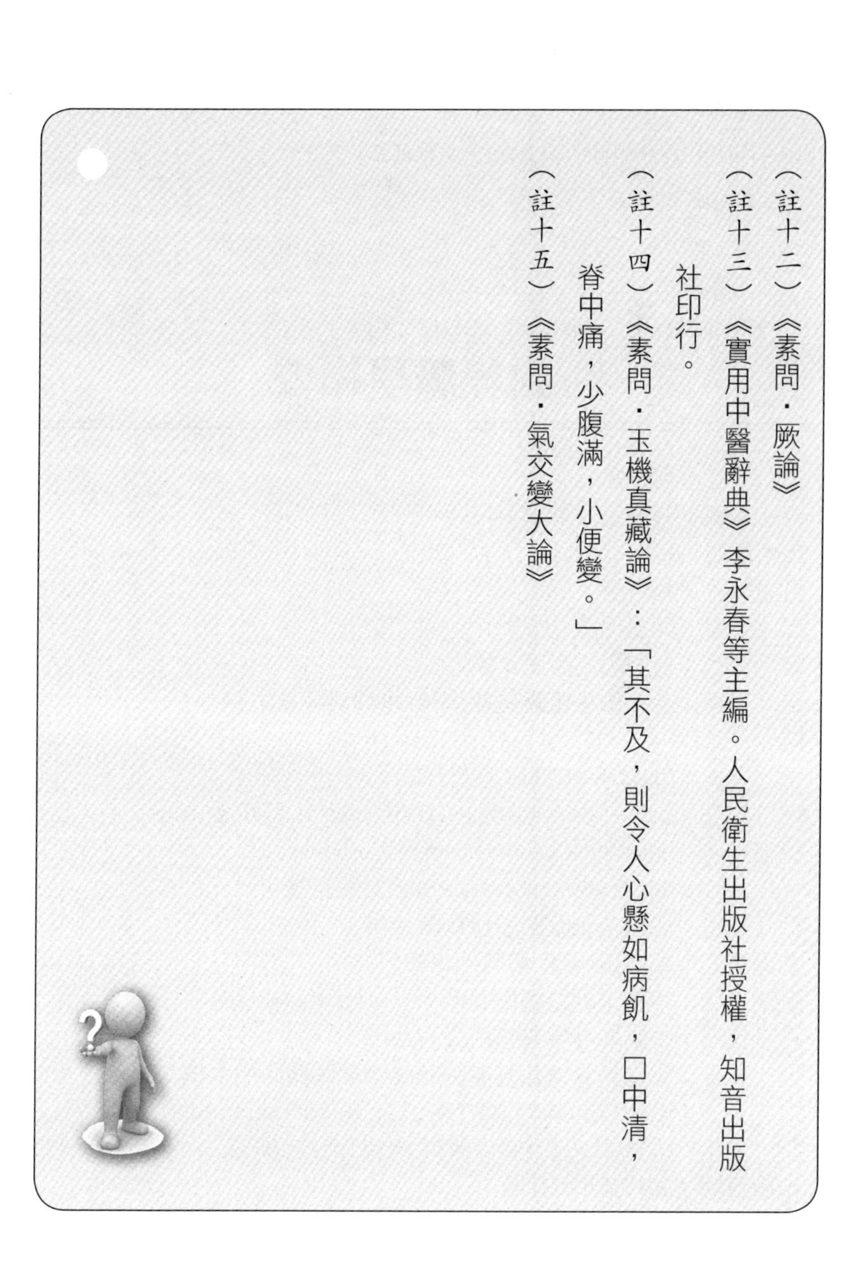

（註十二）《素問・厥論》

（註十三）《實用中醫辭典》李永春等主編。人民衛生出版社授權，知音出版社印行。

（註十四）《素問・玉機真藏論》：「其不及，則令人心懸如病飢，口中清，脊中痛，少腹滿，小便變。」

（註十五）《素問・氣交變大論》

國家圖書館出版品預行編目資料

內經脈學撮要 / 柯建民 著 --初版--

臺北市：蘭臺出版社：2012.8

ISBN：978-986-6231-46-9（平裝）

1.內經 2.脈診

413.23 101016968

中醫理論系列 1

內經脈學撮要

作　　者：柯建民
責任編輯：張加君
美術編輯：林育雯
封面設計：林育雯
出 版 者：蘭臺出版社
發　　行：博客思出版事業網
地　　址：台北市中正區重慶南路1段121號8樓之14
電　　話：(02)2331-1675或(02)2331-1691
傳　　真：(02)2382-6225
E—MAIL：books5w@yahoo.com.tw或books5w@gmail.com
網路書店：http://store.pchome.com.tw/yesbooks/
http://www.5w.com.tw、華文網路書店、三民書局
總 經 銷：成信文化事業股份有限公司
劃撥戶名：蘭臺出版社 帳號：18995335
網路書店：博客來網路書店 http://www.books.com.tw
香港代理：香港聯合零售有限公司
地　　址：香港新界大蒲汀麗路36號中華商務印刷大樓
C&C Building, 36,Ting, Lai, Road, Tai,Po, New,Territories
電　　話：(852)2150-2100　傳真：(852)2356-0735
出版日期：2012年8月 初版
定　　價：新臺幣550元整（平裝）
ISBN：978-986-6231-46-9